高职高专"十三五"规划教材

"十三五"江苏省高等学校重点教材（编号：2016-2-046）

基础药学服务

第二版

Basic Pharmaceutical Care (2nd Ed.)

向　敏　缪丽燕　主编

U0311227

化学工业出版社

·北京·

《基础药学服务》为适应当前药学服务工作内容的变化，结合新版《国家执业药师资格考试大纲》，在第一版《基础药学服务》基础上修订而成。全书共分15个章节，内容与医院药房及社会药房工作岗位紧密联系，涵盖了药学服务的知识与技能，包括药品基础知识、药学服务计算知识、用药安全、给药方法与途径、治疗药物监测、特殊人群用药、常见病症的自我药疗、常见疾病的用药指导、药学信息服务、医院药房岗位技能、社会药房岗位技能、药学服务礼仪、常规医疗器械等内容，贴近药学服务岗位需要。同时配套实训项目，并融入大量临床案例及适量执业药师考试接轨的内容，具有较强实用性与针对性。

　　本教材可作为高职高专药学、药品经营与管理、药品服务与管理等各相关专业及专科、函授、自考等相同层次不同办学形式的教学用书，也可作医药行业从业人员培训和自学用书。

图书在版编目（CIP）数据

基础药学服务/向敏，缪丽燕主编. —2 版 .—北京：化学工业出版社，2016.9（2019.8 重印）
高职高专"十三五"规划教材
ISBN 978-7-122-27703-9

Ⅰ.①基…　Ⅱ.①向…②缪…　Ⅲ.①药物学-高等职业教育-教材　Ⅳ.①R9

中国版本图书馆 CIP 数据核字（2016）第 172315 号

责任编辑：旷英姿　李　瑾　　　　　装帧设计：王晓宇
责任校对：宋　玮

出版发行：化学工业出版社（北京市东城区青年湖南街 13 号　邮政编码 100011）
印　　装：三河市延风印装有限公司
787mm×1092mm　1/16　印张 19½　字数 497 千字　2019 年 8 月北京第 2 版第 2 次印刷

购书咨询：010-64518888　　　　　　售后服务：010-64518899
网　　址：http://www.cip.com.cn
凡购买本书，如有缺损质量问题，本社销售中心负责调换。

定　价：39.00 元

编写人员名单

主　　编　向　敏　缪丽燕

副 主 编　孟彦波

编写人员　（以姓名汉语拼音为序）

包健安（苏州大学附属第一医院）

程宗琦（苏州大学附属第一医院）

高振宇（苏州卫生职业技术学院）

杭　曦（苏州卫生职业技术学院）

黄　逸（苏州卫生职业技术学院）

梁　睿（苏州卫生职业技术学院）

刘灿仿（邢台医学高等专科学校）

刘竟天（苏州卫生职业技术学院）

孟彦波（邢台医学高等专科学校）

缪丽燕（苏州大学附属第一医院）

尚尔宁（苏州市市立医院）

王锦淳（江苏卫生健康职业学院）

吴纪凯（苏州卫生职业技术学院）

夏　瀛（重庆医药高等专科学校）

向　敏（苏州卫生职业技术学院）

虞燕霞（苏州市市立医院）

周　玲（苏州大学附属第一医院）

周巧霞（上海交通大学医学院附属苏州九龙医院）

前　言

目前，随着健康中国建设的推进，国家已全面启动和整体推进医药卫生体制改革，并着眼于实现人人享有基本医疗卫生服务的目标。随着经济的发展和社会的进步，大众对健康要求也越来越高。出于对药物使用安全性的需要，社会公众不仅只满足于药师仅仅为他们提供质量保证的药品，而是要求提供安全有效的药学服务。因此，药师有责任与从事医疗、护理工作的人员一起通过实施药学服务，提高药物治疗的疗效，降低不良反应，从而提高人民群众的生活质量。

《基础药学服务》教材是以适应新形式下药学服务工作内容的变化而编写。本教材总体设计思路是将知识传授为主要特征的传统学科课程模式，转变为以工作任务为中心组织课程内容，并让学生在完成具体项目的过程中学会完成相应工作任务，并构建相关理论知识，发展职业能力。全书共分15个章，内容与医院药房及社会药房工作岗位紧密联系，涵盖了药学专业学生所需药学服务的知识与技能，包括药品基础知识、药学服务计算知识、给药方法与途径、治疗药物监测、药学信息服务、用药安全、特殊人群用药、常用医学检查指标、常见病症的自我药疗、常见疾病的用药指导、医院药房岗位技能、社会药房岗位技能、医疗器械基本知识、药学服务礼仪与用药咨询等内容。

本书贴近药学服务岗位需要，教学针对性强。注重药学人文教育，采取知识链接方式，引入大量阅读材料，图文并茂，兼具趣味性，在学习过程中养成药学人文素养。注重培养学生实践操作能力和可持续发展能力，实用性与前沿性有机结合。注重吸收新知识、新技术、新方法，拓展学生知识面，为后续发展奠定基础。本书每章开始均设有学习目标，使学生学习更明确；章节中，按照学习需要，引入了大量临床案例，使学习更具临床感性认识；章末，设有学习小结，梳理章节重点。每个章节，根据理论内容配套有实训项目，使学生加深对知识的理解和掌握，这符合高职学生学习的特点。按照最新国家执业药师考纲要求编写了课后思考与练习，使"教、学、练"一体化，也为学生将来参加执业资格考试奠定基础。

本教材编写团队是校企深度合作团队，编写人员是来自教学第一线的骨干教师和药学服务第一线的资深临床药师。参与编写的学校有苏州卫生职业技术学院、重庆医药高等专科学校、江苏卫生健康职业学院、河北邢台医学高等专科学校等，医疗单位有苏州大学附属第一医院、苏州市市立医院、上海交通大学医学院院附属苏州九龙医院等。

本书按照45学时编写，供全国高职高专药学、药品经营与管理、药品服务与管理等专业使用。由于水平和能力有限，书中疏漏和不妥之处在所难免，恳请广大读者批评指正，以便总结经验，修订完善。

编者

2017 年 3 月

第一版前言

药物是治疗疾病的重要物质，然而药物又是一把"双刃剑"，在发挥防病治病作用的同时，不可避免地会影响机体正常的生理活动，严重时会超过患者的耐受限度，甚至降低患者的生活质量，造成对患者乃至社会的伤害，从而背离药物治疗的目的。随着国家医疗体制改革的深入和国家基本药物制度的实施，公众日渐重视药品合理使用的问题。出于对药物使用安全性的需要，社会公众不再满足药师仅仅为他们提供质量保证的药品，而是要求提供安全有效的药学服务。药师有责任与医疗、护理人员一起通过实施药学服务，提高药物治疗的疗效，降低不良反应发生率，从而提高人民群众的生活质量。

根据高职院药学专业教育教学改革发展和药学学生今后工作岗位的要求，并结合药学服务所需要的理念、知识与技能，对药学专业学生开设基础药学服务课程非常有必要。本教材总体设计思路是：打破以知识传授为主要特征的传统学科课程模式，转变为以工作任务为中心组织课程内容，并让学生在完成具体项目的过程中学会完成相应工作任务，同时构建相关理论知识，发展职业能力。本教材主要内容涵盖提供药学服务所需要的基本知识与技能，包括药学服务发展背景、药学职业道德、临床药师制度、药品知识、药学服务常规计算、药物相互作用及配伍禁忌、给药途径、血药浓度的监测、特殊人群用药、药学信息服务、药学服务礼仪、用药咨询、药品不良反应监测等。

本书由苏州卫生职业技术学院（江苏省省级示范性高职院校）、苏州大学附属第一医院、北京卫生职业学院和江苏省级机关医院的骨干教师或资深药师通力合作编写而成。本教材强调实践教学，重点培养学生的岗位能力。按照药学服务工作要求，以问题为线索展开编写，使教学更具引导性与针对性；注重药学人文教育，采取知识链接方式，引入大量阅读材料，具趣味性、实用性和拓展性，在学习过程中养成药学人文素养；同时，融入了大量临床用药案例，使本书更具真实性与实用性。另外，根据执业药师考试要求，每个章节编入了一定量的课后练习，并且题型与执业药师考试题型保持一致，为学生今后参加执业药师技能考试奠定基础。由于水平和能力有限，书中难免有疏漏和不妥之处，恳请广大读者批评指正。

编者
2012 年 5 月

目 录

Chapter 1 第一章
绪 论 001

第一节 概述 001
　　一、药学服务的概念 001
　　二、药学服务的内容 002
　　三、执业药师与药学服务 004
第二节 药学服务能力要求 004
　　一、职业道德 004
　　二、专业知识 006
　　三、专业技能 006
学习小结 007
思考与练习 008
实训一 认识药学服务 010

Chapter 2 第二章
药品基础知识 012

第一节 处方基础知识 012
　　一、概述 012
　　二、处方调剂操作规程 014
　　三、处方管理及医院处方点评 022
第二节 药品说明书 023
　　一、概述 023
　　二、药品说明书的内容 023
　　三、药品说明书术语解读 024
第三节 药品标识 027
　　一、药品标识物 027
　　二、药品标识物相关信息 027
第四节 药品分类与管理 030
　　一、药品的分类方法 030
　　二、药品的管理方法 033
学习小结 036
思考与练习 036
实训二 如何阅读药品说明书 040
实训三 处方审核与调配 041

Chapter 3 第三章
药学服务基础计算 045

第一节 量纲分析 045

一、 量纲分析的概念 ……………………………………………… 045
二、 量纲分析注意事项 …………………………………………… 046
第二节 溶液浓度计算及换算 ………………………………………… 047
一、 溶液浓度计算与换算基本方法 ……………………………… 047
二、 溶液的稀释与混合 …………………………………………… 048
第三节 特殊人群用药剂量计算 ……………………………………… 050
一、 按年龄估算老人、 儿童用药剂量 ………………………… 051
二、 按小儿体重计算儿童用药剂量 ……………………………… 051
三、 按小儿体表面积计算小儿用药剂量 ………………………… 052
四、 肾功能减退患者药物剂量的调整 …………………………… 052
第四节 抗生素及维生素计量单位换算 ……………………………… 053
一、 抗生素效价与质量换算 ……………………………………… 053
二、 维生素质量换算 ……………………………………………… 054
第五节 补液计算 ……………………………………………………… 054
一、 补液量估算 …………………………………………………… 054
二、 电解质补充量估算 …………………………………………… 055
学习小结 ………………………………………………………………… 056
思考与练习 ……………………………………………………………… 057
实训四 肾功能不全患者用药剂量调整计算 ……………………… 058

Chapter 4 第四章
给药方法与途径 ·· 060

第一节 给药途径及其选择 …………………………………………… 060
一、 概述 …………………………………………………………… 060
二、 给药途径监测 ………………………………………………… 061
第二节 常见制剂的给药方法 ………………………………………… 062
一、 口服剂型 ……………………………………………………… 062
二、 吸入制剂 ……………………………………………………… 062
三、 外用制剂 ……………………………………………………… 063
四、 注射制剂 ……………………………………………………… 064
第三节 给药时间及用药提示 ………………………………………… 065
一、 给药时间 ……………………………………………………… 065
二、 用药提示 ……………………………………………………… 065
学习小结 ………………………………………………………………… 068
思考与练习 ……………………………………………………………… 068
实训五 药物给药途径的选择 ……………………………………… 071

Chapter 5 第五章
治疗药物监测 ·· 073

第一节 概述 …………………………………………………………… 073
一、 治疗药物监测的概念及意义 ………………………………… 073
二、 需要进行 TDM 的药物 ……………………………………… 074
三、 重要药物的有效血药浓度范围 ……………………………… 075

第二节　治疗药物浓度监测的实施 ·· 076

一、申请 ·· 076

二、取样 ·· 076

三、样本测定 ·· 077

四、数据处理 ·· 080

五、结果解释 ·· 080

案例分析 ·· 081

第三节　个体化治疗方案的制定 ·· 082

一、概述 ·· 082

二、个体化给药方案制定方法 ·· 082

三、药物基因组学与个体化给药 ······································ 084

学习小结 ·· 085

思考与练习 ·· 085

实训六　苯妥英钠血药浓度监测 ·· 087

Chapter 6 第六章 药学信息服务 ·· 089

第一节　药学信息资源 ·· 089

一、概述 ·· 089

二、主要药学信息资源 ·· 090

第二节　药学信息的获取 ·· 093

一、药学信息的获取途径 ·· 093

二、药学信息的快速获取方法 ·· 094

三、药学信息的分类整理 ·· 095

四、药学信息的评价 ·· 096

第三节　社区和药店的药学信息服务 ···································· 097

一、社区药学信息服务 ·· 097

二、药店药学信息服务 ·· 099

第四节　构建医院药学信息服务平台 ···································· 099

一、概述 ·· 099

二、药学信息服务平台建设要点 ······································ 099

三、新媒体在药学服务中的运用 ······································ 103

学习小结 ·· 103

思考与练习 ·· 103

实训七　药学信息查询与检索 ··· 105

Chapter 7 第七章 用药安全 ··· 107

第一节　药物警戒 ·· 107

一、概念 ·· 107

二、药物警戒信号 ·· 107

第二节　药品不良反应 ·· 108

一、药品不良反应相关概念 ……………………………………… 108

二、药品不良反应的分类及其特点 ……………………………… 109

三、药品不良反应监测 …………………………………………… 111

第三节　药源性疾病 ………………………………………………… 116

一、引起药源性疾病的因素 ……………………………………… 116

二、常见药源性疾病 ……………………………………………… 118

三、药源性疾病诊断及治疗 ……………………………………… 121

第四节　用药错误 …………………………………………………… 122

一、概述 …………………………………………………………… 122

二、用药错误的防范 ……………………………………………… 123

第五节　药品质量缺陷 ……………………………………………… 125

一、分类 …………………………………………………………… 125

二、识别 …………………………………………………………… 126

学习小结 ……………………………………………………………… 126

思考与练习 …………………………………………………………… 126

实训八　药品不良反应报告的模拟填报 …………………………… 129

8 Chapter
第八章
特殊人群的用药 -- 131

第一节　妊娠期和哺乳期妇女用药 ………………………………… 131

一、妊娠期的药代动力学特点 …………………………………… 131

二、胎儿的药代动力学特点 ……………………………………… 132

三、药物对胎儿危险性的评价 …………………………………… 132

四、妊娠妇女用药注意事项 ……………………………………… 133

五、哺乳期妇女用药 ……………………………………………… 134

第二节　小儿用药 …………………………………………………… 135

一、新生儿用药特点 ……………………………………………… 135

二、儿童用药特点 ………………………………………………… 136

三、小儿用药禁忌 ………………………………………………… 138

第三节　老年人用药 ………………………………………………… 138

一、老年人用药的药动学及药效学特点 ………………………… 139

二、老年人用药注意事项 ………………………………………… 140

第四节　肝功能不全者用药 ………………………………………… 140

一、肝功能不全时的药动学和药效学 …………………………… 141

二、肝功能不全患者的给药方案调整 …………………………… 141

第五节　肾功能不全者用药 ………………………………………… 143

一、肾功能不全时的药动学与药效学 …………………………… 143

二、肾功能不全患者用药原则 …………………………………… 144

三、肾功能不全时给药方案的调整 ……………………………… 144

四、肾功能不全病人的药物选择 ………………………………… 144

第六节　驾驶员用药 ………………………………………………… 145

学习小结 ……………………………………………………………… 147

思考与练习 ·· 147

实训九　妊娠期妇女用药指导训练 ································· 149

9 Chapter 第九章
常用医学检查指标 ·· 151

第一节　血常规检查 ··· 151

一、白细胞计数 ··· 151

二、白细胞分类计数 ··· 152

三、红细胞计数 ··· 154

四、血红蛋白 ··· 156

五、血小板计数 ··· 156

六、红细胞沉降率 ··· 157

第二节　尿常规检查 ··· 158

一、尿液酸碱度 ··· 159

二、尿比重 ··· 159

三、尿蛋白 ··· 160

四、尿葡萄糖 ··· 161

五、尿胆红素 ··· 161

六、尿胆原 ··· 162

七、尿液隐血 ··· 162

八、尿沉渣白细胞 ··· 163

九、尿肌酐 ··· 163

十、尿尿酸 ··· 164

十一、尿淀粉酶 ··· 164

第三节　肝功能检查 ··· 165

一、血清氨基转移酶 ··· 165

二、血清 γ-谷氨酰转移酶 ··· 166

三、血清碱性磷酸酶 ··· 167

四、血清总蛋白、白蛋白和球蛋白 ····································· 167

第四节　肾功能检查 ··· 169

一、血清尿素氮 ··· 169

二、血肌酐 ··· 170

第五节　常用血生化检查 ··· 170

一、淀粉酶 ··· 170

二、血清总胆固醇 ··· 172

三、三酰甘油酯 ··· 172

四、低密度脂蛋白 ··· 173

五、极低密度脂蛋白 ··· 173

六、高密度脂蛋白 ··· 174

七、凝血酶原时间 ··· 174

八、国际标准化比值 ··· 175

学习小结 ·· 175

思考与练习 ·· 175

实训十　血常规检测报告分析训练 ····································· 178

10 Chapter
第十章
常见病症的自我药疗 ···· 180

第一节　发热 ···· 180
一、概述 ···· 180
二、临床表现 ···· 181
三、药物治疗 ···· 181
四、用药注意事项 ···· 182

第二节　消化不良 ···· 183
一、概述 ···· 183
二、临床表现 ···· 183
三、药物治疗 ···· 183
四、用药注意事项 ···· 184

第三节　腹泻 ···· 185
一、概述 ···· 185
二、临床表现 ···· 186
三、药物治疗 ···· 186
四、用药注意事项 ···· 187

第四节　视疲劳 ···· 188
一、概述 ···· 188
二、临床表现 ···· 188
三、药物治疗 ···· 189
四、用药注意事项 ···· 189

第五节　急性结膜炎 ···· 190
一、概述 ···· 190
二、临床表现 ···· 190
三、药物治疗 ···· 190
四、用药注意事项 ···· 191

第六节　荨麻疹 ···· 192
一、概述 ···· 192
二、临床表现 ···· 192
三、药物治疗 ···· 192
四、用药注意事项 ···· 193

第七节　口腔溃疡 ···· 194
一、概述 ···· 194
二、临床表现 ···· 194
三、药物治疗 ···· 194
四、用药注意事项 ···· 195

第八节　便秘 ···· 196
一、概述 ···· 196
二、临床表现 ···· 196
三、药物治疗 ···· 196
四、用药注意事项 ···· 197

学习小结 ···· 198
思考与练习 ···· 198

实训十一　感冒用药指导训练 ……………………………………………………… 201

11 Chapter 第十一章
常见疾病的用药指导 ……… 205

第一节　高血压 …………………………………………………………………… 205
　　一、概述 ……………………………………………………………………… 205
　　二、治疗原则 ………………………………………………………………… 206
　　三、治疗药物的选择 ………………………………………………………… 207
　　四、用药指导及患者教育 …………………………………………………… 208
第二节　高脂血症 ………………………………………………………………… 210
　　一、概述 ……………………………………………………………………… 210
　　二、治疗原则 ………………………………………………………………… 211
　　三、治疗药物选择 …………………………………………………………… 212
　　四、用药指导与患者教育 …………………………………………………… 212
第三节　支气管哮喘 ……………………………………………………………… 214
　　一、概述 ……………………………………………………………………… 214
　　二、治疗原则 ………………………………………………………………… 215
　　三、治疗药物的选择 ………………………………………………………… 215
　　四、用药指导与患者教育 …………………………………………………… 216
第四节　消化性溃疡 ……………………………………………………………… 218
　　一、概述 ……………………………………………………………………… 218
　　二、治疗原则 ………………………………………………………………… 219
　　三、治疗药物的选择 ………………………………………………………… 220
　　四、用药指导及患者教育 …………………………………………………… 220
第五节　糖尿病 …………………………………………………………………… 222
　　一、概述 ……………………………………………………………………… 222
　　二、治疗原则 ………………………………………………………………… 224
　　三、治疗药物选择 …………………………………………………………… 224
　　四、用药指导与患者教育 …………………………………………………… 225
第六节　痛风 ……………………………………………………………………… 227
　　一、概述 ……………………………………………………………………… 227
　　二、治疗原则 ………………………………………………………………… 228
　　三、治疗药物的选择 ………………………………………………………… 229
　　四、用药指导与患者教育 …………………………………………………… 229
学习小结 …………………………………………………………………………… 231
思考与练习 ………………………………………………………………………… 231
实训十二　高血压病的用药指导 ………………………………………………… 234

12 Chapter 第十二章
医院药房岗位技能 ……… 237

第一节　药库岗位技能 …………………………………………………………… 237
　　一、药品的采购验收 ………………………………………………………… 237
　　二、药品的储存与养护 ……………………………………………………… 238

第二节 制剂岗位技能 ·· 239
一、医疗机构制剂室管理制度 ·· 239
二、制剂配制及其质量管理文件 ·· 239
三、制剂配制记录的主要内容 ·· 239
四、医院制剂质量控制要点 ·· 239
第三节 调剂岗位技能 ·· 240
一、处方调剂基本要求 ·· 241
二、调剂发药注意事项 ·· 241
三、中药饮片的调剂 ·· 241
第四节 静脉用药调配中心岗位操作技能 ·· 242
一、静脉用药调配中心（室）工作流程 ······································ 242
二、静脉用药医嘱或处方审核人员的资质 ···································· 242
三、静脉输液的处方审核注意事项 ·· 243
四、摆药贴签核对岗位操作注意事项 ·· 243
五、混合调配岗位的操作技能 ·· 244
六、成品核对包装岗位的操作技能 ·· 245
学习小结 ·· 245
思考与练习 ·· 245
实训十三 静脉用药处方审核练习 ··· 247

13 第十三章 社会药房岗位技能 ·· 249

第一节 药品陈列 ·· 249
一、陈列的原则和基本要求 ·· 249
二、药品陈列的分类方法 ·· 251
三、陈列药品的流程 ·· 252
四、药品陈列的形式 ·· 253
五、陈列的技巧 ·· 253
六、药品标价签填写 ·· 254
第二节 药品储存 ·· 255
一、药品储存的工作流程 ·· 255
二、在店药品的养护 ·· 256
第三节 西药零售过程 ·· 256
一、西药零售的准备工作 ·· 256
二、西药零售 ·· 258
三、西药处方药零售的质量控制点 ·· 258
第四节 中药零售 ·· 260
一、中药零售的准备工作 ·· 260
二、中药处方药调配过程 ·· 260
三、中药处方药零售的质量控制 ·· 261
学习小结 ·· 262
思考与练习 ·· 263
实训十四 认识社会药房 ·· 264

14 第十四章 266
医疗器械基本知识

第一节 概述 266
　一、 医疗器械的定义 266
　二、 使用医疗器械的目的 266
　三、 医疗器械的基本质量特性 266
　四、 医疗器械的分类 267
　五、 医疗器械的监督管理 267
第二节 常用医疗器械的使用 268
　一、 卫生材料及敷料的使用 268
　二、 体温计的使用 269
　三、 血压计的使用 271
　四、 家用血糖仪的使用 273
　五、 一次性使用无菌医疗器械的使用 276
学习小结 276
思考与练习 277
实训十五 电子血压计的使用 278

15 第十五章 280
药学服务礼仪与用药咨询

第一节 药学服务礼仪 280
　一、 服务礼仪基础 280
　二、 服务礼仪的一般要求 281
　三、 沟通技巧 282
第二节 用药咨询 284
　一、 咨询环境 284
　二、 医生、 护士用药咨询 284
　三、 患者、 公众用药咨询 287
　四、 咨询问题归类和总结 288
学习小结 289
思考与练习 289
实训十六 患者用药咨询情景模拟 291

参考答案 293

参考文献 296

第一章

绪 论

1. 掌握药学服务概念和内容；熟悉药学服务对职业道德、专业知识和专业技能的要求；了解药学服务国内外发展情况。

2. 初步熟悉药学服务的具体工作。

3. 培养学生初步树立良好的药学服务意识。

随着社会发展和医药科技的进步，大众对健康需求不断提高，如何合理使用药物成为社会密切关注的焦点。药学服务的发展主要经历了三个阶段，即传统的药品供应为中心的阶段，参与临床用药实践、促进合理用药为主的临床药学阶段和更高层次的以患者为中心、强调改善患者生命质量的药学服务阶段。药学服务反映了现代医疗服务模式和健康的新观念，体现"以人为本"的宗旨，是时代赋予药师的使命，同时也是社会发展和药学技术进步的结果。

第一节 概 述

一、药学服务的概念

药师是社会中一个特殊的职业群体，其职责是为患者提供质量合格的药品，指导其合理用药和开展药学监护，收集药品不良反应信息，并依据所掌握的药学知识和信息为广大的患者提供药学服务，提高用药的安全性和有效性。药学服务（pharmaceutical care）是药师应用药学专业知识向公众提供直接的、负责任的、与药物治疗全过程相关的技术服务，包括向医务人员、患者及患者家属提供药物选择、药物使用、药物安全性等方面的信息和指导，以帮助患者提高药物治疗的安全性、有效性、依从性和经济性，最终达到改善和提高人类生活质量的目的。

"药学服务"一词起源于 20 世纪 70 年代，其理念源自"为药物使用负责的思想，以区别于之前单纯的药品调配工作"。Hepler 在 1987 年的美国药学院联合会（American Association of Colleges of Pharmacy，AACP）的年会上首次提出"在未来的 20 年中，药师应在整个卫生保健体系中表明自己在药物使用控制方面的能力"。1990 年 Hepler 与 Strand 正式确定药学服务含义：即药学服务是围绕提高生活质量这一既定目标，直接为公众提供负责任的、与药物治疗相关的服务。药学服务的对象涉及面很广，但其服务中心是病人，是一种以病人为中心的主动服务。注重关心或关怀，要求药学人员在药物治疗过程中，关心病人的心理、行为、环境、经济、生活方式、职业等影响药物治疗的各种社会因素。目的是使病人得到安全、有效、经济、合法的治疗药物，达到身心全面康复的目的，实现人类生活质量的改善和提高。

药学服务在完成传统的处方调剂、药品检验、药品供应外，更是一种更高层次的临床实践，必须在患者药物治疗全程中实施并获得效果，涵盖了患者用药相关的全部需求，包括选药、用药、疗程跟踪、用药方案与剂量调整、不良反应规避、疾病防治及健康教育等内容。

二、药学服务的内容

药学服务是一种实践，药师必须在患者治疗过程中实施服务并获得效果。不管是预防性的、治疗性或恢复性的，无论是在医院药房还是社会药房，无论是住院患者还是门诊患者、急诊患者，药学服务要直接面向需要服务的患者，渗透于医疗保健行为的方方面面和日常工作中，因此，药学服务工作有许多具体任务，包括以下方面。

1. 处方调剂

调剂是药师直接面对患者的最基本的工作，提供正确的处方审核、调配、复核和发药并提供用药指导是保证药物合理治疗的最基础的保证，也是药师所有工作中最重要的工作，是联系医、药、患的最重要的纽带。值得注意的是随着药师工作的转型，调剂工作要将"具体操作经验服务型"向"药学知识技术服务型"转变。

2. 静脉药物配置

静脉药物配置（pharmacy intravenous admixture service，PIVAS）是原来分散在病区治疗室开放环境下进行配置的静脉用药，集中由专职的技术人员在万级洁净、密闭环境下，局部百级洁净的操作台上进行配置。其优点是加强了对医师医嘱或处方用药合理性的药学审核，发挥了药师的专长与作用；提高了输液质量，避免了过去化疗药物因开放性加药配制对病区环境的污染和对医务人员的损害；有利于合理用药，提高药物治疗水平，降低治疗费用。

3. 参与临床药物治疗

药学服务要求药师在药物治疗全过程中为患者争取最好的结果，即要求运用其药物知识和专业特长，最新药物信息和药物检测手段，结合临床实际，参与合理的用药方案的制定和实施。药物治疗的对象是患者，在目前的药物临床治疗的实践中，仍存在不合理用药的事件，药物资源的浪费较为严重。药师应与临床医师和护士一起，把医疗、药学、护理有机地结合在一起，以患者为中心，通过药学服务，提高患者的依从性，获得最佳的治疗效果和承受最低的治疗风险，共同承担起医疗责任。

4. 监测治疗药物

在药物代谢动力学原理指导下，应用现代先进的分析技术进行治疗药物浓度监测（therapeutic drug monitoring，TDM），在 TDM 指导下，根据患者的具体情况，监测患者用药全过程，分析药物代谢动力学参数，与临床医师一起制定和调整合理的个体化用药方案，是药物治疗发展的必然趋势，也是药师参与临床药物治疗，提供药学服务的重要方式和途径。

5. 研究和评价药物利用

药物利用研究和评价是对全社会的药品市场、供给、处方及其使用进行研究，重点研究药物引起的医药的、社会的和经济的后果以及各种药物和非药物因素对药物利用的影响。其目的就是用药的合理化。包括医疗方面评价药物的治疗效果以及从社会、经济等方面评价其合理性以获得最大的社会、经济效益。药物利用研究是保证药学服务的指南，药物经济学、循证医学等的评估是提供药学服务、保证合理用药的科学信息基础和决策依据，药物临床评价是指导临床用药，提供药学服务的杠杆。药师结合临床、参与临床药物治疗需要进行药物利用研究和评价。

6. 监测和报告药物不良反应

药物不良反应是一个关系到人民生命与健康的全局性问题。药物不良反应的监测和报告是把分散的不良反应病例资料汇集起来，并进行因果关系的分析和评价。其目的是及时发现、正确认识不良反应，并采取相应的防治措施，减少药源性疾病的发生以及保证不良反应信息收集渠道畅通和准确，保证科学决策，发挥药物不良反应监测工作的"预警"作用。

7. 提供药学信息服务

提供药学服务、保证药物治疗的合理性必须建立在及时掌握大量和最新药物信息的基础上，提供信息服务是药学服务的关键。执业药师在提供药学服务时应经常收集整理国内外药物治疗方面的研究进展和经验总结等药学信息，包括各类药物的不良反应、合理用药、药物相互作用、药物疗效、药物研究和评价信息，以便针对药物治疗工作中的问题，提供药学信息服务。通过开展药物咨询、提供药学信息服务，可以促进医药合作，保证患者用药的安全、有效和经济。

8. 参与健康教育，提高用药依从性

健康教育是医务人员通过有计划、有目的的教育活动，向人们介绍健康知识、进行健康指导，促使人们自觉地采纳有益于健康的行为和生活方式，消除或减轻影响健康的危险因素，预防疾病、促进健康和提高生命质量。对公众进行健康教育是药学服务工作的一项重要内容。药师开展药学服务，既为患者个人服务，又为整个社会国家健康教育服务。在为患者提供药物治疗的同时，还要为患者及社区居民的健康提供服务。通过开展健康知识讲座、提供科普教育材料以及提供药学咨询等方式，传播相关自我保健知识。重点宣传合理用药的基本常识，目的是普及合理用药的理念和基本知识，提高患者用药依从性。所谓用药依从性是指病人服药行为与医嘱的一致性，药师向病人提供有关药物知识是病人用药依从性的先决条件。

课堂活动

如何指导患者服药？

有一患者拎着两袋药来问药师：这些药能否一起吃？药品有培菲康、吗丁啉、安奇片、金嗓散结丸、银黄含化片，分别是由消化内科医生和五官科医生开的，因患者家住乡下，来看病不容易，因此多看了几个医生。但配了一大堆药不知道怎么吃。

1. 如果你是药师，应该如何做？

2. 作为一名未来的药师，如何提高自身业务素养以便将来更好为患者服务？

三、执业药师与药学服务

执业药师是通过全国统一考试，取得《执业药师资格证书》并经注册登记，在药品生产、经营、使用单位中执业的药学技术人员。

在临床治疗方面，药师可通过处方调剂、用药指导和用药咨询等药学服务工作，减少医疗差错，在增进患者用药质量方面提供专业保障；药师通过参与临床治疗方案制定、血药浓度监测、药物配伍禁忌审核建议、药学信息服务、个体化给药等方式，提高用药经济性、安全性和合理性，为患者健康服务。药品零售企业是直接面对消费者提供药品和用药服务的终端环境，其服务能力和质量，与大众的健康密切相关。社会药房的药师可以利用其掌握的药学专业知识与技能，为公众提供高效、优质、易得、连续的药物服务和健康支持。同时，药师应积极走进社会，为社区群众建立药历和健康档案，在整体健康服务工作中发挥作用。

由于药学服务是一个系统持续的工作，各个领域的执业药师都需要建立以消费者为中心的服务理念，主动参与到药学服务工作中，为保障公众正确、安全、有效、合理用药服务。基于以上原因，药师应当保持终身学习的习惯，不断丰富自身的专业知识和实践经验，不断提高沟通能力，开展各项具体药学服务实践，才能保证患者用药的安全性、有效性和经济性，才能为药物对人类发挥最理想的作用提供保障。

知识链接

药师的古义

药者，即世间治身病之药。中国自神农尝百草制药以来，为物药之发源。但物药非唯草木等植物，即金土炭石等矿物，飞禽走兽等动物，皆为制药之原料。师者，正显其能以物药、法药善治众生身心之病，谓之为师。古谓药师，义兼医师。《大宝积经》108卷："譬如大药师，善能疗治一切诸病。自无有病，见诸病人而於其前自服苦药，诸病人见是药师服苦药已，然后欢服，各得除病。"

第二节　药学服务能力要求

药学服务是围绕公众健康这一目标切实地为服务对象解决问题，为此，药学服务必须符合"高质、高效、易得、连续"的要求。药学服务作为一个全新的服务理念，提供高质量的服务是其形成、发展的基础。药师以自己独有的专业知识和技巧来保证药物治疗获得预期的效果，要求药师除了具备丰富的专业知识和较强工作能力外，还必须具备人文修养、娴熟的交流技巧、丰富的社会经验和职业道德。

一、职业道德

职业道德是一般社会道德在职业生涯中的具体体现，它是从事一定职业的人在工作岗位上同社会中其他成员发生联系的过程中逐渐形成发展的。药学职业道德特指药学从业人员在依法开展药学服务活动中必须遵循的道德标准。药能治病救人，也能致病害人。药师必须恪守职业道德，才能发挥药师职业内在价值的基石，塑造药师职业信任感和公信力。药学职业道德的基本原则如下。

1. 保证药品安全有效

为患者提供安全有效的药品是药师的基本职责，也是医药事业的根本目的。生产、经营、使用都是提高医药质量，增进药品疗效，保障人民用药安全的重要环节。为了维护公众健康，药学工作人员一方面必须努力发展药品生产，增加品种，满足公众对身体健康的需要；另一方面要提高药品质量，保证用药安全有效。药学工作是实现医疗救死扶伤的重要组成部分，是医疗活动的重要基础。

2. 实行社会主义的人道主义

人道主义作为伦理道德原则，在医药道德领域内，具有十分重要的意义。社会主义医药人道主义继承了传统医药人道主义的精华，在新的历史条件下，表现为对患者的尊重和关心，预防和治疗疾病，保障人人享有用药的平等权利。

3. 全心全意为人民健康服务

药学职业道德原则要求药师应当站在国家和社会主义建设的历史高度，为社会主义现代化建设事业服务。药师在具体的药学实践过程中要真正做到全心全意为人民的健康服务，必须处理好如下三个方面的关系。

正确处理医药人员与服务对象的关系：药师的直接服务对象是患者，在二者关系中，一般而言药学工作人员处于主动地位，患者处于被动地位。这就需要药师时刻以患者、服务对象的利益为重，以高度负责的精神确保药品质量，保证人民的生命健康。

正确处理个人利益与集体利益的关系：药品的生产、储运、销售和使用都需要依靠集体的力量来完成，因此，药学工作者之间的密切配合尤为重要。药学工作者在处理个人利益与集体利益之间的冲突时，应以集体利益为重，以广大人民的生命健康利益为重，不可因个人或小集体利益损害人民群众的利益。

正确处理道德与技术的关系：药师要做到全心全意为人民的健康服务，既需要有良好的道德品质，又要有过硬的技术本领，二者缺一不可。

📥 **知识链接**

《中国执业药师职业道德准则》

1. 救死扶伤，不辱使命

执业药师应当将病人及公众的身体健康和生命安全放在首位，以专业知识、技能和良知，尽心尽责为患者和工作提供药品和药学服务。

2. 尊重病人，一视同仁

执业药师应当尊重患者或者消费者的价值观、知情权、自主权、隐私权，对待患者或者消费者应不分年龄、性别、民族、信仰、职业、地位、贫富，一律平等相待。

3. 依法执业，质量第一

执业药师应当遵守药物管理法律、法规，恪守职业道德，依法独立执业，确保药品质量和药学服务质量，科学指导用药，保证公众用药安全、有效、经济、合理。

4. 进德修业，珍视声誉

执业药师应当不断学习新知识、新技术，加强道德修养，提高专业水平和执业能力；知荣明耻，正直清廉，自觉抵制不道德行为和违法行为，努力维护职业声誉。

5. 尊重同仁，密切协作

执业药师应当与同仁和医护人员相互理解，相互信任，以诚相待，密切配合，建立和谐的工作关系，共同为药学事业的发展和人类的健康奉献力量。

二、专业知识

1. 药学专业知识

药师必须具备扎实的药学专业知识，包括药理学、临床药理学、药剂学、药物化学、药物分析、药物治疗学、药事管理学等，不同岗位对药师所要求熟练掌握的知识有所不同，但在药学服务岗位的药师必须具有药学专业背景，这也是执业药师最重要的本领，也是医疗团队中药师的优势。

2. 医学专业知识

拥有较好的医学专业知识是提供优质药学服务必备条件之一。因此，药师需要学习掌握相关基础医学和临床医学知识，拓宽知识面，才能理解医生的临床思维，协助医生实现临床用药方案，更好完成患者用药教育，提高患者治疗的顺应性。临床药师只有不断深入临床实践，用心学习有关临床知识，才能提高药学服务水平。

三、专业技能

1. 药品调剂技能

调剂（审方、调配处方和发药）是药师的基本工作，是药师按照医师处方或者医嘱，调配药品并进行用药交代，回答患者咨询的服务过程。药品调剂工作，是联系医、药、患的最重要的纽带。在社会药房，执业药师可根据不同患者及不同病情，从患者用药安全出发，向患者提供用药指导服务。及时准确地为患者提供合格药品是开展药学服务的基础，是做好其他工作的前提，也是药师的最基本技能。

2. 药物咨询技能

药物咨询服务是药学工作的一项重要内容，是药学服务工作新模式的具体体现，用药咨询直接关系到求询者的用药安全及身心健康，是连接药师、医师、护士、患者之间的桥梁和纽带，可以提高药物治疗的安全性，是对诊疗过程的补充和完善，是指导患者合理用药的平台。用药咨询也是临床药学工作的重要组成部分，是药学人员展现自我、实现自我价值的舞台。药师可以通过当面用药指导、电话咨询、书信咨询、邮件咨询、网络在线咨询等形式，为患者提供用药指导，促进用药安全。

3. 药品管理技能

药品是特殊商品，与人的生命安全直接相关。只有符合质量标准的合格药品才能保证疗效。因此，药师必须具备良好的药品管理能力，能进行药品验收（包括品名、规格、数量、批号、有效期、质量状况、包装、标签、说明书上应有的规定内容和标识等），到验收合格后按照储存要求上架、定位摆放、标志清晰。能按照管理要求对药品进行正确的养护和管理，保证储存和发放的药品质量合格。

4. 药物警戒技能

药品不良事件、用药错误和药品质量缺陷等都会带来药品的风险。药品不良反应是合格药品在正常用法用量下出现的与用药目的无关的有害反应。用药错误是合格药品在临床使用全过程中出现的、任何可以防范的用药不当。药品质量缺陷是由于药品质量不符合国家药品标准对患者造成的损害。药师必须具备良好的药物警戒能力，能主动收集药品不良反应，当获知或发现可能与用药有关的不良反应后应对其进行详细记录、分析和处理，填写《药品不良反应/事件报告》，并通过国家药品不良反应监测信息网络报告。

5. 沟通技能

沟通是人与人之间信息的传递过程。与患者保持良好沟通，对提高医院药学服务质量，减少医患摩擦具有重要作用。药师应练就较好沟通技能，为患者提供用药指导，以利于疾病治疗，提高用药的依从性、有效性和安全性，减少药品不良反应发生。因此，药师应该注重仪表、言谈和行为规范，注重对患者的心理疏导、讲究语言交流的技巧，运用"同理心"、善于倾听、用好微笑这种最好的语言等方式，才能为患者提供良好的药学服务。

6. 药历书写技能

药历是药师为参与药物治疗和实施药学服务而为患者建立的用药档案，其源于病历，但又有别于病历。药历由药师填写，作为动态、连续、客观、全程掌握用药情况的记录，内容包括其监护患者在用药过程中的用药方案、用药经过、用药指导、药学监护计划、药效表现、不良反应、治疗药物监测、各种实验室检查数据、对药物治疗的建设性意见和对患者的健康教育忠告。书写药历是药师进行规范化药学服务的具体体现。药历是客观记录患者用药史和药师为保证患者用药安全、有效、经济所采取的措施，是药师以药物治疗为中心，发现、分析和解决药物相关问题的技术档案，也是开展个体化药物治疗的重要依据。书写药历要客观真实地记录药师实际工作的具体内容，咨询的重点及相关因素。此外还应注意的是，药历的内容应该完整、清晰、易懂，不用判断性的语句。药历的作用在于保证患者用药安全、有效、经济，便于药师开展药学服务。

7. 投诉与应对能力

患者对医疗服务不满达到一定程度时就可能通过投诉来宣泄这种不满的情绪。在药学服务过程中，经常遇到的棘手问题是接待和处理患者的投诉。患者投诉在一定意义上属于危机事件，需要及时处理。正确妥善处理患者投诉，可以改善药师的服务，增进患者对药师工作的信任。首先，应畅通患者投诉渠道：当投诉的意见得到及时反映，情绪得到有效疏导，问题得到圆满解决时，患者才会满意。而让患者及时反映其诉求，投诉渠道的畅通至关重要。如在门诊设立患者接待室并设专职人员，设立意见箱、电子信箱、投诉电话，公示医疗投诉程序，明确相关部门处理职责，使患者投诉有部门管，处理有人抓，意见有反馈。建立起医与患一座理解、沟通之桥。其次，认真做好投诉调查。投诉调查是有效处理患者不满的依据。既要充分尊重患者意见，又要坚持实事求是，重事实、重证据，调查者应认真分析原因，根据制度规定做出合情合理合规的处理意见，并拿出整改意见。最后，应妥善处理患者投诉。投诉处理是一项集心理学、伦理学、社会学于一体并要求工作人员有较高道德修养、业务水平、工作能力等综合素质的工作。要做到礼貌接待，真诚聆听，认真记录，审慎判断，迅速反应，及时处理。遇到情绪失控的患者要耐心说服，即使患方言辞激烈，也要冷静理智，不要与其争执，以防激化矛盾。对抱有不良目的的投诉要有理有节，据理力争，保护医护人员不受侵害。处理患者投诉没有一定之规，一定要以法律法规为准则，以技术规范为依据，尽可能不影响医院声誉，以化解矛盾、解决矛盾为目标，最终达到医患满意的结果。

知识链接

血药浓度监测与药物不良反应

临床药师通过血药浓度测定估算药代动力学参数和个体化给药方案，取得了实际效果。例如，庆大霉素的平均最小抑菌浓度(MIC)为 1.0mg／L，经过临床药代动力学咨询(CPS)的病人 87.5% 谷浓度达到了 MIC，而未经 CPS 的病人只有 37.5% 达到。从毒副反应的角度来看，经过 CPS 的病人肾毒性发生率为 7%，而未经 CPS 者发生率高达 14.7%。

学习小结

学习本章，应掌握药学服务概念的内涵，熟悉药学服务的具体工作内容，包括处方调剂、静脉药物配置、临床药物治疗、监测治疗药物、研究和评价药物利用、监测和报告药物不良反应、药学信息服务、健康教育等内容，药学服务宗旨是提高药物治疗的安全性、有效性、依从性和经济性，达到改善和提高人类生活质量的目的。药师必须具备良好的职业道德、药学、医学专业知识以及专业技能，才能为服务对象（患者及其家属、医护人员和健康人群）提供优质药学服务。

思考与练习

一、A1 型题（请选择一个最佳答案）

1. 药学服务的目的在于（　　）。

A. 提高患者生命质量
B. 依照医师处方给患者正确用药
C. 快速治愈患者疾病
D. 实现以药品为中心
E. 防止药源性疾病的发生

2. 有关药学服务的"基本要素"，以下说法最正确的是（　　）。

A. 为公众服务
B. 提供药学专业知识
C. "与药物有关"的服务
D. 提供药物信息和知识
E. 以提供信息和知识的形式服务

3. 药学服务的对象为（　　）。

A. 病人、病人家属、医务人员
B. 护士
C. 病人
D. 病人家属
E. 医生

4. 药师应对"即时投诉患者"的基本原则是（　　）。

A. 给患者倒上一杯水
B. 认真聆听患者倾诉
C. 尽快将投诉人带离现场
D. 让患者理解，换位思考
E. 让店长、经理或科主任去接待

5. 药学服务的内容不包括（　　）。

A. 开展治疗药物监测
B. 药学信息服务
C. 不良反应观察
D. 参加药学学术会议
E. 处方分析

6. 病人依从的先决条件是（　　）。

A. 药师向病人提供有关的药物知识
B. 药师的经验
C. 药师的权威
D. 药师与医师的合作
E. 病人自主要求用药

7. 药学服务的工作范围是（　　）。

A. 住院病房
B. 门诊病人
C. 各类医疗机构
D. 急诊病人
E. 社区卫生机构

8. 首次提出"药学服务（pharmaceutical care）"的是（　　）。

A. Hepler
B. Strand
C. Talley
D. Mikeal
E. Brodie

9. 在药学服务过程中，病人产生不依从性的首要原因是（　　）。

A. 用药方案复杂
B. 药品不良反应
C. 药物的剂型与规格不适宜
D. 工作繁忙或老年人健忘漏服
E. 对病人缺乏用药指导

10. 药学服务的客体是（　　　）。

A. 患者　　　　　　　　B. 药师　　　　　　　　C. 医师

D. 患者、医师和护师　　E. 以上都不是

11. 不属于可度量药学服务干预结果的是（　　　）。

A. 不良反应发生率　　　B. 完成治疗的天数（疗程）

C. 个人满意程度　　　　D. 疾病的治愈率　　　E. 症状的治愈率

12. "药学服务（pharmaceutical care）"一词最早提出的时间是（　　　）。

A. 20 世纪 90 年代末　　B. 20 世纪 90 年代中期　C. 20 世纪 80 年代

D. 20 世纪 70 年代　　　E. 20 世纪 60 年代

13. 药师"职业道德"要求中，最重要的是（　　　）。

A. 尊重患者隐私　　　　B. 遵循社会伦理规范　　　C. 有良好的人文道德素养

D. 尽力为患者提供专业、真实、准确的信息

E. 以对药品质量负责、保证用药安全有效为基本准则

14. 能够作为"药师参与临床药物治疗、提供药学服务的重要方式和途径"的工作是（　　　）。

A. 处方点评　　　　　　B. 治疗药物监测　　　　　C. 静脉药物配置

D. 药物信息服务　　　　E. 药物利用研究和评价

二、B1 型题（请从中选择一个与问题关系最密切的答案）

第 1～5 题

A. 为药物使用负责

B. 单纯调配药物

C. 以患者为中心，提高患者生命质量和生活质量

D. 根据患者的具体情况，监测患者用药全过程，分析药物代谢动力学参数，制定和调整合理的个体化用药方案

E. 一种与用药相关的实践活动

1. 药学服务是指（　　　）。

2. 传统药房工作是指（　　　）。

3. 药学服务宗旨是指（　　　）。

4. 药学服务定位是指（　　　）。

5. 监测治疗药物是指（　　　）。

第 6～10 题

A. 处方审核、调配、复核和发药并提供用药指导

B. 从医疗方面评价药物的治疗效果以及从社会、经济等方面评价其合理性以获得最大的社会、经济效益

C. 分散的不良反应病例资料汇集起来，并进行因果关系的分析和评价

D. 宣传合理用药的基本常识，目的是普及合理用药的理念和基本知识，提高用药依从性

E. 开展药物咨询、提供药学信息服务，促进医药合作，保证患者用药的安全、有效和经济

6. 调配处方是指（　　　）。

7. 监测药品不良反应是指（　　　）。

8. 药学信息服务是指（　　　）。

9. 用药健康教育是指（　　　）。

10. 药物利用研究和评价是指（　　　）。

三、X 型题（从五个备选答案中选出两个或两个以上的正确答案）

1. 以下所列出的现代药学发展的三个阶段，正确的是（　　　）。

A. 药物治疗管理阶段

B. 传统的药品供应为中心的阶段

C. 以提供药物信息和知识为中心的药学服务阶段

D. 参与临床用药实践、促进合理用药的临床药学阶段

E. 以患者为中心、改善患者生命质量的药学服务阶段

2. 下列药学服务的重要的人群中，特殊人群是指（　　　）。

A. 血液透析者

B. 肝肾功能不全者

C. 小儿、老人、孕妇及哺乳期妇女

D. 药物治疗窗窄、需要做监测的患者

E. 应用特殊剂型、特殊给药途径者

3. 对从事药学服务的药师的能力要求是（　　　）。

A. 职业道德　　　　　B. 专业知识　　　　　C. 人文知识

D. 书写技能　　　　　E. 专业技能

四、简答题

1. 请检索 1 例临床处方，分析其潜在的用药问题，以及如何解决和防止类似用药问题？

2. 药学服务的主要实施内容和具体工作有哪些？

实训一　认识药学服务

一、实训目标

1. 掌握药学服务的概念、内容和能力要求。

2. 了解药学服务的国内外发展状况。

二、实训条件

1. 模拟药房。

2. 某三级甲等医院药学部药房。

3. 中国期刊网数据库。

三、考核要点

1. 能说出药学服务的概念、内容和能力要求。

2. 能简单叙述药学服务国内外发展状况。

四、实训内容

（一）参观药房

参观模拟药房及当地三甲医院药房，了解药师工作环境和内容，观看药师对患者的用药咨询与服务，了解药学服务实施步骤、要求，培养学生的药学服务理念。

（二）资料阅读

在中国期刊网数据库中，查阅一篇介绍药学服务的文章，并组织同学交流阅读心得。

五、实训提示

1. 通过参观模拟药房和医院药房，加深学生对药学服务的概念理解。

2. 实训后，学生能流畅表述药学服务的主要目的和从事药学服务工作人员应具备的素质。

3. 实训后，能阐述药学服务的具体内容。

六、实训思考

1. 请复习药学服务相关理论内容，学生就如何做好药学服务，阐述自己的观点。

2. 请检索一篇关于药学服务进展的文献。

（向敏　缪丽燕）

第二章

药品基础知识

学习目标

1. 掌握处方结构、处方书写规范和审核要点及调剂程序、药品说明书常用术语、药品标识知识；熟悉药品分类及管理方法；了解高警讯药品分级及管理。

2. 初步学会审核处方要点和正确阅读药品说明书；会判断药品有效期、药品批准文号中字母的含义；能运用药品标识知识判断药品有效期、类别。含运用特殊药品及药品分类管理办法。

3. 培养学生初步树立良好的药品质量与服务意识。

第一节　处方基础知识

一、概述

处方（prescription）是医疗活动中关于药品调剂的重要书面文件。处方是由注册的执业医师和执业助理医师在诊疗活动中为患者开具的，由药学专业技术人员审核、调配、核对，并作为发药凭证的医疗用药的医疗文书。它具有法律、技术和经济上的意义。

1. 处方的意义

（1）法律意义　在法律上，因开写或调制处方所出现的任何失误所造成的医疗事故，医师和药师分别负有相应的法律责任。处方是追查医师或药师人员法律责任的依据。医师具有诊断权和处方开具权，但无处方调配权；药师具有处方审核和调配权，但无诊断权和处方修改权。

（2）技术意义　在技术上，它说明了药品的名称、规格、数量及用法用量。医师对病患明确诊断后，在安全、有效、经济原则下，开具处方。药师应对处方进行审核，并按照医师处方准确调配发放药品给患者，同时进行必要的用药交代和储存药品的说明。

（3）经济意义　在经济上，处方还用作检查药价，统计调配药品工作量、药品消耗量（尤其是贵重药品、医疗用毒性药品、麻醉药品、精神药品）等的原始资料，作为报销、预算及采购的依据。

> **知识链接**
>
> ## 处方笺上 R 的来历
>
> R 是医生处方笺上的符号，意为"请取给"。 R 的起源有两种说法。
>
> 1. 源于古罗马。 据说 1700 年前的古罗马名医盖仑，曾历任几代罗马国王的御医，又是个博学多才的文学家和哲学家。 他模仿古埃及神话中招福驱祸的医神豪拉斯的眼睛，创造出 r 符号，当作个人处方标记。 这一符号迅速被后人接受，成为医生处方的独特标志。
>
> 2. 源于英国。 R 是英文 Recipe 的简写，意即"取下列药"。 而英文 rccipc 又是从拉丁文变化而来，拉丁文原意是"有求必应"。

2. 处方的基本结构

处方格式由前记、正文和后记三部分组成。

（1）前记　包括医疗、预防保健机构的名称，处方编号，费用，患者姓名、性别、年龄、门诊或住院病历号、科别或病室和床位号，临床诊断，开具日期等，并可添列专科要求的项目。麻醉药品、第一类精神药品和毒性药品处方还应当包括患者身份证号码、代办人姓名及身份证号码。

（2）正文　处方的主要部分，以印刷在左上角的 Rp 起头，是拉丁文 Recipe 的缩写，表示"请取"之意。正文包括药名、剂型、规格、用法和用量。

（3）后记　医师签名或加盖专用签章，药品金额以及审核、调配、核对、发药的药学专业技术人员签名。各级医疗单位的处方格式可能有一定的差异，但基本上包括上述各项目。某医院处方样张见图 2-1。

目前部分医疗单位已经使用电脑开具处方，根据国家《处方管理办法》（2007 年版）规定医师利用电脑开具、传递普通处方时，应当同时打印出纸质处方，其组成与手写处方一致；打印后纸质处方经签名或者加盖签章后有效。药师核发药品时，应当核对打印处方，无误调配药品，打印纸质处方与计算机处方同时收存备查。

3. 处方的种类

按其性质分为法定处方、医师处方（最常用）和协定处方（仅限于本院用）

（1）法定处方　主要指《中国药典》、局颁标准收载的处方，它具有法律约束力。在制备法定制剂或医师开写法定制剂时均应照此规定。

（2）医师处方　是医师为患者诊断、治疗和预防用药所开具的处方。

> **知识链接**
>
> ## 处方的颜色
>
> 1. 普通处方：印刷用纸为白色。
> 2. 急诊处方：印刷用纸为淡黄色，右上角标注"急诊"。
> 3. 儿科处方印刷用纸为淡绿色，右上角标注"儿科"。
> 4. 麻醉药品和第一类精神药品处方印刷用纸为淡红色，右上角标注"麻、精一"。
> 5. 第二类精神药品处方印刷用纸为白色，右上角标注"精二"。

（3）协定处方　是医院药剂科与临床医师根据医院日常医疗用药的需要，共同协商制定的处方。它适于大量配制和储备，便于控制药品的品种和质量，提高工作效率，减少患者取

取药窗口请看收据下方

×××××××医院处方签　　　　普通

费别：　□医保　　□自费　　　　　　　处方编号：

姓名：　　　　　　性别：　年龄：　　　　　　日期：

门诊或住院病历号：　　　　　　　　　科别(病区/床位号)

临床诊断：

电话/住址：

Rp

医师　　　　　　　　　调配药师　　　　　　　药品金额：

审核药师　　　　　　　核对、发药药师　　　　注射费：

　年-月-日　　　　　　　处方开具当日有效　　　西药

(本次诊疗药品总计：_____¥　注射费总计：_____¥　应付总计：_____¥)

图 2-1　医院处方样张

药等候时间。每个医院的协定处方仅限于在本单位使用。

《处方管理办法》还将处方分为麻醉药品处方、急诊处方、儿科处方和普通处方。

二、处方调剂操作规程

药师应当按照操作规程调剂处方药品，处方调配的一般程序是认真审核处方，准确调配药品，正确书写药袋或粘贴标签，注明患者姓名和药品名称、用法、用量，包装；向患者交付药品时，按照处方用法或者药品说明书，进行用药交待与指导，包括每种药品的用法、用量、注意事项等。

（一）处方审核

处方审核是处方调配中的重要环节，药师应确定处方内容正确无误方可进行药品调配，具体审核包括以下内容。

1. 审核资质

执业药师即具有药师以上专业技术职务任职资格的人员负责处方审核、评估、核对、发药以及安全用药指导；未取得相应资格者应在药师指导下从事处方调配工作。

2. 审核内容

药学专业技术人员应当认真逐项检查处方前记、正文和后记书写是否清晰、完整，并确认处方的合法性。其中包括处方类型（麻醉药品处方、急诊处方、儿科处方、普通处方）、处方开具时间、处方的报销方式（公费医疗专用、医疗保险专用、自费等）、有效性、医师签字的规范性和与备案样的一致性等。具体规则如下。

（1）处方合法性审核

① 处方书写基本要求　引用《处方管理办法》（2007 年版）第六条，处方书写应当符合下列十二项规则（表 2-1）。

表 2-1　处方书写基本要求

条款	基本内容	处置措施
一	处方记载的患者一般情况、临床诊断应清晰、完整，并与病历记载相一致	沟通 上报 拒绝
二	每张处方只限于一名患者的用药	拒绝
三	处方字迹应当清楚，不得涂改	修改并签名 签修改日期
四	使用经国务院食品药品监督管理部门批准并公布的药品通用名称、复方制剂药品名称	医疗机构或者医师、药师不得自行编制药品缩写名称或者使用代号
	书写药品名称、剂量、规格、用法、用量要准确规范	沟通；拒绝
	药品用法可以用规范的中文、英文、拉丁文或者缩写体书写	不得使用"遵医嘱"、"自用"等含糊不清字句等
五	年龄必须写实足年龄，新生儿、婴幼儿写日、月龄，必要时注明体重	
六	西药、中成药可以分别开具处方，也可以开具一张处方	中药饮片应单独开具处方
七	化学药、中成药处方，每一种药品须另起一行	每张处方不得超过 5 种药品
八	中药饮片处方的书写，一般应当按照"君、臣、佐、使"的顺序排列。调剂、煎煮的特殊要求注明在药品右上方，并加括号，如布包、先煎、后下等	对饮片的产地、炮制有特殊要求的，应当在药品名称之前写明
九	一般应按照药品说明书中的常用剂量使用	特殊情况需超剂量使用时，应注明原因并再次签名
十	为便于药学专业技术人员审核处方，医师开具处方时，除特殊情况外必须注明临床诊断	
十一	开具处方后的空白处应画一斜线，以示处方完毕	
十二	处方医师的签名式样和专用签章必须与在药学部门留样备查的式样一致，不得任意改动	如改动应重新登记留样备案

② 处方内药品剂量与数量单位　引用《处方管理办法》（2007 年版）第七条，药品剂量与数量用阿拉伯数字书写，采用国际单位（表 2-2）。

表 2-2　处方药品与数量单位规定

重量单位	容量单位	单位	中药饮片	片剂	胶囊剂	丸剂	颗粒剂	溶液剂	软膏乳膏剂	注射剂注明含量	中药饮剂
克(g)	升(L)	IU	克(g)	片	粒	丸	袋	支 瓶	支 盒	支 瓶	剂
毫克(mg)	毫升(ml)	U									
微克(μg)											
纳克(ng)											

③ 处方药物用量　引用《处方管理办法》（2007 年版）第十九条、第二十三～二十五条，见表 2-3。

④ 处方药物名称　引用《处方管理办法》（2007 年版）第十七条，医师开具处方应当使用经药品监督管理部门批准并公布的药品通用名称、新活性化合物的专利药品名称和复方制剂药品名称。医师开具院内制剂处方时应当使用经省级卫生行政部门审核、药品监督管理部门批准的名称。药品通用名即中国药品通用名称（CAND），由国家药典委员会按照《药品通用名称命名原则》组织制定并报国家食品药品监督管理总局备案的药品的法定名称，是

同一种成分或相同配方组成的药品在中国境内的通用名称，具有强制性和约束性。每一种药品只有一个通用名。

表 2-3　处方药物用量规定

处方类型 患者类型	普通处方（每张）	急诊处方（每张）	慢性病老年病特殊情况（每张）	麻醉药品注射剂处方			一类精神药品注射剂处方				第二类精神药品处方	
				门诊急诊（每张）	缓控释制剂（每张）	其他剂型	门诊急诊（每张）	缓控释制剂（每张）	其他剂型	哌醋甲酯（仅限于儿童多动症）	门诊急诊（每张）	慢性病特殊情况
门急诊患者	<7日	<3日	适当延长医师注明	一次常用量	<7日	<3日	一次常用量	<7日	<3日	<15日	<7日	医师注明
门(急)诊癌症疼痛患者中度慢性疼痛患者重度慢性疼痛患者				<3日	<15日	<7日	<3日	<15日	<7日			
住院患者	逐日开具1日常用量			逐日开具1日常用量			逐日开具1日常用量					

⑤ 处方缩写词　医师在书写处方正文时，如药物的用法（包括剂量、服用时间及次数）和调配方法等内容，有时还会采用拉丁文缩写或者英文缩写表示。药师应掌握处方中常用的外文缩写，并理解其中文含义。表 2-4 仅供参考。

表 2-4　处方缩写词表

给药时间		给药方法		给药剂型	
缩　写	中　文	缩　写	中　文	缩　写	中　文
a. c.	饭前			Amp.	安瓿
a. d.	睡前	Cit.	快、急	Caps. gelat.	胶囊
a. h.	每 2 小时、隔 1 小时			Collum.	洗鼻剂
a. j.	早饭前	us. ext.	外用	Collut.	漱口剂
a. m.	上午,午前	us. int.	内服	Collyr.	洗眼剂
a. p.	午饭前	Abt. ccen.	晚饭前	Co.	复方的
Alt. die. (a. d.)	隔日	c. t.	皮试	Em. (emuls)	乳剂
b. i. d.	一日两次	Ad. ;add	到、为、加至	Inj.	注射剂
d. d.	每日	VD 或 i. v. gtt	静脉滴入	i. h.	皮下注射
Feb. urg	发烧时	i. h.	皮下注射	i. m.	肌内注射
h	小时	i. m.	肌内注射	i. v.	静脉注射
q. i. d.	一日四次	i. v.	静脉注射	Liq.	溶液、液体的
q. h.	每 1 小时	i. d.	皮内注射	Neb.	喷雾剂
q. 4. h.	每 4 小时	Dil.	稀释、稀的	Ser. (syr.)	糖浆
q. n.	每日晚上	Dim.	一半	Solyt.	溶液
p. c.	饭后	Div.	分开、分成	Supp.	栓剂
p. o.	口服	Div. inp.	分 N 次服用	t. (tr.)	酊剂
p. j.	早饭后			Tab.	片剂
p. m.	午后			Ug. (ung.)	软膏
t. i. d.	一日三次			Inf.	浸剂
p. r. n.	必要时			Lin.	擦剂
q. d.	每日			Lit.	升
s. i. d.	每日一次			Lot	洗剂
s. o. s.	需要时			Mist.	合剂
Semih.	半小时			Garg.	含漱剂
Stat. (st)	立刻,立即			Collum.	洗鼻剂

续表

给药时间		给药方法		给药剂型	
缩 写	中 文	缩 写	中 文	缩 写	中 文
h. s. s.	睡觉服用			Collut.	漱口剂
q. semih.	每半小时			Collyr.	洗眼剂
				Emp.	硬膏(剂)
				Dec.	煎剂
				Prous. vet.	兽医用

（2）处方用药适宜性审核 药师应当对处方用药适宜性进行审核，审核内容包括：规定必须做皮试的药品，处方医师是否注明过敏试验及结果的判定；处方用药与临床诊断的相符性；剂量、用法和疗程的正确性；选用剂型与给药途径的合理性；是否有重复给药现象；是否有潜在临床意义的药物相互作用和配伍禁忌；其他用药不适宜情况。

药师经处方审核后，认为存在用药不适宜时，应当告知处方医师，请其确认或者重新开具处方。药师发现严重不合理用药或者用药错误，应当拒绝调剂，及时告知处方医师，并应当记录，按照有关规定报告。

① 对规定必须做皮试的药品，处方医师是否注明过敏试验及结果的判定。有些药品如抗生素中β-内酰胺类的青霉素等，氨基糖苷类的链霉素，以及含碘对比剂、局麻药、生物制品（酶、抗毒素、类毒素、血清、菌苗、疫苗）等药品在给药后极易引起过敏反应，甚至出现过敏性休克。为安全起见，必须根据情况在注射给药前进行皮肤敏感试验，皮试后观察15～20min，以确定阳性或阴性反应（图2-2）。

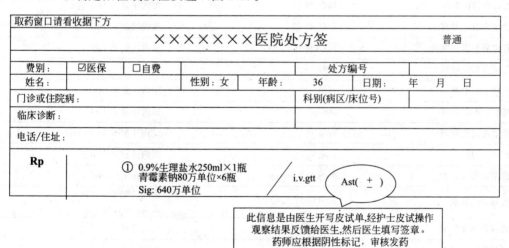

图 2-2 青霉素处方样张

对青霉素、头孢菌素、破伤风抗毒素等易致过敏反应的药品，注意提示患者在用药前（或治疗结束后再次应用时）进行皮肤敏感试验，在明确药品敏感试验结果为阴性后，再调配药品；对尚未进行皮试者、结果阳性或结果未明确者拒绝调配药品，同时注意提示有家族过敏史或既往有药品过敏史者在应用时应提高警惕性，于注射后休息、观察30min，或采用脱敏方法给药。

鉴于各药品生产企业的产品质量标准不同导致对皮肤试验的要求不一，药师在用药前应仔细查阅最新版《中华人民共和国药典临床用药须知》、官方的药物治疗指南、药品说明书和国内外文献。表2-5仅供参考。

表 2-5　需要皮试的药物节选

药物名称	皮试药液浓度/ml	给药方法与剂量
细胞色素 C 注射剂	0.03mg（皮内注射） 注射液原液（划痕） 5mg（滴眼）	皮内注射 0.03～0.05ml 划痕 1 滴 滴眼 1 滴
降纤酶注射剂	0.1BU	皮内注射 0.1ml
门冬酰胺酶注射剂	20U	皮内注射 0.02ml
青霉素钾注射剂	500U	皮内注射 0.1ml
青霉素钠注射剂	500U	皮内注射 0.1ml 划痕 1 滴
青霉素 V 钾片	500U	皮内注射 0.1ml
普鲁卡因青霉素注射剂—青霉素	500U	皮内注射 0.1ml
普鲁卡因青霉素注射剂—普鲁卡因	2.5mg	皮内注射 0.1ml
苄星青霉素注射剂	500U	皮内注射 0.1ml
抑肽酶注射剂	2500kU	静脉注射 1ml
胸腺素注射剂	25μg	皮内注射 0.1ml
白喉抗毒素注射剂	稀释 20 倍	皮内注射 0.1ml
破伤风抗毒素注射剂	75U（稀释 20 倍）	皮内注射 0.1ml
多价气性坏疽抗毒素注射剂	250U（稀释 20 倍）	皮内注射 0.1ml
抗蛇毒血清注射剂	稀释 20 倍	皮内注射 0.1ml
抗炭疽血清注射剂	稀释 20 倍	皮内注射 0.1ml
抗狂犬病血清注射剂	20U（稀释 20 倍）	皮内注射 0.1ml
肉毒抗毒素注射剂	稀释 10 倍	皮内注射 0.05ml
玻璃酸酶注射剂	150U	皮内注射 0.02ml
α-糜蛋白酶注射剂	500μg	皮内注射 0.1ml
鱼肝油酸钠注射剂	1mg	皮内注射 0.1～0.2ml
链霉素注射剂	1mg	皮内注射 0.1ml
头孢菌素类注射剂	300μg 或 500μg	皮内注射 0.1ml
庆大霉素注射剂	400U	皮内注射 20～40U； 儿童 5～10U
甲氧西林钠注射剂	250μg	皮内注射 0.1ml
氯唑西林钠注射剂	250μg	皮内注射 0.1ml
苯唑西林钠注射剂	500μg	皮内注射 0.1ml
萘夫西林钠注射剂	250μg	皮内注射 0.1ml
氨氯西林钠注射剂	250μg	皮内注射 0.1ml
氟氯西林钠注射剂	500μg	皮内注射 0.1ml
磷酸组胺注射剂	0.1mg	皮内注射 0.1ml
右旋糖酐注射剂	原液	皮内注射 0.1ml
维生素 B_1 注射剂	5mg	皮内注射 0.1ml
普鲁卡因注射剂	2.5mg	皮内注射 0.1ml
促皮质素注射剂	1U	皮内注射 0.1ml

续表

药物名称	皮试药液浓度/ml	给药方法与剂量
绒促性素注射剂	500U	皮内注射 0.1ml
胰蛋白酶	0.5mg	皮内注射 0.1ml
胸腺五肽	0.1mg	皮内注射 0.1ml
胸腺素 α_1	1.6mg	皮内注射 0.05～0.1ml
胸腺素生成素	0.1mg	皮内注射 0.1ml(0.01mg)
甘露聚糖肽	2.5mg	皮内注射 0.1ml
蕲蛇酶	0.75U	皮内注射 0.1ml
鲑降钙素注射剂	10U	皮内注射 0.1ml
天花粉蛋白	0.5μg	皮内注射 0.1ml
有机碘造影剂	30%溶液	静脉注射 1ml;皮内注射 0.1ml

② 处方用药与病症诊断的相符性 处方用药须与临床诊断密切相符，医师开具的处方在病情与诊断栏中明确记录对患者的诊断。药师应审查处方用药与临床诊断的相符性，即加强合理用药的监控。

处方用药与临床诊断不相符的情况如下。

a. 无适应证用药。

案例 某女，17岁，急性上呼吸道感染，医生开出以下处方：

阿奇霉素 0.25g×6 粒

Sig：0.5g p.o. q.d.

分析：如流感的病原体主要是流感病毒 A、B、C 型及变异型，在临床上无明显感染指征却给予抗菌药物治疗。

b. 无正当理由超适应证用药、超说明书用药，既有盲目性，又容易导致不良反应。

案例 某男，57岁，因骨质疏松住院，医生开出以下处方：

阿托伐他汀钙 10mg×7 片

Sig：10mg p.o. q.d.

分析：阿托伐他汀钙为他汀类血脂调节药，属 HMG-CoA 还原酶抑制剂。主要用于高胆固醇血症治疗，说明书中未见骨质疏松适应证，故属于超适应证用药。

c. 过度治疗用药，无治疗指征盲目补钙等。具体表现在：ⅰ.滥用抗菌药物、糖皮质激素、人血白蛋白、二磷酸果糖及肿瘤辅助治疗药等；ⅱ.无治疗指征盲目补钙，过多的钙剂可引起高钙血症，并导致胃肠道不适、便秘、泌尿道结石等。例如恶性肿瘤化疗处方中的过度联合治疗用药。

d. 有禁忌证用药忽略药品说明书的提示，忽略病情和患者的基础疾病。如抗胆碱药和抗过敏药用于伴有青光眼、良性前列腺增生患者，导致尿失禁；治疗感冒的减轻鼻充血药伪麻黄碱用于伴有严重高血压患者，容易导致高血压危象。脂肪乳用于急性肝损伤、急性胰腺炎、脂质肾病、脑卒中、高脂血症患者，容易出现脂质紊乱；抗抑郁药司来吉兰用于伴有尿潴留、前列腺增生的抑郁症患者，可加重排尿困难等症状。

③ 剂量、用法和疗程的正确性 药师应掌握药品说明书推荐的剂量和用法，正确审核处方，老年人由于肝肾功能减退，对药物代谢能力下降，肾脏的排泄减慢，因此老年人的用药剂量应比成年人有所减少，60～80岁老年人用药剂量可为成人的 3/4 以下；80岁以上的老年人用药剂量可为成人的 1/2。

儿童用药剂量，应按药品说明书推荐的儿童剂量（每千克或每平方米用量）按儿童体重或体表面积计算。如药品说明书无儿童剂量，可根据儿童年龄、体重、体表面积以成人剂量换算。

不同的疾病用药疗程不同，不同的药品使用的疗程也有不同，药师应掌握疾病治疗疗程，正确判断处方合理性。还要注意选用剂型与给药途径的合理性。

课堂活动

请分析以下 2 个处方存在何问题

案例 1　某 7 岁男孩，因毛细支气管炎住院，医生开出以下处方：

利巴韦林片 100mg×20 片

Sig：每次 0.1mg，p.o.　t.i.d.

分析提示：注意使用剂量和规格不符。

案例 2　某 3 岁男孩，因外耳擦伤到五官科就诊，医生开出以下处方：

妥布霉素滴眼液 5ml×1 瓶

Sig：每次 1 滴，滴耳 t.i.d.

分析提示：注意氨基糖苷类药物适宜人群。

④ 是否有重复给药现象

a. 一药多名　我国药品一药多名的现象比较严重，同一通用名药品常有多种不同的商品名，少则几个，多则几十甚至上百个，在临床用药上存在较大的安全隐患，易致重复用药、用药过量或中毒。

b. 中成药中含有化学药成分　在我国批准注册的中成药中，有两百多种是中西药复方制剂，即含有化学药的中成药（表 2-6）。医师、药师及患者都必须清楚，这类制剂不能仅作为一般的中成药使用。伴随着中药、化学药联合应用和复方制剂的出现，合并使用 2 种或多种药物的现象很多。若不注意其处方成分会导致重复用药。

表 2-6　常用中成药中含有的化学药成分

类别	中成药品名	含化学药成分
抗感冒药	维 C 银翘片	对乙酰氨基酚、马来酸氯苯那敏、维生素 C
补虚药	维血康糖浆	硫酸亚铁
降压药	珍菊降压片	盐酸可乐定、氢氯噻嗪
消化用药	正胃片	次硝酸铋、氧化镁、氢氧化铝
糖尿病药	消渴丸	格列本脲
平喘药	苏菲咳糖浆	盐酸麻黄碱、氯化铵
五官科用药	鼻炎康片	马来酸氯苯那敏
儿科用药	龙牡壮骨颗粒	维生素 D_2、葡萄糖酸钙
儿科用药	复方小儿退热栓	对乙酰氨基酚
外用药	麝香活血化瘀膏	盐酸苯海拉明、盐酸普鲁卡因

⑤ 是否有潜在临床意义的药物相互作用和配伍禁忌　药物相互作用和配伍禁忌也属于用药适宜性内容，鉴于这部分内容层次较多、篇幅较大，所以请参阅相关专业著述。

⑥ 其他用药不适宜情况　特殊处方如急症处方，急症用药应使用急症处方，应在处方的左上角加写"急！"或"Cit."（急速地）。药师见此处方应优先配发药品。专用处方开写麻醉药品、精神药品、毒性药品须用专用处方。

跨科开药注意事项：原则上不得跨科开药，如内科医师开写妇产科用药等。在我国西医科医师能否开中药处方由各医疗单位自行规定。

处方结束和签名：处方正文以下空白处以划杠作为正文结束，防止他人擅自添加。医师不可请他人代写处方内容而自己签名。

课堂活动

请分析以下处方存在何问题

案例 某女，36岁，因妊娠高血压综合征入住产科，医生开处以下处方：

卡托普利 25mg×100片

Sig：每次25mg，p. o. t. i. d.

分析提示：注意病人年龄，以及妊娠高血压首选硫酸镁。

3. 审核结果

（1）审核结果的判读 处方审核结果分为合理处方和不合理处方。不合理处方包括不规范处方、用药不适宜处方及超常处方，见表2-7。

表2-7 不合理处方原因分析

不规范处方	用药不适宜处方	超常处方
处方的前记、正文、后记内容缺项，书写不规范或者字迹难以辨认的；	适应证不适宜的；	无适应证用药的；
医师签名、签章不规范或者与签名、签章的留样不一致的；	遴选的药品不适宜的；	无正当理由开具高价药的；
药师未对处方进行适宜性审核的（处方后记的审核、调配、核对、发药栏目无审核调配药师及核对发药药师签名，或者单人值班调剂未执行双签名规定）；	药品剂型或给药途径不适宜的；	无正当理由超说明书用药的；
新生儿、婴幼儿处方未写明日、月龄的；	无正当理由不首选国家基本药物的；	无正当理由为同一患者同时开具2种以上药理作用相同药物的；
西药、中成药与中药饮片未分别开具处方的；未使用药品规范名称开具处方的；药品的剂量、规格、数量、单位等书写不规范或不清楚的；用法、用量使用"遵医嘱"、"自用"等含糊不清字句的；处方修改未签名和注明修改日期，或药品超剂量使用未注明原因和再次签名的；开具处方未写临床诊断或临床诊断书写不全的；单张门急诊处方超过五种药品的；无特殊情况下，门诊处方超过7日用量，急诊处方超过3日用量，慢性病、老年病或特殊情况下需要适当延长处方用量未注明理由的；开具麻醉药品、精神药品、医疗用毒性药品、放射性药品等特殊管理药品处方未执行国家有关规定的；医师未按照抗菌药物临床应用管理规定开具抗菌药物处方的；中药饮片处方药物未按照"君、臣、佐、使"的顺序排列，或未按要求标注药物调剂、煎煮等特殊要求的	用法、用量不适宜的；联合用药不适宜的；重复给药的；有配伍禁忌或者不良相互作用的；其他用药不适宜情况的；	

（2）对审核结果的处理 药师经处方审核后，认为存在用药不适宜时，应当告知处方医师，请其确认或者重新开具处方。如确需治疗需要，请医生再次确认后签上姓名和日期。

药师发现严重不合理用药或者用药错误，应当拒绝调剂，及时告知处方医师，并应当记录，按照有关规定报告。

对审核发现的不规范处方，应及时告知相关医生，修改处方并再次签上姓名和日期。

药师应及时记录处方差错，并登记处理结果。

每季度公布处方审核和处方点评结果，通报不合理处方并提出质量改进建议。

（二）药品调配

处方经药师审核后方可调配；对处方所列药品不得擅自更改或者代用，调配处方后经过核对方可发药；处方审核、调配、核对人员应当在处方上签字或者盖章，并按照有关规定保存处方或其复印件；销售近效期药品应当向顾客告知有效期。

药师调剂处方时必须做到"四查十对"：查处方，对科别、姓名、年龄；查药品，对药名、剂型、规格、数量；查配伍禁忌，对药品性状、用法用量；查用药合理性，对临床诊断。

（三）发药及用药交代与指导

调剂药师拿到调配好的药品后进行核对，以适当的方式标明用法用量等信息，将所调配的药品逐一发放给患者，并作用药交代与指导。

用药交代与指导是调剂的最后环节，药师运用综合医药学知识，用简单明了，通俗易懂的语言或其他方式指导患者正确使用药物。用药指导的内容包括所调配药品的用法、用量、适宜的用药时间、药物剂型的正确使用、注意事项、用药禁忌证、药品储存、药品不良反应信息等。

三、处方管理及医院处方点评

1. 处方管理

医院处方管理涉及处方权的取得、处方格式、处方保管、处方的分类管理等。以上这些管理国家有关法律法规都有明确的规定和样式。医师须在注册的医疗、预防、保健机构签名留样及专用签章备案后方可开具处方。医师被责令暂停执业、被责令离岗培训期间或被注销、吊销执业证书后，其处方权即被取消。调离注册机构处方权自行取消。处方开具当日有效。特殊情况下需延长有效期的，由开具处方的医师注明有效期限，但有效期最长不得超过3天。处方由调剂处方药品的医疗机构妥善保存。普通处方、急诊处方、儿科处方保存期限为1年，医疗用毒性药品、第二类精神药品处方保存期限为2年，麻醉药品和第一类精神药品处方保存期限为3年。处方保存期满后，经医疗机构主要负责人批准、登记备案，方可销毁。有关处方药物总量规定详见处方审核内容；药剂科应建立错误处方登记制度，对医师开写的错误处方如配伍禁忌、超过正常剂量、药名或用法不清等进行登记，定期上报及公布。

2. 处方点评

为规范医院处方点评工作，提高处方质量，促进合理用药，保障医疗安全，原卫生部发布了《医院处方点评管理规范（试行）》（2010年）。根据相关法规、技术规范，对处方书写的规范性及药物临床使用的适宜性（用药适应证、药物选择、给药途径、用法用量、药物相互作用、配伍禁忌等）进行评价，发现存在或潜在的问题，制定并实施干预和改进措施，促进临床药物合理应用。处方点评是医院持续医疗质量改进和药品临床应用管理的重要组成部分，是提高临床药物治疗学水平的重要手段（图2-3）。

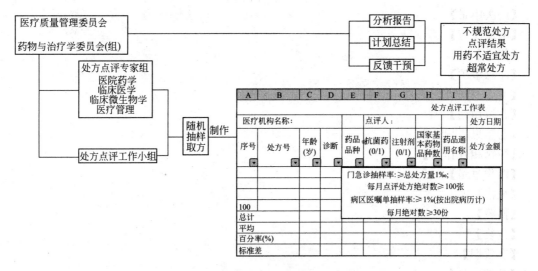

图 2-3　处方点评工作样表

第二节　药品说明书

一、概述

药品说明书是药物信息情报最基本、最重要的来源。它与药品的研制、生产、销售、储运、使用等众多环节密切相关，在药品流通领域，药品说明书可指导人们正确销售、储藏、保管和调剂药品，在医疗上，它是具有法律意义的重要文件，是指导临床用药、患者治疗的主要依据。药品说明书的内容是在新药研究中形成的，包括了临床前研究和临床研究的各项结论，是药品报请审批的必备材料之一。生产厂家不只是对药品质量负责，而且对于产品的说明书内容是否符合要求和真实也要负责。

经国家食品药品监督管理总局审核批准的药品说明书是药品的法定文件，其内容不得自行修改。药品说明书的撰写应遵循以下原则：资料要真实、准确、科学，文字表达要简明易懂，计量单位要统一，记载项目要全面。

二、药品说明书的内容

《中华人民共和国药品管理法》（以下简称《药品管理法》）规定，药品的标签或者说明书必须注明药品的通用名称、成分、规格、生产企业、批准文号、产品批号、生产日期、有效期、适应证或功能主治、用法、用量、禁忌、不良反应和注意事项。在中国食品药品监督管理总局官网可以查询到国家批准药品的说明书。

1. 化学药品说明书内容

【药品名称】通用名、曾用名、商品名、英文名、汉语拼音、本品主要成分及化学名称、结构式（复方制剂应写为："本品为复方制剂，其组分为："）

【性状】

【药理毒理】

【药代动力学】

【适应证】

【用法用量】

【不良反应】

【禁忌】

【注意事项】

【孕妇及哺乳期妇女用药】

【儿童用药】

【老年患者用药】

【药物相互作用】

【药物过量】

【规格】

【储藏】

【包装】

【有效期】

【批准文号】

【生产企业】企业名称、地址、邮政编码、电话号码、传真号码、网址

2. 中药说明书

【药品名称】品名、汉语拼音

【主要成分】

【性状】

【药理作用】

【功能主治】

【用法用量】

【不良反应】

【禁忌】

【注意事项】

【规格】

【储藏】

【包装】

【有效期】

【批准文号】

【生产企业】企业名称、地址、邮政编码、电话号码、传真号码、网址

如某一项目尚不明确，应注明"尚不明确"字样；如明确无影响，应注明"无"。

三、药品说明书术语解读

药品说明书的内容及所用术语，国家食品药品监督管理总局也作出了明确详细的规范，现对其主要术语及内容阐述如下。

1. 药品名称

药品名称是药品标签上的主要内容，药品的名称又可分为通用名、商品名、英文名、汉语拼音及其化学名称等。药品说明书不能只注明商品名，必须标明通用名称。药品的通用名称必须采用国家批准的法定名称并用中文显著标示，如同时有商品名，二者的比例不得小于1∶2。曾用名已停止使用。剂型名称应与药典一致。对化学药品非药典收载的品种，其通用名需采用《中国药名通用名称》所规定的名称。

（1）通用名　药品的通用名是指在世界各国通用的名称，其特点是通用性，即不论何处生产的同种药品都可用的名称。我国在《药品管理法》中规定，凡是列入国家药品标准的名称就为药品的通用名称，也称"法定名称"。《药品管理法》规定药品的通用名不得作为药品商标使用。在药品的包装、标签及说明书上必须用中文显著标示药品的通用名。

（2）商品名　商品名又称商标名，即不同厂家生产的同一药物制剂可以起不同的名称，具有专有性质，不得仿用。商标名通过注册即为注册药名（registered names）常用®表示。商品名在使用时要注意以下问题：①使用商品名的西药制剂必须在该商品名下方括号内标明其通用名称。药品的包装、说明书等在使用商品名时，必须注明通用名。如只印商品名，则无法断定其确切成分。②药品商品不得单独进行广告宣传。广告宣传需使用商品名称时，必须同时使用通用名称。

（3）外文名　为了避免药品名称的混乱对人们用药的潜在危害，世界卫生组织与各国专业术语委员密切协作，为每一种在市场上按药品销售的活性物质起一个世界范围内都可以接受的唯一称，即药品的国际非专利名称（Intenational Nonproprietary Name，INN）。

（4）化学名　根据药物的化学结构，按照一定的命名原则对药物制定的名称。

2. 药品成分的标识

药品说明书应标明药品成分，以满足药品经营者、使用者的知情权。对单一化学药品需列出化学名称，如为盐，要列出盐的化学名称。复方制剂列出所含活性成分及其含量。制剂中如含有可能引起不良反应的辅料或成分，也需列出。中药的主要成分系指处方中所含的主要药味、有效部位或有效成分。中药复方制剂主要药味的排序要符合中医君、臣、佐、使组方原则，要与功能主治相符。

3. 药理毒理作用及药物动力学

药物的药理作用包括临床药理和药物对人体作用的有关信息，也包括体外试验或动物试验的结果。毒理作用为非临床毒理研究结果，它可有助于判断药物临床安全性，一般包括致癌性、生殖毒性、遗传毒性、长期毒性和急性毒性等。药动学是研究药物在体内吸收、分布、代谢和排泄的变化规律，并用数学模型来阐明药物在体内的位置、数量与时间关系的科学。它对药理学、药效学及生物药剂学都具有指导意义。在编制以上内容时，应以科学实验结果为依据进一步充实完善。

4. 药品的适应证

此项应科学客观地指出药品可用于哪些疾病的治疗或症状的改善，应按国家食品药品监督管理总局批准的内容书写，不得随意夸大，并注意区分治疗、缓解疾病的症状和作为疾病辅助治疗三者间的不同，以保证用药安全有效。

5. 用法用量

用药方法与用药剂量是药品说明书中的核心部分，是临床安全、有效用药的重要基础。用药方法应明确，详细列出口服、皮下注射、肌内注射、静脉注射、静脉滴注、外用、喷雾吸入、肛门塞入、阴道使用等用药途径和用药时间。应准确标明药物剂量，分清儿童、成人、老龄患者及不同性别的用量。有些药物的剂量分为负荷量及维持量，或必须从小剂量开始逐渐增量，或必须饭前、饭后、清晨、睡前服用的，应详细说明；需疗程用药则需注明疗程剂量、用法和期限。对需临用前配成溶液或加入静脉输液者，应特别注意列出所用溶剂配成的浓度及滴注速度，不同适应证、不同用药方法需分别列出。

6. 不良反应

药品不良反应是指药品在用于预防、诊断、治疗疾病，调节生理机能的过程中，正常用法用量的情况下出现对人体有害或与使用目的无关的反应。药品不良反应是药品说明书中最重要的组成部分之一，在药品说明书中应客观、公正、实事求是、全面地列出药品可能发生的不良反应以及其发生的严重程度、发生的频率、补救措施。避免只强调药物"治病"的一面，忽视药物"致病"的另一面，这样才能最大程度地减少对人类的不利影响，为药物的安全性提供强有力的保证。

7. 禁忌

本项是表明禁止应用该药品的人群或疾病情况，并尽量阐明其原因。与不良反应或注意事项不同，不能将其内容纳入以上两项，应按规定在说明书中单列一项。

8. 注意事项

此项包括内容较多，如影响药物疗效的因素（食物、烟、酒、饮料、病史等），需要慎用的情况（肝、肾功能等），用药过程中需观察的情况（过敏反应、定期查血象及肝、肾功能等），以及用药对于临床检验的影响等。过去的说明书编写中，注意事项一栏还包括孕妇、哺乳期妇女、儿童、老人用药差异，药物相互作用，用药过量等内容也包括在注意事项中。但按照药品监督管理部门新的细则规定，应单列各项编写，尤其是"孕妇及哺乳期妇女用药""药物相互作用"两项不可缺少，如缺乏可靠实验或文献依据，应注明"尚不明确"字样，其他项如"儿童用药""老年患者用药""药物过量"若缺乏可靠文献或实验数据，可以不写，说明书中不再保留该项标题。

9. 规格、批号和有效期

规格包括药品最小计量单位的含量及每个包装所含药品的数量。批号是指具有同一性质和质量，并在同一连续生产周期生产出来的一定数量的药品。一般是指药品的生产日期，如120330就是2012年3月30日生产的。有效期指该药品被批准的使用期限，即药品在一定存储条件下，能够保证质量的期限。有效期应当按照年、月、日的顺序标注，年份用四位数字表示，月、日用两位数表示。

10. 药品的批准文号

指国家批准的该药品的生产文号。

📖 知识链接

特殊剂型药物服药注意事项

(1) 糖浆剂　糖浆剂可在口咽部黏膜表面形成一层保护膜，从而快速缓解呼吸道症状。服药时不宜立即饮水，以免冲淡药物，降低药效。

(2) 胶囊剂　宜用温开水送服，直接口服会使胶囊剂黏附在咽喉和食管壁上引起刺激、恶心等不适。

(3) 包衣片　不宜在口中久含，以免包衣溶解影响药效。其作用有掩盖药物味道、控制药物在一定部位释放等。

(4) 泡腾片　宜溶解于温开水中后服药，如阿司匹林泡腾片、维生素C泡腾片等。

(5) 粉剂　不宜直接给患者服用，应溶解在温开水中服用，避免呛入气管。

课堂活动 📖

药品说明书阅读训练

请收集1~2个药品说明书，仔细阅读了解其结构。假如患者购买了该药品，请用恰当方式向其解说。 交代清楚药品名称（商品名、通用名）、使用方法（给药途径、剂量、给药时间），服药期间的注意事项、不良反应及预防措施、配伍禁忌等。

第三节 药品标识

一、药品标识物

药品标识物是作为整体商品的药品的重要组成部分，是药品外在质量的主要体现，也是医师和药师决定用药和指导消费者购买选择的重要药品信息来源之一。对药品标识物的管理，是各国药事管理部门对药品监督管理的重要内容之一。药品的标识物包括两部分：一部分称为内包装，是指在药瓶、铝箔袋、锡管、铝塑泡眼上贴印的标签（俗称瓶签）；另一部分称为外包装，指外盒标签和药品说明书。图 2-4 是某药品的外包装盒样张。

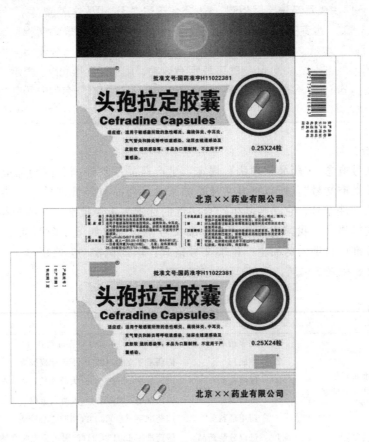

图 2-4 某药品外包装盒样张

二、药品标识物相关信息

1. 药品有效期

药品的有效期是药品被批准的使用期限，也即指在一定的储存条件下，能够保证药品质量的期限。我国《药品管理法》规定："未标明有效期或者更改有效期的药品按劣药论处。"根据这一规定，所有药品都要制定有效期，且应在药品说明书及标签（至每一最小包装单位）上标明该药品的有效期。有效期的具体表述形式统一规定为：有效期至×年×月。

有效期并不等于保险期。因此，必须按药品性质于规定条件下予以储存。例如储存温度和有效期有密切关系，温度超过规定，或保管不善，即使在有效期限内，药品也可能已降效或变质。

> ### 知识链接
>
> ### 进口药品的失效期
>
> 进口药品的失效期，多用英文表示，也有用制造国的文字表示，如法文、日文、俄文、阿拉伯文等。
>
> (1) 批号　我国药品的批号有一个按年月日排列的统一规定，即由批号可知其生产日期。而进口药品的批号往往由各国各厂家自行编号，多由字母与数字组成。
>
> (2) 失效期　Expiry date(Exp. Date);Expiration date;Expiring;Use before。关于进口药品的失效期，各国各厂家表示方法不尽相同。大多数国家"年"用阿拉伯数字，"月"用英文缩写排在"年"之前。也有的国家，类似我国药品批号表示法，只是顺序相反，即前两位表示"日"，中间两位表示"月"，后两位表示"年"。有的还需要与公元年号换算；有些国家对某些药品用"Validity""Duration"来表示有效期，用"Use before"表示"在……之前使用"，如"Use before: Now 94"即在 1994 年 11 月之前使用。有的说明书上用"Storage life"表示储存期。

2. 药品批准文号

（1）批准文号概念　《药品管理法》规定，生产药品"须经国务院药品监督管理部门批准，并发给药品批准文号"。所以批准文号是国家食品药品监督管理总局发给生产企业批准药品生产的证明文件编号，它是药品生产合法性的标志。未经批准生产的药品以假药论处。

（2）批准文号格式　我国现行的药品批准文号格式规定如下：国药准字＋1 位字母＋8位数字；质量标准试行期的药品生产批准文号格式：国药试字＋1 位字母＋8 位数字。其格式和含义见表 2-8 和表 2-9。

表 2-8　国药准（试）字＋1 个字母

字	含义	+	字母	含义	举　例
		+	H	化学药品	国药准字 H34022473(克霉唑乳膏)
		+	Z	中成药	国药准字 Z20040050(丁细牙痛胶囊)
准试	指国家批准正式生产的药品、国家批准试生产的药品	+	B	保健药品	国药准字 B20020858(大蒜油软胶囊)
		+	S	生物制品	国药准字 S10970047(人血白蛋白)
		+	F	药用辅料	国药准字 F20020032(明胶空心胶囊)
		+	J	进口分装药品	国药准字 J20130121(注射用头孢呋辛钠)

表 2-9　国药准（试）字后 8 位数字

第 1、第 2 位批准文号的来源				第 3、第 4 位 批准生产的公元年号	第 5～8 位 批准当年顺序号
10	原卫生部批准的药品	37	山东省		
19	2002 年 1 月 1 日以前	41	河南省	案例一:肠胃宁胶囊(国药准字 Z20060120)	
20	国家食品药品监督管理总局	42	湖北省	案例二:布洛芬颗粒(国药准字 H20066208)	
11	北京市	43	湖南省		
12	天津市	44	广东省		

续表

第 1、第 2 位批准文号的来源		第 3、第 4 位 批准生产的公元年号	第 5～8 位 批准当年顺序号
13 河北省	45 广西壮族自治区		
14 山西省	46 海南省		
15 内蒙古自治区	50 重庆市		
21 辽宁省	51 四川省		
22 吉林省	52 贵州省		
23 黑龙江省	53 云南省		
31 上海市	54 西藏自治区		
32 江苏省	61 陕西省		
33 浙江省	62 甘肃省		
34 安徽省	63 青海省		
35 福建省	64 宁夏回族自治区		
36 江西省	65 新疆维吾尔自治区		

每种药品的每一规格发给一个批准文号。除经国家食品药品监督管理总局批准的药品委托生产和异地加工外，同一药品不同生产企业发给不同的药品批准文号。

3. 药品批号

在规定限度内具有同一性质和质量，并在同一连续生产周期中生产出来的一定数量的商品为一批。每批药品均应编制生产批号，并将其印在药品包装上。药品的生产批号指用于识别"批"的一组数字或字母加数字，用以追溯和审查该批产品的生产历史。我国药品的批号一般用 6 位数字表示，前 2 位表示年份，中间 2 位表示月份，后两位有的表示产品在当月的批次。

药品批号的作用有：①判断药品的生产历史；②在药品的抽样检验出现问题时，可根据药品的批号，将不合格药品的同一批次容易地查出，以保证人民用药安全。

4. 药品商标

商标（trade mark），是指生产者、经营者为使自己的商品或服务与他人的商品或服务相区别，而使用在商品及其包装上或服务标记上的由文字、图形、字母、数字、三维标志和颜色组合，以及上述要素的组合所构成的一种可视性标志。世界知识产权组织（World Intellectual Property Organization，简称 WIPO）对商标的定义为：商标是用来区别某一工业或商业企业或这种企业集团的商品的标志。

我国《商标法实施细则》规定：药品必须使用注册商标。对进口药物不要求必须使用我国的商标，但进口药品在分装出售时，必须在其说明书或包装上注明原商标或使用分装企业的注册商标。使用在商标上的符号通常有"TM"——商标符，指已经向商标局登记（申请注册）或持有人声明拥有权利的商品商标。®——注册符，指已经商标局核准注册的商标。"TM"是 TRADE MARK 的缩写，美国的商标通常加注"TM"，并不一定是指已注册商标。®是 REGISTER 的缩写，用在商标上是指注册商标的意思，我国《商标法实施条例》规定使用注册商标，可以在商品、商品包装、说明书或者其他附着物上标明"注册商标"或者注册标记。注册标记包括⊕和®。使用注册标记，应当标注在商标的右上角或者右下角。

5. 药品品牌

品牌是给拥有者带来溢价、产生增值的一种无形的资产，其载体是用以与其他竞争者的产品或劳务相区分的名称、术语、象征、记号或者设计及其组合，增值的源泉来自于消费者心智中形成的关于其载体的印象。图 2-5 是一些世界著名的制药公司的品牌商标图。

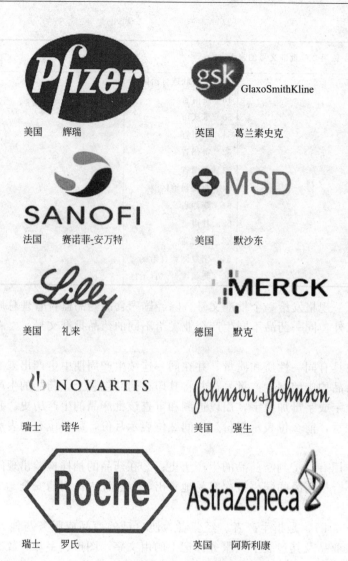

图 2-5　世界知名药企品牌商标

课堂活动

药品标识信息的研判练习

请同学收集 3~5 个药品外包装盒，根据包装盒上的标识信息说出其生产批号、药品的类别、药品批准文号（批准年份、批准部门）、品牌商标、生产日期、有效期等标识信息。

第四节　药品分类与管理

一、药品的分类方法

药物商品是人类防病治病过程中必不可少的一大类商品，门类齐全，品种繁多，其生产、销售、消费特点各不相同。依据生产、经营、管理和使用的实际需要以及各自的特点，药物商品有多种分类方法，每种方法角度不同，各有侧重，但均以有利于本领域药物的管理和研究为目的。

1. 按药品商品来源分类

按药品商品按来源的不同，可分为动物性、植物性、矿物性、人工合成的药品和生物药品五大类，其中动物性、植物性和矿物性药品又可统称为天然药品。

生物药品是利用生物体、生物组织或其成分，综合应用生物学、生物化学、微生物学、免疫学、物理化学和药学的原理和方法进行加工、制造而成的一大类预防、诊断和治疗疾病的药物商品，主要包括生物制品与生化药品及其相关的生物医药产品。

生物制品是利用微生物（细菌、噬菌体、立克次体、病毒等）、微生物代谢产物、动物毒素、人或动物的血液或组织等经加工制成，作为预防、治疗、诊断特定传染病或其他有关疾病的免疫制剂以及血液制品，如抗生素、疫苗、免疫血清、重组 DNA 产品等。

2. 按药品剂型分类

在药剂学中，常按物质形态、分散体系或给药途径进行分类（表 2-10）。

表 2-10　药品按剂型分类表

药物制剂	注射剂	液体注射剂	小容量注射剂
			输液剂
		固体注射剂	注射用无菌粉末
	口服制剂	液体制剂	片剂、丸剂、滴丸剂、颗粒剂等
		固体制剂	芳香水剂、糖浆剂、乳剂、合剂
	外用制剂	液体制剂	搽剂、洗剂、滴眼剂、滴鼻剂、灌肠剂等
		固体或半固体制剂	软膏剂、栓剂等
		气雾剂和喷雾剂	外用气雾剂和口腔气雾剂
	新剂型	缓释制剂、控释制剂、微型胶囊、脂质体、单克隆抗体等	

3. 按药品的特殊性分类

（1）特殊药品　指需要特殊管理的药品，包括麻醉药品、精神药品、医疗用毒性药品、放射性药品。

① 麻醉药品　是指连续使用后易产生身体依赖性、能成瘾癖的药品（见图 2-6）。如阿片、吗啡等，医疗上使用的麻醉性镇痛药都是麻醉药品。如果不是为了医疗、科研、教学上的正当需要，而是为了嗜好供吸毒用，就是毒品。值得注意的是，麻醉药品与外科手术中所用的"能使感觉消失，特别是痛觉消失，以利于手术的药物"的麻醉药概念不同，勿混为一谈。根据国家发布的《麻醉药品品种目录》（2013 年版）现行按麻醉药品管理的药物共有121 种。

② 精神药品　是指作用于中枢神经系统，使之兴奋或抑制，连续使用可产生精神依赖性的药品（见图 2-7）。精神药品与治疗精神障碍药或神经系统用药是两个不同的概念，不可混淆。根据对人体产生依赖性和危害人体健康的程度，精神药品分为第一类和第二类，共计 149 种。具体内容见《精神药品品种目录》。

③ 医疗用毒性药品　系指毒性剧烈，治疗剂量与中毒剂量相近，使用不当可使人中毒或死亡的药品（见图 2-8）。a. 毒性中药：砒石（红砒）、白砒、砒霜、水银、生马钱子、生川乌、生草乌、生白附子、生附子、生半夏、生南星、生巴豆、斑蝥、青娘虫、红娘虫、生甘遂、生狼毒、生藤黄、生千金子、生天仙子、闹阳花、雪上一枝蒿、白降丹、蟾酥、洋金

麻酸药品

■ 蓝 □ 白

图 2-6 麻醉药品的标识

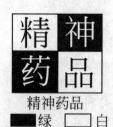

精神药品

■ 绿 □ 白

图 2-7 精神药品的标识

花、红粉、轻粉、雄黄。b. 西药毒药：去乙酰毛花苷丙、阿托品、洋地黄毒苷、氢溴酸后马托品、三氧化二砷、毛果芸香碱、升汞、水杨酸毒扁豆碱、亚砷酸钾、氢溴酸东莨菪碱、士的宁。

④ 放射性药品　系指用于临床诊断或者治疗的放射性核素制剂或者其标记化合物（见图 2-9）。按放射性核素的不同分为 13 类。它们是 32 磷、51 铬、67 镓、123 碘、125 碘、131 碘、131 铯、133 氙、169 镱、198 金、203 汞、99m 锝、133m 铟。

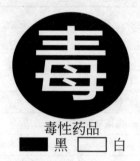

毒性药品

■ 黑 □ 白

图 2-8　毒性药品的标识

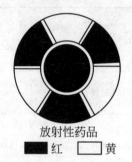

放射性药品

■ 红 □ 黄

图 2-9　放射性药品的标识

（2）普通药品（普药）　是指临床上已经广泛使用或使用多年的常规药品，如葡萄糖、乙酰水杨酸、阿莫西林等。它们一般毒性较小、不良反应较少、安全范围较大、技术含量也不高，市场上有多家企业生产或销售，产品进入市场比较容易，价格较低，临床已形成固定的用药习惯。目前我国现有的药物商品大多为普药。

4. 按药品管理制度分类

药品分类管理是国际通行的管理办法。它是根据药品的安全性、有效性原则，依据其品种、规格、适应证、剂量及给药途径等的不同，将药品分为处方药和非处方药并作出相应的管理规定（表 2-11）。其核心是加强处方药的管理，规范非处方药的管理，减少不合理用药的发生，切实保证人民用药的安全有效。

（1）处方药　处方药系指必须凭执业医师或执业助理医师处方才能购买和使用的药品。国外常用术语：Prescription Drug, Ethical（Ethic）Drug, Legend Drug，简称 R。处方药涵盖范围有：国际规定管制的特殊药品（麻醉药品、精神药品、医疗用毒性药品）；新上市的新药，对其药理活性与副作用还要进一步观察；药品本身毒性较大，如抗癌药等；治疗借助于诊断手段（光、电、核、声仪器或血、尿、粪、组织的生化分析）来确诊的疾病，并由医师开具处方，用于专属性强、病情严重且又需要医护人员监督指导使用的药品，如治疗心血管疾病的药品等；非肠道给药的制剂，主要是粉针剂、大输液及各类注射剂。

（2）非处方药　非处方药系指不需要凭执业医师或执业助理医师处方即可自行判断、购买及使用的药品。国外常用的术语有：Nonprescription Drug（非处方药），Overthe Counter

Drug（柜台销售），简写为OTC，目前成为国际通用的"非处方药"简称。国家非处方药专有标识：非处方药标识分为甲类非处方药专有标识和乙类非处方药专有标识。甲类为橙红色椭圆形底阴文，乙类为墨绿色椭圆形底阴文（见图2-10）。

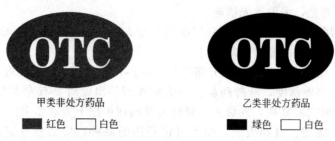

甲类非处方药品　　■红色　□白色　　　　　乙类非处方药品　　■绿色　□白色

图2-10　非处方药的标识

非处方药必须具备的特点如下。①应用安全：非处方药在正常用法与正常剂量时，不产生不良反应，或者有一般的副作用，用药人事先得到告知，并且可以自行觉察，可以耐受，不需要特殊对症处理，而且停药后可以迅速自行消退；用药前后不须作特殊试验；不易引起药物依赖成瘾性；根据现有资料和临床经验证明安全性大的药。②疗效确切：非处方药作用针对性强，适应证明确，易于掌握；治疗期间无需执业医师指导，不需要经常调整剂量，不需要特殊监测，经常使用不会引起疗效降低。③质量稳定：非处方药在一般储存条件下较长时间不易变质，其物理化学性质比较稳定。④应用方便：我国非处方药以使用安全、有效、方便为原则，故以口服和外用的常用剂型为主。

表2-11　处方药与非处方药的区别

不同点	处方药	非处方药
适用疾病类型	病情较重，需要医生诊断治疗	小伤病
取药凭据	医生处方	不需要处方
取药地点	医院调剂室、药店	医院调剂室、药店、超市（乙类）
给药途径	根据病情和医嘱执行	口服、外用为主
专有标识	无论	有
品牌保护方式	新药保护、专利保护期	品牌
广告宣传范围	专业性医药期刊，面向医生	大众传媒，面向消费者

课堂活动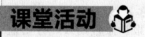

药品分类训练

有如下5个药品，查询相关资料后，请按照药品商品来源、药品剂型、药品特殊性及药品管理制度4个分类方法，将其归类：①藿香正气口服液；②维生素C片；③盐酸小檗碱片；④阿奇霉素注射液；⑤胰岛素注射剂。

二、药品的管理方法

1. 特殊药品的管理

《中华人民共和国药品管理法》规定，在我国实行特殊管理的药品有麻醉药品、精神药品、医疗用毒性药品和放射性药品。

（1）麻醉药品和一类精神药品的储存保管方法

① 麻醉药品和一类精神药品必须严格实行专库（专柜）保管；二者可存放在同一专用

库（柜）房内。麻醉药品和一类精神药品除了严格实行专库（柜）保管外，专库（柜）必须执行双人双锁保管制度，仓库内须有安全措施，如报警器、监控器。

② 按照药品的性质来决定储藏条件，麻醉药品的大部分品种，特别是针剂遇光变质，故库（柜）应注意避光，采取遮光措施。

③ 应建立麻醉药品、精神药品的专用账目，专人登记，定期盘点，做到账物相符，发现问题，立即报告当地药品监督管理部门。

④ 麻醉药品入库前，应坚持双人开箱验收、清点，双人签字入库制度。

⑤ 要严格执行出库制度，麻醉药品、一类精神药品出库时要有专人对品名、数量、质量进行核查，并有第二人复核，发货人、复核人共同在单据上盖章签字。

⑥ 由于破损、变质、过期失效，而不可供药用的品种，应清点登记，单独妥善保管，并列表上报药品监督管理部门，听候处理意见。如销毁必须由药品监督管理部门批准，监督销毁，并由监督销毁人员签字，存档备查，不能随便处理。

⑦ 二类精神药品，可储存于普通的药品库内。

（2）医疗用毒性药品的储存保管方法

① 毒性药品必须储存于专用仓库或专柜加锁并由专人保管。库内需有安全措施，如警报器、监控器，并严格实行双人、双锁管理制度。

② 毒性药品的验收、收货、发货均应坚持双人开箱，双人收货、发货制度，并共同在单据上签名盖章。严防错收、错发，严禁与其他药品混杂。

③ 建立毒性药品收支账目，定期盘点，做到账物相符，发现问题应立即报告当地药品主管部门。

④ 对不可供药用的毒性药品，经单位领导审核，报当地有关主管部门批准后方可销毁，并建立销毁档案，包括销毁日期、时间、地点、品名、数量、方法等。销毁批准人、销毁人员、监督人员均应签字盖章。

（3）放射性药品的储存保管方法

① 放射性药品应严格实行专库（柜）、双人双锁保管，专账记录。仓库需有必要的安全措施。

② 放射性药品的储存应具有与放射剂量相适应的防护装置；放射性药品置放的铅容器应避免拖拉或撞击。

③ 严格出库手续，出库验发时要有专人对品种、数量进行复查。

④ 由于过期失效而不可供药用的药品，应清点登记，列表上报，监督销毁，并由监督销毁人员签字备查，不得随便处理。

2. 处方药与非处方药的管理

根据《中华人民共和国药品管理法》，国家对药品实行处方药与非处方药分类管理制度。根据药品的安全性、有效性原则，依其品种、规格、适应证、剂量及给药途径等的不同，将药品分为处方药和非处方药，非处方药分为甲、乙两类。①经营处方药、甲类非处方药的零售企业必须具有《药品经营企业许可证》。经省级药品监督管理部门或其授权的药品监督管理部门批准的其他商业企业可以零售乙类非处方药。②非处方药的包装印有国家指定的非处方药专有标识，必须符合质量要求，方便储存、运输和使用。每个销售基本单元包装附有标签和说明书。③处方药必须凭执业医师或执业助理医师处方才可调配、购买和使用；非处方药不需要凭执业医师或执业助理医师处方即可自行判断、购买和使用。药师在调配处方药前，要对处方进行审核，根据处方管理办法，对不规范、不适宜的处方请医生修改，并在修改处签字盖章，药师不得更改处方内容。④处方药与非处方药分区存放，内服药与外用药分柜存放，处方药不得采用开架自选的陈列方式。

3. 国家基本药物目录与国家基本医疗保险目录的管理

（1）国家基本药物目录 "基本药物"概念由世卫组织于1977年提出，指的是能够满足基本医疗卫生需求，剂型适宜、保证供应、基层能够配备、国民能够公平获得的药品，主要特征是安全、必需、有效、价廉。目前，约有160个国家和地区拥有正式的基本药物目录。"国家基本药物"是适应我国基本医疗卫生需求，剂型适宜，价格合理，能够保障供应，公众可公平获得的药品。政府举办的基层医疗卫生机构全部配备和使用基本药物，其他各类医疗机构也都必须按规定优先使用基本药物。

基本药物的特点：疗效好，不良反应小，质量稳定，价格合理，使用方便等；其遴选原则是"临床必需、安全有效、质量稳定、价格合理、使用方便、中西药并重"。国家对列入基本药物的品种要保证生产和供应，公费医疗与劳保医疗以及社会医疗保险用药报销范围应先从《国家基本药物目录》中选用。2015年版国家基本药物目录分为化学药品和生物制品、中成药、民族药三个部分，其中，化学药品和生物制品292种，中成药184种，民族药21种，共计497种。国家基本药物目录原则上3年调整一次。

（2）国家基本医疗保险药品目录 基本医疗保险药品是为了保障城镇职工医疗保险用药需要、合理控制药品费用而规定的基本医疗保险用药的药品。其特点为：临床必需、安全有效、价格合理、使用方便、市场能够保证供应。其遴选原则是《中国药典》（现行版）收载的药品；符合国家食品药品监督管理总局颁发标准的药品；国家食品药品监督管理总局批准正式进口的药品。分类及管理：《国家基本医疗保险药品目录》中的药品包括西药、中成药、中药饮片。这些药品在《国家基本药物目录》基础上遴选而定，并分为"甲类目录"和"乙类目录"。"甲类目录"的药品是临床必需、使用广泛、疗效好、同类药品中价格低的药品，其目录由国家统一制定，各地不得调整。"乙类目录"的药品是可供临床治疗选择使用，疗效好，同类药品中比"甲类目录"药品价格略高的药品，其目录由国家制定，各省、自治区、直辖市可根据当地经济水平、医疗需求和用药习惯，适当进行调整，增加和减少的品种数之和不得超过国家制定的"乙类目录"药品总数的15%。原则上国家目录每两年调整一次，各省、自治区、直辖市的《药品目录》也进行相应调整。

4. 高警讯药品管理

高警讯药物（high alert medications）是指药物在使用错误时，对病人有很高的造成明显伤害的危险，也被称作高危药品，是美国医疗安全协会（Institute for Safe Medication Practices，ISMP）1995年开始使用的一种新的药品分类术语。该协会调研发现，多数致死或严重伤害的药品差错是由少数特定药物引起的。2003年ISMP第一次公布了高警讯药物目录。在2008年ISMP确定的高警讯药物目录中，排在前5位的高危药品分别是：胰岛素、阿片类麻醉药、注射用浓氯化钾或磷酸钾、静脉用抗凝药、高浓度氯化钠注射液（＞0.9%）。中国药学会医院药学专业委员会《高危药品分级管理策略及推荐目录》，将高危药品分为A、B、C三级。

（1）高危药品分级

① A级高危药品 属于最高级别高危药品，一旦用药错误患者死亡风险最高，必须重点管理和监护。如浓氯化钾注射液、皮下或静脉用胰岛素、高渗葡萄糖注射液（20%以上）、硫酸镁注射剂、静脉用普萘洛尔等。

② B级高危药品 使用频率较高，一旦用药错误，会给患者造成严重伤害，但伤害等级较A级低。如华法林、凝血酶冻干粉、静脉用催产素、放射性静脉造影剂等。

③ C级高危药品 包含高危药品使用频率较高，一旦用药错误，导致患者伤害，但风

险级别较 B 级低。如口服降糖药、中药注射剂、脂质体药物、口服化疗药物等。

（2）高危药品管理　为提升安全用药水平，避免这类药物对病人造成不必要的伤害，我国一些医药管理部门已经开始加强对高警讯药物的管理，采用的一些措施包括：建立高警讯药物目录；设立高警讯药物专门储存处，与普通日常用药区分，并设置清楚醒目的标识，专柜专用；药房发出的高警讯药物必须有提示信息贴在配药瓶上，以对护理人员和病人起警示作用；建立双核对制度，在发放、取用、配制过程中由 2 个人执行查对并签字；对一些高浓度药物限制并设立标准化的浓度；建立标准化的发药、配药等操作流程；发放高警讯药物时必须进行详细交待，交待内容包括药物使用注意事项，每个药物另行制定。病区护理站如存有"高警讯药物"，应设立基数，护理人员每日三班清点并有完整记录，发现异常情况立即追查并报告护士长；在注射药品前护理人员对药物有不清楚或疑问时应询问医师及药师。护士注射高警讯药物时应执行核对制度。在输液瓶（袋）上贴上醒目的"高警讯药物"标签，注射药品完整记录于病历上，并详细记录静脉滴速。如发生用药差错，应填写"用药差错记录表"，及时通报差错情况并分析原因，以防同类情况再次发生。

课堂活动 📖

高警讯药物

结合已经学习过的药理学知识，思考胰岛素、阿片类麻醉药、注射用浓氯化钾或磷酸钾、静脉用抗凝药、高浓度氯化钠注射液 5 个药物，为何被归类为高警讯药物？ 这些药物临床使用出现错误时，可能导致哪些危害？

∶∶ 学习小结 ∶∶

本章内容知识是药学工作者必须掌握的基础专业知识，也是未来药学服务中最常用到的专业知识。学习本章，应掌握处方结构知识、处方书写规范、处方审核要点、药品说明书解读、药品标识知识，熟悉药品分类和管理方法等内容。为提高学习效果，需要同学们拓展一些学习资源，如学习国家《处方管理办法》、《药品法》、《GSP 管理规范》、《药品说明书和标签管理规定》等药事管理法规知识，以利于加深本章内容的理解，提升专业素养。

∶∶ 思考与练习 ∶∶

一、A1 型题（请从中选择一个最佳答案）

1. 以下项目与内容中，属于完整处方的是（　　）。

　A. 医院名称、就诊科室和就诊日期　　　　B. 处方前记、处方正文和处方后记

　C. 患者姓名、性别、年龄和临床诊断　　　D. 医师、配方人、核对人与发药人签名

　E. 药品名称、剂型、规格、数量和用法

2. 一般情况下，每张处方中开具的西药和中成药的总数目最多为（　　）。

　A. 2 种　　　　　　　B. 3 种　　　　　　　C. 4 种

　D. 5 种　　　　　　　E. 6 种

3. 医生开具处方，必须使用药品的名称是（　　）。

　A. 药品商标名　　　　B. 药品习用名　　　　C. 药品通用名

　D. 药品化学名　　　　E. 药品俗名

4. 处方中常见外文缩写"Sig"，其含义是（　　　）。

A. 立即 B. 溶液 C. 必要时

D. 软膏剂 E. 标明用法

5. 关于处方用药剂量与剂量单位下列说法错误的是（　　　）。

A. 凡药典收载的品种，使用剂量应以《临床用药须知》剂量为准

B. 药典未收载的，应以法定说明书所示剂量为准

C. 医师超剂量使用应在剂量旁重新签字

D. 剂量书写一律用阿拉伯字码，用药剂量采用公制

E. 注射剂一般注明支数、瓶数即可

6. 药品说明书是药物信息情报最基本、最重要的来源。以下哪项不属于是化学药品说明书必须标明的内容？（　　　）

A. 药品名称 B. 药品成分标识 C. 药理作用及适应证

D. 用法用量 E. 功能主治

7. 药品名称是药品标签上的主要内容，药品说明书不能只注明商品名，必须标明何种名称？（　　　）

A. 通用名 B. 商品名 C. 外文名

D. 化学名 E. 曾用名

8. 国际通用的非处方药的英文缩写是（　　　）。

A. TOC B. TCO C. OTC

D. CTO E. 以上均不对

9. 处方药是必须凭（　　　）处方才可调配、购买和使用的药品。

A. 执业医师 B. 药师 C. 执业药师

D. 从业药师 E. 均可

10. 下列药品中哪些能在药品监管部门认可的超市、宾馆销售。（　　　）

A. 非处方药 B. 处方药 C. 甲类非处方药

D. 乙类非处方药 E. 中成药

11. 药品批准文号的格式是：国药准字加（　　　）位拼音字母加（　　　）位数字。

A. 1，7 B. 2，6 C. 4，8

D. 1，8 E. 3，8

12. 药品的每个最小销售单元的包装必须（　　　）。

A. 按规定印有或贴有宣传语 B. 按规定附特殊的标识

C. 按规定附说明书 D. 按规定印有或贴有标签并附有说明书

E. 无所谓，只要分开包装就可以了

13. 国家非处方药品目录的遴选原则是（　　　）。

A. 购买方便，便于运输 B. 价格低廉，供应充足

C. 使用方便，不易变质 D. 疗效显著，病人易接受

E. 应用安全，疗效确切，质量稳定，使用方便

14. 某药品批号、生产日期均为061015，其有效期为3年，该药品可使用至（　　　）。

A. 2009 年 10 月 15 日 B. 2009 年 10 月 14 日

C. 2009 年 10 月 31 日 D. 2009 年 9 月 30 日

E. 2009 年 10 月 16 日

15. 将精神药品分成两类的依据是（　　　）。

A. 使人体产生依赖性的程度

B. 危害人体健康的程度

C. 对人体的毒性的强弱

D. 使人体产生依赖性和危害人体健康的程度

E. 是否产生身体依赖

16. 以下药物，属于 A 级高危药品的是（　　）。

A. 浓氯化钾注射液　　　B. 华法林　　　　　C. 凝血酶冻干粉

D. 静脉用催产素　　　　E. 9％氯化钠注射液

二、B1 型题（请从中选择一个与问题关系最密切的答案）

第 1～5 题

A. 3～7 日量

B. 不超过 2 日常用量

C. 不超过 2 日极量

D. 不超过 3 日常用量

E. 不超过 7 日常用量处方限量

1. 普通药品（　　）。

2. 医疗用毒性药品（　　）。

3. 麻醉药品注射剂（　　）。

4. 第一类精神药品（　　）。

5. 第二类精神药品（　　）。

第 6～10 题

A. 监督医师合理用药，对不合格的处方、乱开方、滥用药者，有权拒绝发药

B. 擅自修改处方

C. 由医师本人书写，严禁先签好空白处方，由他人临时填写药名、数量等

D. 为自己及其亲属开方取药

E. 开具麻醉药品处方

6. 药师有权（　　）。

7. 药师不得（　　）。

8. 医师不得（　　）。

9. 处方必须（　　）。

10. 主治医师以上职称可以（　　）。

第 11～13 题

A. 放射性药品　　　　　B. 麻醉药品　　　　　C. 非处方药

D. 精神药品　　　　　　E. 毒性药品

11. 毒性剧烈，治疗量与中毒剂量相近，使用不当会致人中毒或死亡的药品是（　　）。

12. 连续使用后易产生身体依赖，能成瘾癖的药品是（　　）。

13. 直接作用于中枢神经系统，使之兴奋或抑制，连续使用能产生依赖性的药品是（　　）。

第 14～16 题

A. 法律性　　B. 有效性　　C. 技术性　　D. 经济性　　E. 稳定性

14. 医生无权调配处方，体现处方的（　　）。

15. 药师应对处方进行审核，依照处方准确、快速调配，体现处方的（　　）。

16. 处方是医院药品消耗及药品经济收入结账的凭证和原始依据，体现其（   ）。

第 17～20 题

A. E 级高危药品　　　B. D 级高危药品　　　C. C 级高危药品　　　D. B 级高危药品

E. A 级高危药品

17. 脂质体药物属于（   ）。

18. 硫酸镁注射液属于（   ）。

19. 放射性静脉造影剂属于（   ）。

20. 静脉用普萘洛尔属于（   ）。

三、X 型题（从五个备选答案中选出两个或两个以上的正确答案）

1. 处方调配制度中的"四查十对"原则，其中"四查"是指（   ）。

A. 查处方　　　　　　　B. 查药品　　　　　　　C. 查标签

D. 查合理用药　　　　　E. 查禁忌

2. 下列关于处方的叙述正确的是（   ）。

A. 处方是执业医师或执业助理医师为患者诊断、预防或治疗疾病而开具的用药指令

B. 处方是药学技术人员为患者调剂配发药品的凭据

C. 处方是处方开具者与处方调配者之间的书面依据

D. 处方具有法律、技术和经济上的意义

E. 处方按其性质分为三种，即法定处方、医师处方和协定处方

3. 书写处方，必须使用阿拉伯数字的项目是（   ）。

A. 药品数量　　　　　　B. 药品剂量　　　　　　C. 用药时间

D. 药品用法　　　　　　E. 用药疗程

4. 某药品包装上包装数量标示为 $25mg \times 12$ 片/盒 $\times 10 \times 30$，则表示为（   ）。

A. 药品的规格是 25mg　　　　　　　　　B. 中包装内有 10 小盒

C. 大包装中有 30 中盒　　　　　　　　　D. 药品的最小包装是 1 盒 12 片

E. 最小包装的药品规格和数量是 $25mg \times 12$ 片/盒

5. 医疗单位对麻醉药品的管理要求做到（   ）。

A. 专人负责　　　　　　B. 专柜加锁　　　　　　C. 专用账册

D. 专用处方　　　　　　E. 专册登记

6. 药品说明书的意义体现在（   ）。

A. 药品说明书具有有效期

B. 是载明药品重要信息的法定文件

C. 能够用以指导安全、合理使用药品

D. 适时修改、包含最新的药物有效性和安全性信息

E. 包含药品安全性、有效性的重要科学数据、结论和信息

7. 下列药品属于 A 级高危药品的是（   ）。

A. 浓氯化钾注射液　　　　　　　　　　　B. 皮下或静脉用胰岛素

C. 高渗葡萄糖注射液（20% 以上）　　　　D. 硫酸镁注射剂

E. 静脉用普萘洛尔

四、简答题

1. 处方调剂的基本程序有哪些？处方调配的"四查十对"指的是什么？

2. 简述药品说明书必须涵盖的术语有哪些。简述通用名、不良反应、有效期的定义。

3. 药品标识有哪些？批准文号的概念是什么？依据现行的批准文号规则请分析下列批

准文号的含义：国药准字 H20010696。

　　4. 什么是高警讯药物？其管理办法有哪些？

实训二　如何阅读药品说明书

一、实训目标

1. 能熟练记忆药品说明书的结构，说出说明书包含的项目。
2. 能对同类型药物的说明书归纳比较。
3. 能正确解读药品说明书。

二、实训条件

1. 模拟药房。
2. 模拟药店：包含 500 品种以上的药品包装及说明书。

三、考核要点

1. 是否收集到同类药物四个品种的药品包装、标签、说明书。
2. 是否按照要求完成药品说明书的信息收集表。
3. 是否给予服务对象（购药人或家属）交代清楚以下内容。

（1）药品名称（商品名、通用名），理想的使用方法（给药途径、剂量、给药时间等）和疗效。

（2）服药期间的注意事项，不良反应及其预防，药物治疗的自我监测方法，潜在的药物与药物、药物与食物之间的相互作用或其他治疗禁忌证等。

四、实训内容

1. 认识药品说明书的结构及内容
① 从模拟药店货架上收集 4 个品种的药物的说明书，应为同一药理类型。
② 依照药品说明书的结构及内容填写下列 "药品说明书的信息收集表"。
2. 依据 "药品说明书的信息收集表" 的某一品种，向服务对象推荐药品，并给予指导。

药品说明书的信息收集表

	品名				
1. 药品名称	通用名称				
	商品名称				
	英文名称				
	化学名				
2. 成分	成分 A	mg	mg	mg	mg
	成分 B	mg	mg	mg	mg
	成分 C	mg	mg	mg	mg
	成分 D	mg	mg	mg	mg
	成分 E	mg	mg	mg	mg
3. 性状					
4. 作用类别					
5. 适应证或功能主治					

品名	
6. 规格	
7. 用法	
8. 用量	
9. 不良反应	
10. 禁忌	
11. 注意事项	(1) (2) (3)老人 (4)孕妇及哺乳期妇女 (5)儿童
12. 药品储藏	
13. 有效期	
14. 批准文号	
15. 生产企业	企业名称 生产地址 电话传真

五、实训提示

1. 通过解读说明书内容，加深对说明书基本术语的理解与掌握，提高指导患者合理用药的能力。

2. 实训后，学生能正确识别药品的名称（商品名、通用名、化学名），可从说明书上获取药品的剂型、规格、临床应用、不良反应及有效期、批准文号、储藏方法等基本信息。

3. 从说明书中了解服药期间的注意事项、药物作用机制、药物相互作用、配伍禁忌等信息。

六、实训思考

1. 请复习药品说明书内容，准确表达说明书中各专业术语的含义。

2. 请查询国家《药品说明书和标签管理规定》，简述其主要内容。如果你是一名新药研发人员，如果要完成说明书中所规定的适应证和不良反应的内容，需要进行哪些药理实验？

实训三　处方审核与调配

一、实训目标

1. 能熟练记忆处方调配五环节。
2. 能熟练记忆在调剂处方过程中的"四查十对"。
3. 通过查阅医院门诊处方熟悉药房药品调配的程序、审核要点与注意事项。
4. 能简单开写处方。
5. 能依据处方实例，叙述处方调配过程。

二、实训条件

1. 模拟药房。

2. 模拟药店：包含 500 品种以上的药品包装及说明书。

3. 实例处方及空白处方。

4. 35 组案例（诊断、药品品名）。

三、考核要点

1. 考核记忆处方调配五环节"收方、划价、调配、核查和发药"。

2. 考核记忆"四查十对"。

3. 考核审阅"医院处方信息表"质量。

4. 考核叙述处方调配过程的质量。

四、实训内容

1. 记忆及考核处方调配五环节"收方、划价、调配、核查和发药"。

2. 记忆及考核"四查十对"及处方审核要点。

查处方，对科别、姓名、年龄；查药品，对药名、剂型、规格、数量；查配伍禁忌，对药品性状、用法用量；查用药合理性，对临床诊断。

3. 完成"医院处方信息表"（5 张）。

医院处方信息表

四查十对		处方一	处方二	处方三	处方四	处方五
收方审核	前记					
	正文					
	后记					
查处方	科别					
	姓名					
	年龄					
查药品	药名					
	剂型					
	规格					
	数量					
查配伍禁忌	药品性状					
	用法用量					
查用药合理性	对临床诊断					

4. 规范书写处方练习：选取本项目中的处方案例素材 2 例，按照处方格式要求（参考本书普通空白处方），规范书写处方。

5. 对上述书写好的处方叙述处方调配过程，以及审核要点。

处方案例素材

病情及诊断	品名	规格	用法用量	备注
感冒 （呼吸内科）	阿莫西林胶囊	0.25g×24 粒	0.5g q.i.d. p.o.	
	去痛片	0.5g×9 片	0.5g t.i.d. p.o.	男 38 岁
	维生素 C 片	0.1g×18 片	0.2g t.i.d. p.o.	
急性咽炎 （呼吸内科）	六神丸	30 粒	5 粒 b.i.d. p.o.	女 32 岁
结膜炎；中耳炎 （五官科）	氯霉素眼药水	10ml×1 支	2 滴 q.i.d. 点右眼	男 34 岁
	酚甘油滴耳剂	10ml×1 瓶	2 滴 q.i.d. 点右耳	

续表

病情及诊断	品名	规格	用法用量	备注
泌尿系感染 （内科）	庆大霉素注射液	4 万单位×2ml×6 支	4 万单位 b. i. d. 皮试后肌注	女 36 岁
	青霉素 G 钾注射液	80 万单位×6 支	80 万单位 b. i. d. 皮试后肌注	
急性肝炎 （消化内科）	50% Glucosi	20ml×2 支	40ml q. d. i. v.	男 42 岁
	维生素 C	0.5g×2 支	1g q. d. i. v.	
消化性溃疡 （消化内科）	奥美拉唑胶囊	20mg×14 粒	20mg q. d. p. o.	女 40 岁
	硫糖铝片	0.5mg×60 片	1.0g q. d. p. o.	
上呼吸道感染	青霉素注射液	80 万单位×6 支	80 万单位 b. i. d. i. m.	男 23 岁
	对乙酰氨基酚片	0.5g×9 片	0.5g b. i. d p. o.	
①冠心病心绞痛 ②十二指肠溃疡 （心血管内科）	山莨菪碱片	10mg×100 片	10mg t. i. d p. o.	男 50 岁 不合理
	硝酸甘油片	0.5mg×100 片	0.5mg 舌下含化	
①急性咽炎 ②缺铁性贫血 （呼吸内科）	硫酸亚铁片	0.3g×100 片	0.3g t. i. d. p. o.	女 28 岁 不合理
	牛黄解毒片	100 片/瓶	3 片 t. i. d. p. o.	
支气管哮喘 （呼吸内科）	5%葡萄糖注射液	5%葡萄糖注射液 500ml	q. d. i. v. gtt	女 53 岁 不合理
	氨茶碱注射液	氨茶碱注射液 0.25g		
	维生素 C 注射液	维生素 C 注射液 3.0g		
普通感冒 （呼吸内科）	对乙酰氨基酚片	0.5g×24 片	0.5g b. i. d. p. o.	男 40 岁
	头孢曲松注射液	1.0g×10 支	1g q. d. i. v.	
	头孢他啶注射液	1.0g×20 支	2g q. d. i. v.	
缺铁性贫血	硫酸亚铁片	0.3g×1 瓶	0.3g t. i. d. p. o.	女 25 岁
	维和素 C 片	100mg×1 瓶	100mg t. i. d. p. o.	
原发性高血压 （内科）	普萘洛尔片	10mg×30 片	10mg t. i. d. p. o.	女 57 岁
	卡托普利片	25mg×60 片	50mg t. i. d. p. o.	
	氢氯噻嗪片	50mg×30 片	50mg t. i. d. p. o.	
上呼吸道感染 （呼吸内科）	白加黑片	20 片	依照说明书使用	女 23 岁 不合理
	抗病毒冲剂	10 袋	1 袋 t. i. d. 冲服	
	泰诺感冒片	10 片	2 片 t. i. d. p. o.	
上呼吸道感染 （呼吸内科）	抗病毒口服液	2 盒	1 支 t. i. d. p. o.	男 24 岁
	日夜百服宁	1 盒	1 片 t. i. d. p. o.	
上呼吸道感染 （呼吸内科）	喷托维林片	25mg×12 片	25mg t. i. d. p. o.	男 30 岁 不合理
	氯化铵片	0.3g×12 片	0.3g t. i. d. p. o.	
感冒 （呼吸内科）	氧氟沙星胶囊	0.1g×12 粒	0.lg b. i. d. p. o.	男 39 个月 不合理
	小儿速效感冒片	2g×12 片	2g t. i. d. 温水冲服	
	小儿百部止咳糖浆	100ml	10ml t. i. d. p. o.	
普通感冒 （呼吸内科）	泰诺感冒片	0.25g×12 片	0.25g q. i. d. p. o.	女 34 岁
	日夜百服宁	1 盒	依照说明书使用	
胃溃疡 （内科）	法莫替丁胶囊	20mg×24 片	20mg b. i. d.	男 34 岁 不合理
	乳酶生片	1 盒	3 片 t. i. d. p. o.	
	复合维生素 B 液	200ml	10ml t. i. d. p. o.	
胃溃疡 （消化内科）	奥美拉唑胶囊	20mg×10 粒	20mg b. i. d. p. o.	男 42 岁 不合理
	普鲁本辛片	15mg×15 片	15mg t. i. d. p. o.	
	多潘立酮片	10mg×15 片	10mg t. i. d. p. o.	
消化性溃疡 （消化内科）	奥美拉唑胶囊	20mg×20 粒	20mg b. i. d. p. o.	男 32 岁
	枸橼酸铋钾颗粒	1.2g×10 袋	1.2g t. i. d. 冲服	
	阿莫西林胶囊	250mg×20 粒	500mg t. i. d. p. o.	
慢性浅表性胃炎 （消化内科）	雷尼替丁胶囊	150mg×30 粒	150mg b. i. d. p. o.	女 24 岁
	硫酸庆大霉素缓释片	40mg×60 片	80mg b. i. d. p. o.	
	硝苯地平片	10mg×100 片	10mg q. i. d. 舌下含服	

五、实训提示

1. 通过本次实训，加深同学们对处方结构、处方审核要点及处方调配步骤等知识点的掌握，能较快速、准确调配处方。

2. 能初步进行处方用药合理性分析，指导患者合理用药。

六、实训思考

1. 处方案例分析一

17 岁女性岁患者，因发作性胃肠绞痛，到医院就诊确定为急性肠炎，医生开出以下处方，请分析是否合理？

Rp　1. 诺氟沙星胶囊　0.1g×20 粒

Sig　2 粒 t. i. d. p. o.

2. 蒙脱石散　　3.0g×9 袋

Sig　1 袋 t. i. d. 冲服

3. 乳酸菌素片　0.3g×50 片

Sig　3 片 t. i. d. p. o.

2. 处方案例分析二

42 岁女性患者，因腿关节肿痛 3 个月就诊，既往有 2 型糖尿病史 1 年正服用二甲双胍。初步诊断为类风湿关节炎合并 2 型糖尿病，医生开出以下处方，请分析是否合理？

Rp　1. 盐酸二甲双胍　0.5×30 片

Sig 0.5g t. i. d. p. o.

2. 醋酸泼尼松片　5mg×30 片

Sig 0.5g t. i. d. p. o.

（吴纪凯　向敏）

Chapter 03

第三章

药学服务基础计算

学习目标

1. 掌握药学计算基本原理和老人、小儿用药剂量调整的计算方法；熟悉溶液浓度计算及换算，补液量、电解质补充量等的计算方法；了解肾功能减退患者药物剂量调整方法。
2. 会进行常规药学计算，能进行特殊人群（老人、小儿）用药剂量调整。
3. 培养学生树立药物剂量关系患者生命的用药安全意识。

药学服务要求学生具备熟练的计算能力，这种能力要通过训练和实践才能掌握。在开始独立实践时，应让学生意识到计算准确关系着患者的安危，因此，必须掌握计算技能。

第一节　量纲分析

一、量纲分析的概念

量纲分析是一门源自物理或化学的计算方法，即根据答案要求的单位（量纲）确定问题的计算过程。它可描述为利用一系列相关单位和换算系数推导出一个答案，这个答案含有一个恰当的单位。许多正比计算可用量纲分析法解决，这种方法特别适用于静脉输液输注速度计算。

例如，执行医嘱将10000U肝素钠加到250ml生理盐水中，用4h输注。此输液将通过静脉给药装置以20滴/ml的速度滴注。输液一开始，护士要按照"滴/min"的单位设定输液装置，因此药师在标签上标示滴注速度也要用"滴/min"的单位。本例中，量纲分析从"250ml"和"4h"这两个条件开始，尽管"ml"和"h"间没有换算系数，但问题中已给出了两者的关系。这就需要利用其他的换算系数或相关单位把"ml/h"换算成"滴/min"，其他可知的条件是20滴/ml和另一个众所周知的换算系数——60min/h的换算系数。从250ml/4h开始计算，量纲分析计算如下。

$$\frac{250\text{ml}}{4\text{h}} \times \frac{20\ \text{滴}}{\text{ml}} \times \frac{1\text{h}}{60\text{min}} = \frac{20.8\ \text{滴}}{\text{min}}$$

因为护士不能计数 20.8 滴/min，所以用最接近的整数 21 滴/min。

二、量纲分析注意事项

① 儿童口服液体的剂量用"茶匙"标示一般不准确，所以用毫升来指导患者用药。因为误将"ml"标记为"茶匙"会产生 5 倍的剂量误差，有必要二次核对剂量单位。

② 制剂的百分含量表示方法为：a. 固体剂型中的固体成分，用 g/100g 表示；b. 液体溶剂中的液体药物，用 ml/100ml 表示；c. 液体溶剂中的固体成分，用 g/100ml 表示。

③ 除非另有规定，注射剂浓度一般用 mg/ml 表示。有时，少数注射剂百分比标签用 g/100ml，而不用 mg/100ml 表示。从前比例浓度用于表示稀释溶液的浓度，如 1：1000 的肾上腺素，指浓度为 1mg/ml 的浓度。以下的表示方法可以明确地表示出比例浓度：a. 在固体剂型中的固体成分，用 g/1000g 表示；b. 在液体溶剂中的液体药物，用 ml/1000ml 表示；c. 在液体溶剂中的固体成分，用 g/1000ml 表示。

④ 效价单位用在表示胰岛素和其他天然产物，它表示的是一批次天然药物的生物活性，而不是重量。一般情况下，效价单位需要换算成 mg 或 μg 表示。

⑤ 各种电解质用毫摩尔表示，它能表示电解质的正电荷或负电荷数量。毫摩尔被定义为：

$$1\ \text{毫摩尔} = 1\ \text{毫摩尔质量}/\text{化合价}$$

例如：

1 毫摩尔 $NaHCO_3$ = 84mg/1 = 84mg

1 毫摩尔 Na_2CO_3 = 106mg/2 = 53mg

1 毫摩尔 $CaCl_2 \cdot 2H_2O$ = 147mg/2 = 73.5mg

【例 3-1】 某患者得知一天摄入 12mg β-胡萝卜素可防治各种癌症。如果一个单位（U）的 β-胡萝卜素相当于 $0.485\mu g$。那么，请问多少毫克的 β-胡萝卜素相当于含 25000U？

解 $$25000\text{U} \times \frac{0.485\mu g}{1\text{U}} \times \frac{1\text{mg}}{1000\mu g} = 12.1\text{mg}\ \beta\text{-胡萝卜素}$$

↱ 知识链接

量纲分析

量纲分析（dimensional analysis），是 20 世纪初提出的在物理领域中建立数学模型的一种方法。量纲分析就是在量纲法则的原则下，分析和探求物理量之间关系。

通过量纲分析可以检查反映物理现象规律的方程在计量方面是否正确，甚至可提供寻找物理现象某些规律的线索。

各种物理量之间存在着关系，说明它们的结构必然由若干统一的基础成分所组成，并按各成分的多寡形成量与量间的千差万别，正如世间万物仅由百余种化学元素所构成。物理量的这种基本构成成分统称为量纲。

例如，物理学研究物质在时空中的演化和运动，所以一切定量问题最终离不开质量、时间和长度这三种基本量。因而最适宜于选取 M、T、L 作为这三种基本量的量纲。一切其他导出量的量纲可按定义或客观规律表达成这三种基本量的量纲组合。

第二节　溶液浓度计算及换算

一、溶液浓度计算与换算基本方法

1. 百分浓度

百分浓度有 3 种表示方法：质量分数（w）、体积分数（φ）、质量浓度（ρ）。

在药物计算中一般以质量浓度来表示——指单位体积中溶质的质量，单位为 g/ml，计算式如下：

$$\rho = \frac{溶质质量(g)}{溶液体积(ml)} \tag{3-1}$$

【例 3-2】 盐酸普鲁卡因注射液每支 10ml 中含盐酸普鲁卡因 0.2g，其质量浓度是多少？

解 $\rho = \dfrac{溶质质量}{溶液体积} = \dfrac{0.2g}{10ml} = 0.02g/ml$

即该制剂的质量浓度为 0.02g/ml。

【例 3-3】 如配制含 0.03g/ml 硼酸溶液 500ml 洗眼睛，需硼酸多少克？

解 由题意已知浓度为 0.03g/ml，溶液体积为 500ml，根据公式(3-1)，需要硼酸＝500×0.03＝15(g)

即取硼酸 15g，溶于 500ml 重蒸馏水中。

推理：有时要根据给药剂量求需要滴注多少液体。其计算公式如下：

$$滴注液体积 = \frac{剂量}{滴注液质量浓度} \tag{3-2}$$

【例 3-4】 某患者需静脉滴注氯唑西林 1.5g，要求用 0.009g/ml 氯化钠液配制成 0.02g/ml 溶液滴注，其滴注液体积是多少？

解 根据式(3-2)，滴注液体积＝$\dfrac{1.5g}{0.02g/ml} = 75ml$

即滴注液体积为 75ml。

【例 3-5】 某患者需静滴地西泮 15mg，应取 0.005g/ml 地西泮注射液多少毫升？

解 根据式(3-2)，应取地西泮注射液体积＝$\dfrac{0.015g}{0.005g/ml} = 3ml$

即应取 0.005g/ml 地西泮注射液 3ml。

推理：有时会碰到已知某药的质量浓度和体积，问用一定剂量时需要取多少体积。计算公式如下：

$$滴注液体积 = \frac{给药剂量}{质量浓度} \tag{3-3}$$

【例 3-6】 患者需注射阿托品 0.6mg，现有注射液为每支 1mg/2ml，需取多少毫升？

解 依据式(3-3)，去取阿托品注射液体积＝$\dfrac{0.6mg}{1mg/2ml} = 1.2ml$

即需取现有注射液 1.2ml。

2. 物质的量浓度

一些离子，特别是磷酸盐，其化合价和离子数量会随着溶液的 pH 发生改变。磷酸盐缓冲液的浓度单位一般用毫摩尔/毫升（mmol/ml）来表示，剂量单位用毫摩尔（mmol）表示。

　　1L 溶液中含溶质的物质的量称为物质的量浓度（c），在医学上以 mmol/L 为单位来表示，其计算式如式(3-4)；如计算某容积中含溶质的物质的量（n），其计算公式见式(3-5)。

$$c(\text{mmol/L}) = \frac{W \times 1000}{MV} \tag{3-4}$$

$$n(\text{mmol}) = \frac{W \times 1000}{M} \tag{3-5}$$

　　式中，W 表示溶质质量，g；M 表示溶质的摩尔质量，g/mol；V 表示溶液容积，L。

　　【例 3-7】 0.009g/ml 氯化钠注射液 500ml 中含氯化钠 4.5g，求钠离子（Na^+）的 n（mmol）及 c（mmol/L）（已知 NaCl 相对分子质量＝58.45）。

　　解 已知 $W = 4.5g$；$V = 500ml = 0.5L$；溶质的摩尔质量 M 为 58.45g/mol

　　由式(3-4) 得：$c(Na^+) = \dfrac{4.5g \times 1000}{58.4g/mol \times 0.5L} = 154.1mmol/L$

　　由式(3-5) 得：0.009g/ml 氯化钠溶液 500ml 中 $n(Na^+) = \dfrac{4.5g \times 1000}{58.45g/mol} = 77mmol$

　　即该注射液 500ml 中 $n(Na^+)$ 为 77mmol，$c(Na^+)$ 为 154.1mmol/L。

　　【例 3-8】 试计算 2.5g 氯化钙的物质的量为多少？（$CaCl_2 \cdot 2H_2O$ 相对分子质量为 147）。

　　解 由题意已知 $W = 2.5g$。由式(3-5) 得：

$$n = \frac{W \times 1000}{M} - \frac{2.5g \times 1000}{147g/mol} = 17.0mmol$$

　　即 2.5g 氯化钙为 17.0mmol。

　　3. 比例浓度

　　比例浓度是以 1 份溶质质量（或体积）比溶液体积份数表示溶液中溶质浓度，常以 1：X 表示。在应用中求比例浓度的溶质质量（或体积）的计算公式为：

$$W = \frac{1 \times V}{X} \tag{3-6}$$

　　式中，W 表示溶质质量，g；X 表示比例浓度的溶液体积份数；V 表示欲配制溶液的体积，ml。

　　【例 3-9】 欲配制 1：5000 高锰酸钾溶液 2000ml 洗胃，应称取高锰酸钾多少克？

　　解 由题意已知 $X = 5000$；$V = 2000ml$。由式(3-6) 得：

$$W = \frac{1 \times V}{X} = \frac{1}{5000} \times 2000 = 0.4 \text{（g）}$$

　　即称取 0.4g 高锰酸钾加入 2000ml 温开水中即可。

二、溶液的稀释与混合

1. 溶液的稀释

　　稀释系指浓溶液添加溶剂后变成稀溶液的过程。溶液稀释时，体积变大，但其溶质含量保持不变。据此，可以得到以下稀释公式：

$$c_1 V_1 = c_2 V_2 \tag{3-7}$$

　　式中，c_1 和 V_1 分别表示浓溶液的浓度和体积；c_2 和 V_2 分别表示稀释后溶液的浓度和体积。

　　计算时应注意浓度表示法和体积单位的一致性。

【例 3-10】　配制 75％（ml/ml）乙醇溶液 2000ml，试问应取 95％（ml/ml）乙醇多少毫升？加水多少毫升？

解　由题意知 $c_1 = 95\%$；$c_2 = 75\%$；$V_2 = 2000$ml，求 V_1。

由式(3-7) 得：

$$V_1 = \frac{c_2 V_2}{c_1} = \frac{75\% \times 2000\text{ml}}{95\%} = 1579\text{ml}$$

需加水量：$2000 - 1579 = 421$ml，即应取 95％乙醇溶液 1579ml，加水 421ml。

【例 3-11】　现有 35mmol/L 氯化钾注射液 10ml，能配 5mmol/L 氯化钾注射液多少毫升？

解　由题意知 $c_1 = 35$mmol/L；$V_1 = 0.01$L；$c_2 = 5$mmol/L，求 V_2。由式(3-7) 得：

$$V_2 = \frac{c_1 V_1}{c_2} = \frac{35\text{mmol/L} \times 0.01\text{L}}{5\text{mmol/L}} = 0.07\text{L} = 70\text{ml}$$

即能配制 5mmol/L 氯化钾注射液 70ml。

2. 溶液的混合

当混合两种不同浓度并计算时，可使用一种简捷的方法——混合平均法（alligation medial）。当两种或多种不同浓度的溶液相互混合后常用混合平均法计算浓度，它计算的是加权平均。同种溶液而浓度不同的 2 份溶液混合后，溶质的量应等于混合前 2 份溶液的溶质之和。计算式如下：

$$V_1 + V_2 = V$$
$$c_1 V_1 + c_2 (V - V_1) = cV \tag{3-8}$$

式中，c_1 为浓溶液的浓度；V_1 为浓溶液的体积；c_2 表示稀释液的浓度；V_2 表示稀释液的体积；c 表示混合后溶液的浓度；V 表示混合后溶液的体积。

【例 3-12】　欲配制 25％葡萄糖注射液 500ml，计算需 50％和 5％葡萄糖注射液各多少毫升？

解　由式(3-8) 得：$V_1 + V_2 = 500$ml

$50\% V_1 + 5\% (500\text{ml} - V_1) = 25\% \times 500\text{ml}$

所以：$V_1 = 222$ml；$V_2 = 500\text{ml} - 222\text{ml} = 278$ml

即需 50％葡萄糖注射液 222ml，5％葡萄糖注射液 278ml。

3. 等渗浓度计算

渗透压是指两种不同浓度的溶液被一种理想的只能通过溶剂而不能透过溶质的半透膜隔开，溶剂从低浓度溶液向高浓度溶液转移，促进使其转移的力即渗透压。根据血浆成分可计算出正常人血浆总渗透浓度为 298mmol/L。临床上规定：渗透浓度在 $280 \sim 310$mmol/L 的溶液为等渗溶液。渗透浓度小于 280mmol/L 的溶液是低渗溶液。静脉注射低渗溶液，会引起红细胞被水分子胀破而发生溶血；如果静脉注射高渗溶液，则可能引起红细胞失水皱缩。因此，很多静脉注射溶液需要调节成等渗溶液。脊髓腔内注射，由于易受渗透液的影响，必须调节为等渗制剂。一些眼用溶液、肌内注射溶液的渗透压也需要调节到一定范围内。调节等渗溶液的计算方法如下。

（1）冰点降低数据法　一般情况下，血浆或泪液的冰点值为 -0.52℃，根据物理化学原理，任何溶液其冰点降到 -0.52℃，即与血浆或泪液等渗。

当已知某药物 1％溶液的冰点下降值，配制等渗溶液所需要的药量计算公式为：

$$W = 0.52V / (100b)$$

式中，V 为配制等渗溶液体积；b 为该药 1％冰点下降值；W 为所需要加入的药量。

当某药溶液是低渗时，需要加入其他药物调节等渗，计算公式为：

$$W=(0.52-bc)V/(100b')$$

式中，W 为需要添加的其他药物的量；b 为主药的 1% 冰点下降值；c 为主药浓度，%；V 为所配制溶液的体积；b' 为所添加药物的 1% 冰点下降值。

从"药物水溶液的冰点降低与氯化钠等渗当量"表中，可以查询常见药物 1% 冰点下降值。

【例 3-13】 配制 1% 盐酸地卡因注射液 100ml 等渗溶液，需加氯化钠多少克。已知：盐酸地卡因 $b=0.109$，0.9% 氯化钠溶液的 b 值为 0.578。

解 第一步 计算配制 100ml 盐酸地卡因等渗溶液，需要加入盐酸地卡因的量：

$$W=0.52/0.109=4.8 \text{（g）}$$

即 4.8% 盐酸地卡因是等渗液。

第二步 计算将 1% 盐酸地卡因调整为等渗时需要加入的氯化钠的量：

$$W=(0.52-0.109\times1)\times100/(100\times0.578)=0.711 \text{（g）}$$

即需加入氯化钠 0.711g。

（2）氯化钠等渗当量法 指与 1g 药物成等渗的氯化钠质量。如硼酸的氯化钠等渗当量为 0.47，即 1g 硼酸与 0.47g 氯化钠可产生相等的渗透压。

配制等渗溶液所需的药物公式为

$$W=0.9\%V/E$$

式中，W 为配制等渗溶液所需加入的药物量；V 为所配制溶液的体积；E 为 1g 药物的氯化钠等渗当量。

等渗调节剂用量公式为：

$$W=(0.9-cE)V/100$$

式中，W 为配制等渗溶液需要加入的氯化钠的量，g；V 为溶液的体积，ml；E 为 1g 药物的氯化钠等渗当量；c 为溶液中药物浓度，%。

常用药物的氯化钠等渗当量值可查阅表格。

【例 3-14】 配制 1% 盐酸普鲁卡因 500ml，调节成等渗溶液需要氯化钠多少克？

解 查表得盐酸普鲁卡因的氯化钠等渗当量为 0.21。

配成盐酸普鲁卡因等渗溶液需要盐酸普鲁卡因的量为：

$$W=0.9\%\times500/0.21=21.43 \text{（g）}$$

浓度为 4.29%。

因 1% 盐酸普鲁卡因为低渗溶液，需要加入氯化钠配成等渗溶液，加入氯化钠的量为：

$$W=(0.9-1\times0.21)\times500/100=3.45 \text{（g）}$$

即需要氯化钠 3.45g。

第三节 特殊人群用药剂量计算

药物治疗受到许多因素的影响，其中年龄是重要因素之一。这是由于人体从婴儿到老年的生长过程中，在生物化学方面经历了无数难以观察的变化。老年人由于器官功能减退，对药物的代谢和排泄能力变差，用药量应较成人减少。儿童正处于生长发育时期，尤其幼儿，各器官的功能发育尚未完善，对药物的代谢和排泄能力较差，用药量也应相应减少。老年人、小儿用药的计算方法有以下几种。

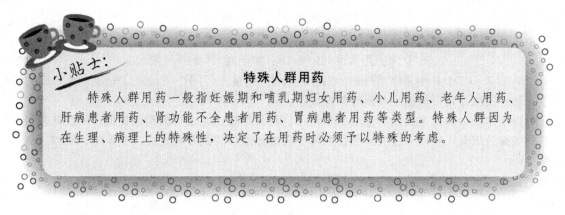

特殊人群用药

　　特殊人群用药一般指妊娠期和哺乳期妇女用药、小儿用药、老年人用药、肝病患者用药、肾功能不全患者用药、胃病患者用药等类型。特殊人群因为在生理、病理上的特殊性，决定了在用药时必须予以特殊的考虑。

一、按年龄估算老人、儿童用药剂量

　　按年龄估算老幼剂量的主要方法可根据"老年人和儿童用药剂量折算表"进行，见表3-1。但表3-1仅供参考，使用时应根据患者的体质、病情及药理作用的强弱和不良反应的轻重等方面的具体情况酌情决定。

　　60岁以上的老人，一般可用成人剂量的3/4。小儿用药剂量比成人小，一般可根据年龄按成人剂量折算；对毒性较大的药物，应按体重计算，或者按体表面积计算。

表 3-1　老年人和儿童用药剂量折算表

年　龄	剂　量	年　龄	剂　量
初生～1个月	成人剂量的1/18～1/14	6～9岁	成人剂量的2/5～1/2
1～6个月	成人剂量的1/14～1/7	9～14岁	成人剂量的1/2～2/3
6～12个月	成人剂量的1/7～1/5	14～18岁	成人剂量的2/3～全量
1～2岁	成人剂量的1/5～1/4	60～80岁	成人剂量的3/4
2～4岁	成人剂量的1/4～1/3	80岁以上	成人剂量的1/2
4～6岁	成人剂量的1/3～2/5		

二、按小儿体重计算儿童用药剂量

1. 计算方法

　　这是儿科最常用的方法。如已知成人剂量，可按下列公式计算：

$$小儿剂量 = \frac{成人每日（或每次）剂量 \times 小儿体重（kg）}{60（kg）} \qquad (3-9)$$

$$小儿剂量 = \frac{成人每日（或每次）剂量 \times 小儿体重（kg）}{50（kg）} \qquad (3-10)$$

　　公式（3-10）可转化为简单的口算法，即成人剂量的2倍与儿童体重相乘，将乘积的小数点前移两位，即得儿童剂量。

　　部分药物在药物说明书中已按体重（kg）注明小儿用药剂量，故只需将每次或每日的每1kg剂量乘以小儿体重（kg），即可得出小儿的每次或每日剂量。

$$每次（或每日）剂量 = 每次（或每日）药量/kg \times 小儿体重（kg） \qquad (3-11)$$

　　注：此法较简单，但计算结果对婴儿可能略偏低，年长儿则偏高，故应视情况调整。

2. 小儿体重计算法

　　儿童体重在不能直接称量的情况下，可按年龄来推算。

$$1～6个月小儿体重（kg）= 3kg（初生时）体重 + 月龄 \times 0.6 \qquad (3-12)$$

$$7～12个月小儿体重（kg）= 3kg（初生时）体重 + 月龄 \times 0.5 \qquad (3-13)$$

$$1 岁以上小儿体重(kg)=2×年龄+7~8 \tag{3-14}$$

也可用以下公式计算：

$$1~6 个月小儿体重(kg)=3kg(初生时)体重+月龄×0.7 \tag{3-15}$$

$$7~12 个月小儿体重(kg)=3kg(初生时)体重+(月龄-6)×0.5+6×0.7 \tag{3-16}$$

具体选用公式可根据小儿发育情况而定。

根据体重计算儿童剂量，方法简单易行，但易出现幼儿求得的剂量偏低，年长儿求得的剂量偏高的现象，所以上述公式仅供参考。若按体重计算剂量超过成人剂量时，则以成人剂量为限。

三、按小儿体表面积计算小儿用药剂量

1. 计算方法

$$小儿剂量=\frac{成人剂量}{1.73(m^2)}×小儿体表面积(m^2) \tag{3-17}$$

注：体表面积计算法，对小儿用药剂量比较准确，可在得知体重情况下从表 3-2 查知。

2. 体表面积（m^2）计算法

$$体表面积(m^2)=\frac{4×体重(kg)+7}{体重(kg)+90} \tag{3-18}$$

$$体表面积(m^2)=0.0128×体重(kg)+0.0061×身长(cm)-0.1529 \tag{3-19}$$

$$体表面积(m^2)=0.035×体重(kg)+0.1 \tag{3-20}$$

$$体表面积(m^2)=(年龄+5)×0.07 \tag{3-21}$$

注：式(3-20) 限体重 30kg 以下小儿。

体重与体表面积粗略估算见表 3-2。

以上各种计算方法，只注意了量的差别，忽略了儿童和老年人的生理特点，如儿童对强心苷、阿托品等耐受性较大，对吗啡、乙醚等较敏感；老年人多有动脉粥样硬化，对升压药比较敏感。所以，应用药物时必须结合具体情况全面考虑。

表 3-2　体重与体表面积粗略估算表

体重/kg	体表面积/m^2	体重/kg	体表面积/m^2	体重/kg	体表面积/m^2
3	0.21	8	0.42	16	0.70
4	0.25	9	0.46	18	0.75
5	0.29	10	0.49	20	0.80
6	0.33	12	0.56	25	0.90
7	0.39	14	0.62	30	1.10

四、肾功能减退患者药物剂量的调整

肌酐是一种内源性物质，由肌肉内磷酸肌酸无酶裂解产生，产量与肌肉量呈正相关；肾脏的重吸收和分泌程度较低，它只经肾小球滤过，而不被肾小管重吸收。当肾功能不良时，由于肾小球滤过减少或不滤出，使血中肌酐含量上升。肌酐清除率是一个很有用的指标，它可用于估计肾功能减退的程度。

1. 内生肌酐清除率公式

$$Ccr=(140-年龄)×体重(kg)/[72×Scr(mg/dl)] \tag{3-22}$$

或：

$$Ccr=(140-年龄)×体重(kg)/[0.818×Scr(\mu mol/L)]$$

式中，Ccr 为内生肌酐清除率，ml/(min·1.73m²)；Scr 为血肌酐，mg/dl 或 μmol/L。内生肌酐清除率计算过程中应注意血肌酐的单位为 mg/dl 或 μmol/L。

女性按计算结果×0.85。

2. 临床意义

(1) 内生肌酐清除率低于参考值的 80％ 以下者，则表示肾小球滤过功能减退。

(2) 内生肌酐清除率低至 70～51ml/(min·1.73m²)，为肾功能轻微损害。

(3) 内生肌酐清除率 31～50ml/(min·1.73m²)，为中度损害。

(4) 内生肌酐清除率 30ml/(min·1.73m²) 以下，为重度损害。

(5) 内生肌酐清除率低至 11～20ml/(min·1.73m²)，为早期肾功能不全。

(6) 内生肌酐清除率低至 6～10ml/(min·1.73m²)，为晚期肾功能不全。

(7) 内生肌酐清除率低于 5ml/(min·1.73m²)，为肾功能不全终末期。

肾功能损害的程度以内生肌酐清除率最具参考价值，并可根据内生肌酐清除率调整给药剂量及给药时间间隔。

【例 3-15】 患者男性，血肌酐 132μmol/L，体重 65kg，172cm，年龄 25 岁，计算内生肌酐清除率。

解 Ccr(男性/1.73m²)=[(140-年龄)×体重(kg)]/[0.818×Scr(μmol/L)]

=[(140-25)×65]/[0.818×132]=69[ml/(min·1.73m²)]

已知雷尼替丁推荐的给药方案：

Ccr	给药方案
50～100ml/(min·1.73m²)	每 12h 150mg
<49ml/(min·1.73m²)	每 24h 150mg

即该患者应每 12h 服用 150mg 雷尼替丁。

🔗 **知识链接**

肌　酐

　　肌酐是肌酸的代谢产物，在成人体内含肌酐约 100g，其中 98％ 存在于肌肉，每天约更新 2％，人体血液中肌酐的生成可有内、外源性两种，如在严格控制饮食条件和肌肉活动相对稳定的情况下，血浆肌酐的生成量和尿的排出量较恒定，其含量的变化主要受内源性肌酐的影响，而且肌酐大部分是从肾小球滤过，不被肾小管重吸收，排泄量很少，故肾单位时间内，把若干毫升血浆中的内生肌酐全部清除出去，称为内生肌酐清除率（Ccr）。内生肌酐清除率试验，可反映肾小球滤过功能和粗略估计有效肾单位的数量，故为测定肾损害的定量试验。因其操作方法简便，干扰因素较少，敏感性较高，为目前临床常用的较好的肾功能试验之一。

第四节　抗生素及维生素计量单位换算

一、抗生素效价与质量换算

抗生素按照生产和提纯方法不同可分成天然、半合成和全合成抗生素，前两者依据性质的不同，分别以质量（重量）或效价单位表示，其间剂量与效价的换算有一定比例。

理论效价系指抗生素纯品的质量与效价单位的折算比率，多以其有效成分的 $1\mu g$ 作为 1IU（国际单位），如链霉素、土霉素、红霉素等以纯游离碱 $1\mu g$ 作为 1IU。少数抗生素则以其某一特定的盐 $1\mu g$ 或一定重量作为 1IU，如青霉素 G 钠盐以 $0.61\mu g$ 为 1IU，青霉素 G 钾盐以 $0.6329\mu g$ 作为 1IU，盐酸四环素和硫酸依替米星以 $1\mu g$ 为 1IU。

原料含量的标示，抗生素原料在实际生产中混有极少的但质量标准许可的杂质，不可能为纯品。如乳糖酸红霉素的理论效价是 1mg 为 672 IU，但《中华人民共和国药典》规定 1mg 效价不得少于 610 IU，所以产品的效价在 610～672 IU，具体效价需在标签上注明，并在调配中进行换算。

二、维生素质量换算

维生素 A 的含量常以视黄醇当量（RE）表示，WHO 于 1960 年规定，每 1U 维生素 A 相当于 RE $0.344\mu g$。《中华人民共和国药典临床用药须知》（2010 年版）规定，食物中的维生素 A 含量用视黄醇当量（RE）表示，1U 维生素 A＝$0.3\mu g$ 维生素 A＝0.3RE。

维生素 D40000U＝1mg，即每 400U＝$10\mu g$。

维生素 E 的剂量也可以生育酚当量表示，每 3～6mg 维生素 E 等于生育酚当量 5～10U。《中华人民共和国药典临床用药须知》（2010 年版）规定，维生素 E 现多以生育酚当量（alpha TE）替代单位（U），维生素 E 1U 相当于 1mg $dl\text{-}\alpha$-生育酚醋酸酯，相当于 0.909mg $dl\text{-}\alpha$-生育酚，相当于 0.735mg $d\text{-}\alpha$-生育酚醋酸酯。

第五节　补液计算

体液是指分布在细胞内和细胞外的液体。体内电解质主要是无机盐；非电解质主要为葡萄糖和尿素等。正常人体液的含量、分布和组成都保持相对稳定，它对维持正常生理功能十分重要。疾病状态下，如腹泻、呕吐、外伤、手术和外环境变化等因素可引起水和电解质代谢紊乱，使体液含量、分布和组成发生变化。如果这种变化很大，就会影响正常的生理功能，甚至危及生命。因此，纠正水电解质平衡用药的计算是临床治疗必须掌握的基本功。

一、补液量估算

1. 正常体液总量估算

$$BF(男性)=W\times0.60 \tag{3-23}$$

$$BF(女性)=W\times0.55 \tag{3-24}$$

$$BF(儿童)=W\times0.65 \tag{3-25}$$

$$BF(周岁婴儿)=W\times0.70 \tag{3-26}$$

$$BF(足月新生儿)=W\times0.80 \tag{3-27}$$

式中，BF 表示正常体液总量，L；W 表示体重，kg。

2. 单纯脱水患者的补液计算

根据正常体液总量和血清钠离子浓度，计算公式为：

$$每日补液量(L)=\frac{BF\times测得血清\ Na^+(mmol/L)-142\times K+推测继续丢失量+1.5}{142}$$

$$\tag{3-28}$$

式中，BF 为正常体液总量，L；142 为正常血清钠浓度，mmol/L；K 为推测累积丢失量的安全系数，一般为 0.5 或 0.33；1.5 为每日生理需水量，L。

【例 3-16】 某女性患者，体重为 60kg，测得血清钠离子浓度为 150mmol/L，推测丢失量为 1.2L，K 取 0.5，求每日补水量。

解　由式(3-24) 和式(3-28) 得：

$$每日补液量(L) = \frac{60 \times 0.55 \times 150 - 142 \times 0.5 + 1.2 + 1.5}{142} = 3.63(L)$$

即该患者每日补液量约 3630ml。

3. 烧伤患者补液量计算

(1) 方法 1

$$\begin{aligned}补液总量(ml) = &胶体液[烧伤面积(\%) \times 体重(kg)] + 电解质液[烧伤面积(\%)\\&\times 体重(kg) \times 1.0] + 基础水分需要量\end{aligned} \quad (3\text{-}29)$$

上述补液方法，只能作为初步估计。每个患者对补液的需求是不同的，应根据临床和实验室检查的各项监测指标进行调整。

(2) 方法 2（成人简化公式）

$$第 1 个 24h：输液总量 = 烧伤面积 \times 100 \quad (3\text{-}30)$$

输液总量扣除基础水分需要量 2000ml 后，余量的 1/3 补充胶体液，2/3 补充电解质液。第 2 个 24h：基础水分需要量不变，胶体液和电解质液均为第 1 个 24h 的半量。

【例 3-17】 某烧伤患者，70kg，烧伤面积 40%（Ⅱ度），求第 1 个 24h 应补液多少？

解　按式(3-29) 计算：胶体液 = 40 × 70 = 2800(ml)

$$电解质液 = 40 \times 70 \times 1.0 = 2800(ml)$$

$$基础水分需要量 = 2000(ml)$$

即该患者第 1 个 24h 应给予胶体液 2800ml，电解质液 2800ml，5% 葡萄糖注射液 2000ml，补液总量为 7600ml。

4. 扩容时右旋糖酐-40 用量估算

$$血容量缺少量(ml) = 正常血容量 - \frac{正常血容量 \times 正常 HCT}{实测 HCT} \quad (3\text{-}31)$$

HCT 是指红细胞压积。

$$右旋糖酐\text{-}40 用量(ml) = \frac{血容量缺少量}{1.5} \quad (3\text{-}32)$$

【例 3-18】 某男性患者，体重 50kg，HCT 为 56%，求需要用右旋糖酐-40 多少毫升？

解　正常血容量 = 50kg × 6% = 3000（ml）

根据式(3-31) 和式(3-32) 得：

$$血容量缺少量(ml) = 3000 - \frac{3000 \times 0.42}{0.56} = 750(ml)$$

$$右旋糖酐\text{-}40 用量(ml) = \frac{750}{1.5} = 500(ml)$$

即需用右旋糖酐-40 500ml。

二、电解质补充量估算

1. 代谢性酸中毒碱性液补给量计算

代谢性酸中毒是比较常见的临床综合征，可见于多种临床情况，休克、酮症、尿毒症、严重腹泻、某些肾小管疾病、水杨酸中毒、甲醇中毒、乙醇中毒、氯化铵摄入过多、静脉内高营养摄入过量等均可能诱发此症。代谢性酸中毒时，若 HCO_3^- 低于 25mmol/L 以下，可适当补碱。常用的碱性药物有：5％碳酸氢钠注射液。

5％碳酸氢钠用量的计算为：

$$5％碳酸氢钠用量(ml)=[正常\ HCO_3^- -实测\ HCO_3^-\ (mmol/L)]×0.25×W \quad (3-33)$$

【例 3-19】 某酸中毒患者，体重 50kg，测得 HCO_3^- 为 15mmol/L，需补 5％碳酸氢钠注射液多少毫升？

解 按式(3-33) 得：(25-15)×0.25×50=125(ml)

即需补 5％碳酸氢钠注射液 125ml。

2. 代谢性碱中毒补酸量计算

$$2％氯化铵用量(ml)=(实测\ HCO_3^- -25mmol/L)×体重×0.25×2.2 \quad (3-34)$$

【例 3-20】 某代谢性碱中毒患者，60kg，测得血清 HCO_3^- 为 35mmol/L，求需补 2％氯化铵注射液多少毫升？

解 由式(3-34) 得：

$$2％氯化铵用量(ml)=10×60×0.25×2.2=330(ml)$$

即需用 2％氯化铵注射液 330ml。

3. 缺钠时钠补给量计算

$$补氯化钠量(mmol)=(142-测得血清\ Na^+\ mmol/L)×体重×0.6 \quad (3-35)$$

【例 3-21】 某女性患者，体重 55kg，测得血清 Na^+ 为 120mmol，应补氯化钠多少毫摩尔？合 0.9％氯化钠注射液多少升？

解 由式(3-35) 得：

$$补氯化钠量(mmol)=55×0.6×(142-120)=726(mmol)$$

$$合 0.9％氯化钠注射液量(L)=\frac{726}{154}=4.7(L)$$

即应补 0.9％氯化钠注射液 4.7L。

4. 缺钾时补钾量的计算

$$补氯化钾量(mmol)=[5-血清\ K^+\ (mmol/L)]×体重×0.2 \quad (3-36)$$

【例 3-22】 某男性患者，体重 75kg，测得血清 K^+ 为 3.0mmol/L，应补 10％氯化钾注射液多少毫升？

解 补氯化钾量(mmol)=(5-3.0)×75×0.2=30(mmol)。折合 KCl 2.26g。

$$10％氯化钾注射液(ml)=2.26/10％=22.6(ml)$$

注：补钾剂量、浓度和速度应根据病情和血钾浓度及心电图缺钾图形改善等而定。

⁘ 学习小结 ⁘

药物剂量关系到患者用药的生命安全，因此药学服务计算能力对药学生而言特别重要。本章内容有一定难度，重点掌握药学计算基本原理和老人、小儿用药剂量调整的计算方法；熟悉溶液浓度计算及换算，补液量、电解质补充量等的计算方法。要求学习之后，会溶液浓度调整、等渗液调整及特殊人群（老人、小儿）用药剂量调整的计算。

思考与练习

一、A1 型题（请选择一个最佳答案）

1. 两种浓度混合的换算，治疗需用 10% 葡萄糖注射液 1000ml，现有 5% 和 50% 葡萄糖注射液，问如何配制，以下选项正确的是（　　）。

A. 取 5% 葡萄糖注射液 500ml，50% 葡萄糖注射液 500ml

B. 取 5% 葡萄糖注射液 600ml，50% 葡萄糖注射液 400ml

C. 取 5% 葡萄糖注射液 700ml，50% 葡萄糖注射液 300ml

D. 取 5% 葡萄糖注射液 889ml，50% 葡萄糖注射液 111ml

E. 以上均不正确

2. 一巨幼细胞贫血患儿肌内注射维生素 B_{12}，一次 25～50μg，应抽取 0.5mg/ml 的药液（　　）。

A. 0.025～0.05ml　　　　B. 0.05～0.10ml　　　C. 0.10～0.20ml

D. 0.15～0.30ml　　　　E. 0.20～0.40ml

3. 小儿呼吸道感染服用琥乙红霉素颗粒，剂量为 30～50mg/（kg·天），分 3～4 次服用，则体重为 20kg 的儿童一次剂量为（　　）。

A. 175～250mg 或 125～225mg　　　　B. 200～333mg 或 150～250mg

C. 215～350mg 或 175～270mg　　　　D. 225～375mg 或 200～300mg

E. 250～375mg 或 225～325mg

4. 某溶液浓度为 1∶100，其含义是（　　）。

A. 100g 溶液中含有 1g 溶质　　　　B. 100ml 溶液中含有 1g 溶质

C. 100ml 溶液中含有 1ml 溶质　　　　D. 1L 溶液中含有溶质为 0.1mol

E. 100ml 溶液中含有的溶质为 1mol

5.《中国药典》（2015 年版）用高氯酸液滴定枸橼酸乙胺嗪片（规格 100mg/片），取供试品 10 片，精密称定得 2.000g，精密称取 0.5000g，依法滴定，消耗 0.1mol/L 的高氯酸液 6.40ml，每 1ml 的高氯酸（0.1mol/L）相当于 39.14mg 枸橼酸乙胺嗪，问该供试品含量相当于标示量的（　　）。

A. 99.5%　　　　B. 103.3%　　　C. 100.2%　　　D. 101.0%

E. 99.0%

6. 检查维生素 C 中的重金属时，若取样量为 1.0g，要求含重金属不得过百万分之十，应吸取标准铅溶液（每 1ml 相当于 0.01mg 的 Pb）（　　）。

A. 0.2ml　　　　B. 0.4ml　　　　C. 2ml　　　　D. 1ml

E. 20ml

7. 已知对乙酰氨基酚成人剂量 1 次 400mg。一个体重 10kg 的 11 个月的婴儿感冒发热，按体表面积计算该患儿一次剂量应为（　　）。

A. 60mg　　　　B. 80mg　　　　C. 108mg　　　　D. 120mg

E. 140mg

二、计算题

1. 有位患者想再调配下列药物

处方：氢可酮片 10/650　60 片

用法：疼痛时每隔 6h 服 1 片。

说明：上一次调配处方是 6 天前。氢可酮片每片含有 10mg 二氢可待因和 650mg 的对乙酰氨基酚，对乙酰氨基酚的日最大推荐剂量为 4g。

请问：这 6 天来，患者每天实际服药多少片？患者是否按照处方上的说明用药？患者每天实际服用了多少克对乙酰氨基酚？

2. 一名 2 岁半体重 20kg 的患儿，其右手软骨组织发生葡萄球菌感染。邻氯青霉素的说明书列出了 20kg 以下儿童应按照 50～100mg/kg 的剂量，每天服用 4 次。请问该患儿每次应该服用多少毫升 125mg/5ml 的邻氯青霉素液？

实训四　肾功能不全患者用药剂量调整计算

一、实训目标

1. 熟练掌握对特殊人群——肾功能不全患者用药剂量调整的计算方法。

2. 熟知肾功能不全患者内生肌酐清除率（Ccr）计算公式，能够利用化验数据计算内生肌酐清除率。

3. 能够利用已知的 Ccr 数据及药物知识，调整患者的临床用药剂量。

二、实训条件

1. 模拟药房。

2. 计算器。

三、考核要点

1. 是否熟知肾功能不全患者用药剂量调整的原因，以及调整的基本原理。

2. 是否熟知肾功能不全患者内生肌酐清除率（Ccr）计算公式，能够利用化验数据计算内生肌酐清除率。

3. 是否能够根据计算结果，对肾功能不全患者提出合理的用药建议方案。

四、实训内容

以下有 5 个案例，请根据内生肌酐清除率公式完成相关计算，并设计合理给药方案。

1. 实训案例：肾功能不全患者使用氟康唑时推荐的给药方案。

内生肌酐清除率	给药剂量
50～100ml/min	每 24h 400mg
20～49ml/min	每 24h 200mg
10～19ml/min	每 24h 100mg
<10ml/min	每次透析后 400mg

以上哪个方案适合于 70 岁、体重 63kg（理想体重）、血清肌酐浓度为 2.6mg/dl 的老年男性患者？

2. 实训案例：某患者，男性，体重 60kg，身高 180cm，年龄 20 岁，患有肾功能不全症，测得其血肌酐值为 150μmol/L。现因故需使用万古霉素静脉给药。已知万古霉素的肾功能不全患者给药方案为：首次给药，患者肾功能不全时，应根据 Ccr 调整用药，Ccr>80ml/min，一次性给予 750～1000mg；Ccr 为 50～80ml/min，每 1～3 日 1000mg；Ccr 为 10～50ml/min，每 3～7 日 1000mg；Ccr<10ml/min，每 7～14 日 1000mg。之后给予维持剂量（mg/24h）＝150＋15×患者 Ccr（ml/min）。

请根据上述信息，为此患者设计合理的给药方案。

3. 实训案例：某患者，女性，体重 45kg，身高 165cm，年龄 20 岁，患有肾功能不全症，测得其血肌酐值为 170μmol/L。现因故需使用泰能静脉给药。已知泰能的肾功能不全患者给药方案为：Ccr 为 30～70ml/min，0.5g，q6～8h；Ccr 为 20～30ml/min，0.25～0.5g，q6～8h；Ccr 为 6～20ml/min，0.25g，q12h；Ccr≤5ml/min 时，除非在 48h 内透析，否则不应给予本品静脉注射。

请根据上述信息，为此患者设计合理的给药方案。

4. 实训案例：某患者，男性，体重 80kg，身高 172cm，年龄 60 岁，患有肾功能不全症，测得其血肌酐值为 180μmol/L。现因故需使用帕尼培南倍他米隆静脉给药。已知帕尼培南倍他米隆的肾功能不全患者给药方案为：30ml/min＜Ccr≤60ml/min，250～500mg，q12h；10ml/min＜Ccr≤30ml/min，250mg，q12h；Ccr≤10ml/min，250mg，q24h。

请根据上述信息，为此患者设计合理的给药方案。

5. 实训案例：某女士，体重 50kg，身高 162cm，年龄 70 岁，患有肾功能不全症，测得其血肌酐值为 170μmol/L。现因故需使用美罗培南静脉给药。已知美罗培南的肾功能不全患者给药方案为：Ccr 为 26～50ml/min，每 12h 给药 1g；Ccr 为 10～25ml/min，每 12h 给药 0.5g；Ccr＜10ml/min，每 24h 给药 0.5g。

请根据上述信息，为此患者设计合理的给药方案。

五、实训提示

1. 注意患者性别对公式计算的影响，注意对公式中各系数的熟悉程度。
2. 注意是否熟练理解药品的肾功能不全患者给药方案说明。

六、实训思考

某患者，女性，体重 60kg，身高 165cm，年龄 30 岁，患有肾功能不全症，测得其血肌酐值为 150μmol/L。现因故需使用去甲万古霉素静脉给药。已知去甲万古霉素的肾功能不全患者给药方案为：肾功能正常者（Ccr＞85ml/min）每次 800～1000mg，每 12h 给药 1次；轻度减退者（Ccr 为 50～85ml/min）每次 800mg，每 12h 或 24h 给药 1 次；中度减退者（Ccr10～50ml/min）每次 800mg，每 24～60h（1～2.5 天）给药 1 次；重度减退者（Ccr 5～10ml/min）每次 600mg，每 120～264h（5～11 天）给药 1 次，或每次 800mg，每 144～312h（6～13 天）给药 1 次。请根据上述信息，为此患者设计合理的给药方案。

（包健安）

第四章

给药方法与途径

学习目标

1. 掌握常用给药途径及其特点，常见制剂的给药方法，一般药品的给药时间；熟悉给药途径的定义、患者评估与给药途径选择、用药提示；了解给药途径监测。

2. 培养学生初步树立良好的药学服务意识。

合理的给药方法与途径关系着患者的安危。现代医学中，临床医师在决定给患者实施某种药物治疗时，必须审慎地选择最合适的给药方法与途径。如何给患者选择最合适的给药途径？这个过程需要兼顾诸多因素。本章介绍了各种给药途径及其优缺点，并为给药途径的合理选择提供依据。

第一节　给药途径及其选择

一、概述

1. 给药途径定义

给药途径也称给药方法，是指药物进入机体的方式。临床常用的给药途径有多种，按主要特点大致可分为胃肠道给药和胃肠道外给药两大类。

2. 患者评估与给药途径选择（病患指针、疾病情况等）

选择合适的给药途径，需要正确地评估患者，并结合患者的现病史、既往史、生命体征以及患者的主观意愿等作出综合判断，以确定最佳的给药途径。一般来说，针对不同的情况，选择的依据和判断的标准是不一样的，选择合理的给药途径一般应遵循以下原则。

（1）依据不同病症选择　根据药物动力学特点，结合临床病症选择给药途径。氢化可的松用于严重中毒性感染时，应大剂量静脉滴注；用于垂体前叶功能减退时，应小剂量口服。庆大霉素用于肠道感染应口服给药，用于绿脓杆菌引起的全身感染应注射给药。

（2）根据药物的理化性质选择　对于理化性质稳定、耐酸耐酶的药物，可选口服给药方式，如阿司匹林、氨苄青霉素；对于理化性质不稳定的药物，如胰岛素等多肽类药物在胃肠道中受到酶破坏而被分解，链霉素在胃肠道中不被吸收，这类药物宜制成注射液；对首关消除现象明显的药物，应避免口服给药，如硝酸甘油舌下含片等。

（3）针对个体不同情况选择　老年人预防心血管疾病，首选口服制剂长期用药，既安全方便又经济实惠，如复方丹参片、复方降压片等。但因老年人身体机能减退，尤其是肝肾功能减退，导致药物代谢时间延长，故临床用药应适当减少剂量或延长给药间隔时间。儿童对于药物反应较敏感，用药应谨慎，如果长期静脉滴注抗生素，易造成抗生素耐药，破坏儿童体内正常菌群，引起二重感染，造成肝肾损害及造血功能障碍。因此，儿童轻中度感冒咳嗽应首选口服药，如小儿感冒颗粒、小儿咳喘糖浆等。

3. 常见给药途径及特点

（1）胃肠道给药

① 口服给药是临床最常用的给药途径，具有方便、经济、无创伤等优点。绝大多数药物口服后主要在肠道吸收。口服药物吸收后通过门静脉进入肝脏，某些药物在经过肝脏时被该处酶代谢灭活，从而使进入体循环的药量减少、药效下降，这种现象被称为首关消除。如硝酸甘油首关消除现象明显，故治疗心绞痛急性发作时宜舌下含服，不宜采用口服给药方式。口服给药的缺点是吸收慢、吸收不完全。某些在胃肠道易被破坏、刺激性大或首关消除明显的药物不适宜口服给药，婴儿及昏迷患者等也不宜口服给药。

② 舌下给药　舌下给药从舌下静脉吸收，吸收迅速，可避免首关消除。由于吸收面积小，仅适用于少数脂溶性高、用量小、需迅速起效的药物。

③ 直肠给药　药物制成栓剂或溶液，经肛门塞入或用灌肠的方式给药，药物经过直肠黏膜吸收。直肠给药可在一定程度上减少首关消除，并可避免药物对上消化道的刺激，适用于刺激性强的药物以及不能口服药物的患者。

（2）胃肠道外给药

① 注射给药　静脉注射或滴注可使药物直接进入体循环，没有吸收过程，起效迅速。但因其以较高的浓度、较快的速度到达靶器官，因此对机体可能的危害也最大。肌内注射与皮下注射给药途径相比，由于肌组织血流量较皮下组织丰富，故吸收速度更快。临床上，可通过在局麻药物中加入少量缩血管物质如肾上腺素来延缓药物吸收，延长药物的局部作用时间。

② 呼吸道给药　由于肺泡比表面积较大且血流丰富，吸收十分迅速，气体及挥发性药物可直接进入肺泡。临床上，气体或挥发性液体如麻醉药以及其他气雾剂型可采用吸入给药方式，如沙丁胺醇气雾剂可用于治疗支气管哮喘等。

③ 经皮给药　少数脂溶性高的药物可以缓慢透过皮肤吸收。硝酸甘油可制成贴皮剂用于预防心绞痛的发作，有机磷酸酯类杀虫药可以经由皮肤吸收中毒。

二、给药途径监测

1. 监测参数

给药后，必须对患者进行必要的监测。监测患者的用药情况，是掌握某种给药途径的安全度信息的重要手段。监测的参数范围从感染的征兆（红肿、局部发热、发烧）到药物过敏反应的出现（皮疹）。监测参数应具备直观性、简易性和特异性。

2. 监测方法

与不良反应监测有相似之处，给药途径的监测，通常可以分为：给药前对病人进行综合观察与评估，给药过程中同步观察与记录，给药后后续参数的监测。在监测过程中涉及多种方式或手段：生命体征观察、仪器分析检测以及血药浓度监测（TDM）等。

第二节 常见制剂的给药方法

一、口服剂型

1. 滴丸剂

滴丸剂主要供口服，服用时宜以少量温开水送服，有些可直接含于舌下。多用于病情急重者，如冠心病、心绞痛、咳嗽、急慢性支气管炎等。滴丸在保存中不宜受热。

2. 泡腾片

供口服的泡腾片一般宜用 100～150ml 凉开水或温水浸泡，可迅速崩解和释放药物，待完全溶解或气泡消失后再饮用。泡腾片严禁直接服用或口含，应注意不应让幼儿自行服用，药液中有不溶物、沉淀、絮状物时不宜服用。

3. 口服片剂

片剂是指药物与赋形剂混合后压制成片状或异形片状的剂型。普通口服片剂有多种，如肠溶片、包衣片、糖衣片等。对胃有刺激性或遇酸易被破坏以及需要在肠内释放的药物，包肠溶衣制成肠溶片，如肠溶阿司匹林等。对味道欠佳或有刺激性的药物可包糖衣制成糖衣片。根据其药物释放速度不同可分为速释片、缓释片和控释片等。

4. 咀嚼片

咀嚼片应放入口腔充分咀嚼，咀嚼后可用少量温开水送服。咀嚼片在口腔内的咀嚼时间宜充分，胃舒平、氢氧化铝片嚼碎后进入胃中很快地在胃壁上形成一层保护膜，从而减轻胃内容物对胃壁溃疡的刺激；醇母片，因其含有黏性物质较多，如不嚼碎易在胃内形成黏性团块，影响药物的作用。用于中和胃酸时，宜在餐后 1～2h 服用。

二、吸入制剂

气雾剂是指将药物与适宜的抛射剂制成的澄明液体、混悬液或乳浊液，装于具有特制阀门系统的耐压密闭容器中，使用时借助抛射剂的压力将内容物呈雾状喷出的制剂。气雾剂的使用方法如下：①使用前尽量将痰液咳出，口腔内的食物咽下；②摇匀气雾剂；③头稍微后倾，缓缓呼气尽量让肺部的气体排尽；④将双唇贴近喷嘴，于深呼吸的同时揿压气雾剂阀门，使舌头向下，按照给药剂量揿压气雾剂阀门；⑤屏住呼吸约 10～15s 后用鼻子呼气；⑥含激素类制剂使用后用温水漱口。

鼻用喷雾剂是专供鼻腔使用的气雾剂，鼻用喷雾剂的使用方法如下：①喷鼻前先呼气；②头部稍向前倾斜，保持坐位；③用力振摇气雾剂并将尖端塞入一个鼻孔，同时用手堵住另一个鼻孔并闭上嘴；④挤压气雾剂的阀门喷药，按照给药剂量揿压气雾剂阀门，同时慢慢地用鼻子吸气；⑤喷药后尽力将头前倾，置于两膝之间，屏住呼吸约 10～15s 后用鼻子呼气，同时坐直，使药液流入咽部；⑥更换另一个鼻孔重复前一过程，使用后用凉开水冲洗喷头。

吸入粉雾剂是指微粉化药物或与载体以胶囊、泡囊或多剂量储库形式，采用特制的干粉吸入装置，由患者主动吸入雾化药物至肺部的制剂。常用吸入粉雾剂有都保类药物如福莫特罗粉吸入剂、布地奈德福莫特罗粉吸入剂、布地奈德粉吸入剂；准纳器如舒利迭，为多剂量型；吸乐如思力华，属于单剂量吸入器。

三、外用制剂

1. 软膏剂

软膏剂是指药物与基质均匀混合制成的具有适当黏稠度的半固体外用制剂，可直接涂敷在用药部位，既可起局部作用，也可起全身作用。软膏剂使用时应注意以下事项：①涂敷前将皮肤清洗干净；②对有破损、溃烂、渗出的部位一般不要涂敷；③涂布部位有烧灼或瘙痒、发红、肿胀、出疹等反应，应立即停药，并将局部药物洗净；④涂敷后轻轻按摩可提高疗效；⑤不宜涂敷于口腔、眼结膜。

2. 滴眼剂

滴眼剂是指供滴眼用的澄明溶液或混悬液。滴眼剂的使用步骤为：①清洁双手，头部后仰，眼向上望，用食指轻轻将下眼睑拉开成一钩袋状。②将药液从眼角滴入眼袋内，每次1~2滴。滴药时应距眼睑2~3cm，勿使滴管口触及眼睑或睫毛，以免污染。③滴后轻轻闭眼1~2min，轻压眼内眦，以防药液经鼻泪管流入口腔而引起不适。

3. 滴耳剂

滴耳剂是指供滴入耳腔内的外用液体制剂，主要用于耳道感染或疾病。滴耳剂的使用步骤为：①滴耳剂用手捂热使其接近体温；②头部微向一侧，患耳朝上，抓住耳垂轻轻拉向后上方使耳道变直；③将药液滴入耳腔内，一次5~10滴，一日2次，或参阅药品说明书；④休息后更换另耳；⑤注意观察使用后是否有刺痛或烧灼感。耳聋、耳道不通及耳膜穿孔者应避免使用滴耳剂。

4. 滴鼻剂

滴鼻剂是指供滴入鼻腔内使用的液体制剂。鼻部的解剖位置决定鼻腔又深又窄，所以滴鼻时应头往后仰，适当吸气，使药液尽量达到较深部位。滴鼻剂的使用步骤为：①滴鼻前先呼气；②头部向后仰依靠椅背，或仰卧于床上，使头部后仰；③对准鼻孔滴入，一次2~3滴，儿童1~2滴，一日3~4次或间隔4~6h给药1次；④滴后保持仰位1min后坐直；⑤如滴鼻液流入口腔，将其吐出。如同时使用几种滴鼻剂，应注意先滴鼻腔黏膜血管收缩剂，再滴抗菌药物。

5. 栓剂

栓剂是指药物和基质制成的具有一定形状供腔道给药的固体外用制剂，因施用腔道的不同，分为直肠栓、阴道栓等。阴道栓使用步骤为：①洗净双手，除去栓剂外封物，用清水或水溶性润滑剂涂在栓剂的尖端部；②患者仰卧床上，双膝屈起并分开，利用置入器或戴手套将栓剂尖端部向阴道口塞入，并轻轻推入阴道深处；③放置后合拢双腿，保持仰卧姿势约20min，在给药后1~2h内尽量不排尿，以免影响药效。阴道栓应尽量于入睡前给药，以便药物充分吸收，并可防止药栓遇热溶解后外流，月经期避免使用。直肠栓使用步骤为：①洗净双手，除去栓剂包装，在栓剂的顶端蘸少许液状石蜡、凡士林、植物油或润滑油；②患者取侧卧位，小腿伸直，大腿向前屈曲贴着腹部；③放松肛门，把栓剂的尖端插入肛门，并用手指缓缓推进，深度距肛门口2~3cm；④合拢双腿并保持侧卧姿势15min，防止栓剂被压出。用药前应先排便，用药后1~2h内尽量不解大便（刺激性泻药除外），保持栓剂在直肠的停留时间，促进药物吸收。

课堂活动

案例分析

庆大霉素注射液滴耳治疗中耳炎：某患者因右耳听力下降、堵塞感到某医院耳鼻喉科就诊，诊断为"卡他性中耳炎(右)",医师予鼓膜穿刺抽液后,用庆大霉素 8 万单位+ 地塞米松 5mg+ 糜蛋白酶滴耳,尔后患者出现头晕、头重脚轻等症状。医院诊断为右耳前庭功能丧失、右耳庆大霉素中毒,听力检查结果示:未记录到自发性眼震,右侧前庭功能低下。

分析:庆大霉素为耳毒性抗生素,滴耳违反治疗原则。患者出现的右侧前庭功能低下,与使用庆大霉素滴耳中毒有关。

四、注射制剂

1. 皮下注射

> **知识链接**
>
> ## 注射用针头
>
> 针头大小用孔径大小和针距大小表示(gauge,G),单位为厘米,针头的号码越大孔径越小,一般皮下注射应选择 14~32G;针头长度由目标组织深度决定,长度范围在 1.3~3.8 厘米(更长的一些针头可用于深层注射),譬如 24~27G、1.6cm 的针头常用于皮下注射;给药量也要有要求,通常应小于或等于 1ml。

皮下注射是将药物直接注射到皮下组织(真皮与肌肉之间),给药量通常应小于或等于 1ml。这种给药途径起效缓慢,药物吸收平稳。皮下注射是胰岛素最常用的注射形式,适合于病情稳定的糖尿病患者。

2. 皮内注射

皮内注射是指直接将药物运送到皮肤的真皮层中。皮内注射给药时,用 25G 的针头以 10°~15°的角度插入真皮,直接注入表皮下面,剂量以在 0.5ml 以内为宜。皮试与疫苗接种可以采用此种给药途径。

3. 肌内注射

肌内注射是指给药时直接把药物运送到肌肉组织,会产生较快的吸收。肌内注射最常用的注射部位为臀大肌。不宜做静脉注射,注射刺激性较强或药量较大的药物时,都采用肌内注射法。肌内注射是有剂量限制的,不同部位的肌肉组织及年龄对其注射的取舍也有影响。三角肌注射:1.5~3 岁的小儿剂量以 0.5ml 为宜,3~15 岁的儿童剂量以 0.5ml,成年人以 1ml 注射量为宜。臀大肌注射:1.5~3 岁的小儿剂量以 1ml 为宜,3~6 岁的儿童剂量为 1.5ml,6~15 岁儿童剂量为 1.5~2ml,成年人以 2~2.5ml 注射量为宜。腹肌注射:1.5~3 岁的小儿剂量以 1ml 为宜,3~6 岁的儿童剂量为 1.5ml,6~15 岁儿童剂量为 1.5~2ml,成年人以 2~2.5ml 注射量为宜。股外肌注射:1.5 岁以下的婴幼儿剂量为 0.5~1ml,1.5~3 岁的儿童剂量为 1ml,3~6 岁的儿童剂量为 1.5ml,6~15 岁的少年儿童剂量为 1.5~2ml,成年人为 2~2.5ml。

4. 静脉注射

静脉注射是指给药时将药物直接注入静脉,药物快速注入血后与血液混合在一起的给药方式。静脉给药通过直接推注、间歇或持续注射的方式把药物运送到血液循环中。直接推注是在极短的时间内将药物注入血液,目的是为了迅速生成较高的血药浓度。间歇注射是指在全天定期给药,大约在 30min 到数小时内完成。持续注射通常是在大剂量输液(250~000ml)中加药或不加药,持续静脉输液。

静脉输液时,注射液意外渗透到组织间隙,谓之外渗,往往是一些特殊药品在静脉给予时容易发生。比如，某些药物外渗会引起渗漏处组织坏死和强烈的刺激，被医疗机构认定是起泡剂，这些药物引发外渗时需要密切监护。常见药物有放线菌素 D、美诺立尔、柔红霉素、丝裂霉素、阿霉素、吡罗蒽醌、表阿霉素、光辉霉素、依所比星、硫酸长春碱、伊达比星、长春新碱、氮芥、硫酸长春地辛、长春瑞滨，这些药物被认定是起泡剂，极易引起外渗。在出现外渗时，需要及时发现处理，更换注射部位。

第三节 给药时间及用药提示

一、给药时间

1. 给药时间与药效关系

人体的生物钟规律是指在人体内调控某些生化、生理和行为现象有节奏地出现的生理机制。研究证实，很多药物的药理作用、不良反应与人体的生物节律有着极其密切的关系，而同一种药物在相同剂量下可因给药时间不同，而产生不同的作用和疗效。

根据时辰药理学，选择最适宜的给药时间，可以达到以下效果：①顺应人体生物钟规律，充分调动人体内积极的抗病因素；②增强药物疗效，提高药物的生物利用度；③减少和避免药物不良反应；④减少给药剂量；⑤提高用药依从性。

2. 一般药品的给药时间

（1）钙通道阻滞剂 晚上服药可更有效地降低夜间平均血压，进而有助于非杓型血压向杓型血压的转化。

（2）血管紧张素Ⅱ受体阻断剂 睡前服药可使昼夜血压比值增高，并有助于非杓型血压向杓型血压转化。

（3）β受体阻断剂 晚上服药可以在不影响整体血压控制的同时，更有效地降低清晨血压。

（4）利尿剂 呋塞米在上午 10 时服用利尿作用最强。清晨服用有助于非杓型血压转化为杓型血压，并可减少起夜次数，避免夜间排尿过多，影响休息和睡眠。

（5）他汀类调脂药 由于胆固醇主要在夜间合成，故夜间服药比白天更加有效。

（6）镇静催眠药 睡前服用可更好地发挥催眠作用。

（7）解热镇痛消炎药 餐后服用可避免胃肠道刺激作用。

（8）助消化药 餐前服用以利于促进胃蠕动，并避免被胃酸破坏。

（9）H₂ 受体阻断剂 临睡前服用可较好地抑制基础胃酸分泌。

（10）平喘药 宜临睡前服用，凌晨 0～2 时是哮喘患者对乙酰胆碱和组胺反应最为敏感的时间，即哮喘的高发时间。而氨茶碱则以早晨 7 时应用效果最好。

（11）降血糖药 餐前服用疗效好，可尽快达到血浆达峰浓度时间。

（12）糖皮质激素 糖皮质激素的分泌节律呈昼夜节律性变化，血药浓度峰值一般在清晨 7～8 时出现，谷值则在午夜 0 时。可的松、氢化可的松等短效药物，可每日 1 次，早晨 7～8 时给药；泼尼松、泼尼松龙等作用时间较长的药物，可隔日 1 次，早晨 7～8 时给药。

二、用药提示

1. 饮水/限制饮水

（1）宜多饮水的药物 茶碱等平喘药可提高肾血流量，具有利尿作用，使尿量增多导致脱水，出现口干、多尿等症状，应注意适量补充液体，多喝白开水。

去氢胆酸和熊去氧胆酸等利胆药服后可引起胆汁的过度分泌并出现腹泻，服用时应尽量多喝水，以避免过度腹泻引起脱水。

双膦酸盐治疗高钙血症时，可致水、电解质紊乱，服用时应注意补充液体，使一日尿量达 2000ml 以上。

苯溴马隆、丙磺舒、别嘌醇等抗痛风药应用时，为防止尿酸排出过程中在泌尿道沉积形成结石，应多饮水，并保持一日尿量在 2000ml 以上，同时应碱化尿液，保持 pH 值在 6.0 以上。

抗尿路结石药物服用时宜多饮水，保持一日尿量在 2500～3000ml，以冲洗尿道稀释尿液，减少尿盐沉淀机会。

磺胺类药物主要经肾排泄，在尿液中浓度高，可形成结晶性沉淀，出现结晶尿、血尿等现象，服用后应大量饮水，并加服碳酸氢钠碱化尿液，从而减少结晶析出，减轻肾损害。

氨基糖苷类抗生素多数具有肾毒性，可大量积聚在肾皮质引起肾损害，宜多喝水以稀释并加速药物排泄。

蛋白酶抑制剂多数可引起尿道结石或肾结石，治疗期间应确保足够的水化，为避免结石的发生，应多饮水，保持一日尿量在 2000ml 以上。

（2）限制饮水的药物　胃黏膜保护剂如硫糖铝、果胶铋等，服药后可在胃中形成保护膜，因此服药后 1h 内应尽量避免饮水，以防止保护层被水冲掉；需要直接嚼碎吞服的胃药，也不宜多饮水，防止破坏形成的保护膜。

止咳药如止咳糖浆、复方甘草合剂会黏附在咽喉部发挥作用，服用后应少喝水，避免将药物冲掉。

抗利尿药物服药期间应限制饮水，否则可能会引起水潴留或低钠血症。

2. 不宜更改给药途径的药物制剂

不同的药物制剂，有其特定的给药途径，如随意更改给药途径，可引起药效下降、作用时间延长，甚至导致毒性反应等危害。

（1）注射剂不宜改口服　如某胃十二指肠溃疡患者，误信吃消炎药疗效好，将庆大霉素注射液口服，针剂中含有的附加剂对胃肠有刺激性，随意口服注射液容易造成不良反应，直接影响疗效。

（2）口服药不宜改外用　有些患者将口服抗生素片或胶囊掰开，研磨成粉末，自行涂抹于炎症处，这样可能会使患处局部药物浓度过高，导致抗生素中毒反应，甚至产生耐药性，影响全身的治疗。有些阴道炎患者将口服的红霉素或灭滴灵等药片直接塞入生殖道治疗阴道炎，但这些口服药不含有发泡剂，置于阴道内无法崩解，疗效甚微，反而徒增痛苦。

（3）注射剂不宜改外用　将注射剂改为滴眼药，容易引起眼睛疼痛，出现结膜水肿、视力障碍等不良反应。滴耳液更不能当作滴眼液使用，因为滴眼液严格要求无菌以及一定的酸碱度和渗透压，而滴耳液没有这样的质量要求。擅自将滴耳液替代滴眼液使用，可能会刺激眼部，造成红肿、刺痛等不良反应，眼部炎症不仅没能很好地控制，还有可能造成细菌二次感染，加重病情。

（4）舌下含服不宜改吞服　治疗心绞痛的硝酸甘油片舌下含化吸收完全，血药浓度高，起效快，疗效好。若是改作口服，因存在首关消除现象，生物利用度极低，吸收慢，疗效差，更重要的是一旦心绞痛得不到及时控制，后果不堪设想。

（5）胶囊不宜改冲服　胶囊内药物颗粒冲服后，就失去了原有的缓释控释作用，反而影响疗效。如康泰克、速效感冒胶囊等，去除胶囊后冲服，会使药粒成分释放时间不等，不仅难于维持应有的疗效，而且对胃肠黏膜的刺激增大，不良反应增加。

（6）包衣片不宜分割服 包衣片分割后破坏了其特定作用，例如肠溶包衣阿司匹林及胰酶、红霉素等，如果破坏包衣分割服用，其片心药物在胃中释放就会被胃液分解破坏，从而降低疗效或失效，同时还伴有胃部不适、胃出血等不良反应。

3. 饮酒与用药

（1）降低药物疗效 抗痛风药别嘌醇可使尿酸生成减少，降低血中尿酸浓度，服药时饮酒会降低其抑制尿酸生成的作用。

抗癫痫药苯妥英钠服用时饮酒会加快药物的代谢速度，使药效减弱，不易控制癫痫发作。

平喘药茶碱服用时饮酒会增加茶碱的吸收率，还可使缓释片中的缓释剂溶解，失去缓释作用，缩短药效持续时间。

饮酒可明显减少维生素 B_1、维生素 B_2、烟酸、地高辛等药物的吸收。

（2）增加不良反应发生率 双硫仑样反应是指乙醇在体内经乙醇脱氢酶的作用代谢为乙醛，头孢曲松、头孢哌酮、头孢孟多、甲硝唑、替硝唑、呋喃唑酮、氯霉素、灰黄霉素、氯丙嗪等药可抑制乙醛脱氢酶的活性，干扰乙醇的代谢，使血中的乙醛浓度增高，出现"双硫仑样反应"，表现有面部潮红、头痛、眩晕、嗜睡、腹痛、恶心、呕吐、胸闷、气促、血压降低等症状，故在使用上述药物期间应避免饮酒或饮用含酒精的饮料。

加强中枢抑制药的作用：乙醇能够增强镇静催眠药、抗癫痫药、抗精神病药对中枢神经的抑制作用，出现嗜睡、昏迷，故在服用地西泮、苯巴比妥、苯妥英钠、氯丙嗪、利培酮等药物期间应禁酒。

加重胃黏膜刺激：乙醇可刺激胃肠黏膜，引起水肿或充血，刺激胃酸和胃蛋白酶分泌，如同时服用解热镇痛药如阿司匹林、吲哚美辛、布洛芬等时，会加重药物对胃肠黏膜的刺激，增加发生胃溃疡或出血的危险。

4. 其他因素（茶、饮料等）

茶叶中含有大量的鞣酸、咖啡因、儿茶酚、茶碱等。鞣酸能与药物中多种金属离子如钙、铁、钴、铋、铝等结合而发生沉淀，从而影响药品的吸收，故服用葡萄糖酸钙、硫酸亚铁、琥珀酸亚铁、氯化钴、枸橼酸铋钾、氢氧化铝、硫糖铝等药物时不宜饮茶；鞣酸可与四环素类、大环内酯类抗生素相结合而影响其抗菌活性，因此服用上述两类抗生素时不宜饮茶；咖啡因能拮抗中枢抑制药的作用，茶碱可降低阿司匹林的镇痛作用，服用上述药物时均不宜饮茶。

咖啡中含有大量咖啡因，长期饮用咖啡也能影响药物的疗效。过量饮用咖啡，可致人体过度兴奋，出现紧张、失眠、心悸、四肢颤抖等，长期饮用者一旦停饮，容易出现大脑皮层高度抑制。咖啡因易与人体内游离的钙结合，结合物随尿液排出体外，长期大量饮用咖啡易致缺钙，诱发骨质疏松症。咖啡可兴奋中枢神经，拮抗中枢镇静催眠药的作用，失眠及高血压者不宜长期饮用；咖啡可刺激胃酸的分泌，胃溃疡患者不宜饮用。

食醋的成分为醋酸，若与碱性药如碳酸氢钠、碳酸钙、氢氧化铝等同服，可发生酸碱中和反应，使药物失效；与磺胺类药物同服，可使药物溶解度降低，析出结晶，出现血尿、结晶尿；与氨基糖苷类抗生素同服可影响其抗菌活性，加重其毒性作用，故服用上述药物期间均应避免服用食醋。

烟草中含有大量有害的物质，如烟碱、煤焦油、多环芳香烃、一氧化碳等，吸烟能影响药物的吸收及药效。多环芳香烃能诱导肝药酶活性，加速华法林、西咪替丁、茶碱等药物的代谢速度，降低疗效；烟碱可降低呋塞米的利尿作用、减弱氨茶碱的平喘作用；吸烟可减少对胰岛素的吸收，降低胰岛素的作用；吸烟可降低机体对中枢抑制药物的敏感性，需要加大剂量达到原有疗效；吸烟可增加口服避孕药炔诺酮、甲地孕酮的心血管不良反应。因此，吸烟者在服药时要注意吸烟对药效的影响，服用上述药物期间，尽量避免吸烟。

🔗 知识链接

食物对口服药物的影响

有些食物对药物的口服吸收有重要影响，例如，(1)豆奶与复方丹参片：复方丹参片主要成分是丹参酮。丹参酮与牛奶、黄豆易形成不溶物，可降低丹参的生物利用度。(2)食盐与强的松片：强的松能引起水、钠滞留，食盐过多，则增加水、钠滞留，可发生水肿。(3)食用油与硫酸亚铁片：因油脂能抑制胃酸分泌，可影响三价铁转为二价铁，从而减少铁在胃肠道吸收。(4)咸菜、咸鱼与去痛片：患者服药期间同时食用咸菜、咸鱼等腌制品，这些腌制食物与去痛片里的氨基比林作用时，可形成致癌物质亚硝胺。(5)白糖与口服补液盐：口服补液盐加入白糖改变了口服补液盐的渗透压。原因是加入的白糖使液体变成高渗，导致高渗性腹泻。(6)面包与硫酸锌片：锌与面包同服，锌的吸收被干扰。而全粉比精粉面包对锌的吸收干扰大。(7)醋与红霉素片：因红霉素在pH值7时最稳定，碱性环境下抗菌作用最强，pH值在4时，几乎完全失效。醋能加速红霉素在胃中破坏，并促进苷键水解而失去抗菌作用。(8)鱼与异烟肼片：鱼类特别是不新鲜的鱼富含组胺。正常情况下组胺很易被体内的组胺酶所氧化，而同时服用异烟肼可抑制组胺酶，使进入体内的组胺不被破坏而致蓄积中毒。

⁞ 学习小结 ⁞

学习本章，应掌握口服、舌下给药、直肠给药、注射给药、呼吸道给药、经皮给药等常用给药途径及其特点，口服制剂、吸入制剂、外用制剂等常见制剂的给药方法以及一般药品的给药时间。熟悉给药途径的定义、患者评估与给药途径选择以及饮水、饮酒、用药等各种特殊情况下的用药提示。了解给药途径监测参数与方法。通过本章内容的学习，具备根据情况为患者选择合理给药途径的能力。

⁞ 思考与练习 ⁞

一、A1型题（请选择一个最佳答案）。

1. 对于下列情况可以采用口服给药的是（　　）。

A. 不能进食　　　　B. 危及情况　　　　C. 慢性病

D. 严重低血钾　　　E. 恶心、呕吐

2. 下列属于栓剂给药部位的是（　　）。

A. 口腔　　　　B. 肺泡　　　　C. 静脉　　　　D. 皮肤

E. 直肠

3. 滴眼剂制备的首要问题是（　　）。

A. 面积大小　　　　　　　　　B. 溶解度的好坏和无菌问题

C. 控释　　　　　　　　　　　D. 使用频率

E. 变质

4. 口服给药的最主要优点是（　　）。

A. 胃肠刺激大　　　　　　　　B. 首关效应的减效作用

C. 胃肠的破坏分解   D. 起效慢

E. 安全性好

5. 静脉给药最大的缺陷是（   ）。

A. 安全性差   B. 可以应用于刺激性药物

C. 计量准确，生物利用度为 100%   D. 不能应用于意识清醒的患者

E. 适用于给药溶剂较大的药物

6. 微粒直径的大小不会影响下列哪种给药途径。（   ）

A. 皮下注射   B. 静脉注射   C. 吸入给药

D. 口服溶液制剂   E. 肌内注射混悬剂

7. 局部给药的缺点不包括（   ）。

A. 给药时难定量   B. 产生刺激性效应

C. 皮肤破损者作用加强   D. 以局部效应为主

E. 易污染

8. 下列药物宜口服给药的是（   ）。

A. 肾上腺素   B. 耐酸青霉素

C. 普通胰岛素制剂   D. 庆大霉素用于绿脓杆菌全身感染

E. 心绞痛硝酸甘油急救

9. 片剂口服药物，以下可以破坏完整药片来使用的是（   ）。

A. 部分控释或缓释片   B. 部分肠溶片

C. 部分舌下含片   D. 部分口腔含片

E. 咀嚼片

10. 临床使用频率最高的给药方式（   ）。

A. 口服给药   B. 静脉注射给药   C. 肌内注射给药

D. 舌下含服   E. 直肠给药

11. 以下不是胃肠外给药形式的是（   ）。

A. 皮内   B. 皮下注射   C. 肌内注射

D. 静脉注射   E. 口服给药

12. 胃肠外给药最适用于哪种病人。（   ）。

A. 门诊病人   B. 家庭患者

C. 出院观察者   D. 短期护理者

E. 需长期住院治疗的病人

13. 胰岛素制剂吸收较好的给药途径是（   ）。

A. 皮下注射   B. 肌内注射   C. 静脉给药

D. 喷雾给药   E. 舌下给药

14. 皮下注射时，给药量应为（   ）。

A. 1～5ml   B. 1～2ml   C. 1ml 或以下

D. 2～5ml   E. 1～3ml

15. 皮内注射的剂量应在（   ）。

A. 1ml 以内   B. 0.5ml 以内   C. 1.5ml 以内

D. 2ml 以内   E. 1～3ml

16. 下列哪种剂型可以作为胰岛素的口服制剂。（   ）

A. 胰岛素脂质体   B. 雾化制剂   C. 口腔喷雾剂

D. 滴鼻剂　　　　　　　E. 头皮吸收剂

17. 固体制剂（硬胶囊剂、片剂、散剂、分包剂、锭剂、软锭剂），最主要的给药途径是（　　）。

A. 局部给药　　　　　　B. 口服给药　　　　　C. 直肠给药

D. 注射给药　　　　　　E. 以上均可

18. 眼部给药的最方便的剂型是（　　）。

A. 滴眼剂　　　　　　　B. 混悬液　　　　　　C. 油膏剂

D. 洗剂　　　　　　　　E. 以上均可

19. 哪项不是静脉注射给药的优点。（　　）

A. 没有吸收过程　　　　　　　　　　B. 100％进入体循环

C. 药物剂量准确　　　　　　　　　　D. 起效快

E. 安全性较好

二、B1 型题（请从中选择一个与问题关系最密切的答案）

第 1～3 题

A. 0.5～1ml　　　　　B. 1ml　　　　　　　C. 2～2.5ml

D. 2.5～3ml　　　　　E. 1.5～2ml

1. 1.5～3 岁的小儿，如果没有其他合适的注射部位，可以采用腹肌注射，剂量为（　　）。

2. 股外肌注射，15 岁以上的少年及成年人的注射剂量是（　　）。

3. 6～15 岁的儿童可采用臀大肌注射，剂量为（　　）。

第 4、第 5 题

A. 口服给药　　　　　　B. 注射给药　　　　　C. 经皮给药

D. 直肠给药　　　　　　E. 吸入给药

4. 胶囊剂属于何种给药途径（　　）。

5. 栓剂属于何种给药途径（　　）。

三、X 型题（从五个备选答案中选出两个或两个以上的正确答案）

1. 下列哪些因素影响口服药物的吸收速度。（　　）

A. 药物崩解速度　　　　B. 胃肠液 pH 值　　　C. 胃排空速度

D. 食物　　　　　　　　E. 肌肉的深浅

2. 下列属于直肠给药特点的是（　　）。

A. 适应证与给药途径具有潜在的相关性　　　B. 耐受刺激性好

C. 首关消除约 50％　　　　　　　　　　　　D. 吸收速度慢且不规则

E. 吸收良好

3. 下列给药途径的更改不合理的是（　　）。

A. 注射剂改口服　　　　　　　　　　B. 内用药改外用

C. 舌下含服改吞服　　　　　　　　　D. 胶囊剂拆开改冲服

E. 咀嚼片嚼碎

4. 对不能进食的患者可以采取的给药方式有（　　）。

A. 注射给药　　　　　　B. 直肠给药　　　　　C. 局部给药

D. 口服给药　　　　　　E. 以答案上均不是

5. 下列属于舌下给药优点的是（　　）。

A. 吸收快　　　　　　　　　　　　　B. 无首关消除

C. 适用于量小、脂溶性高的药物　　　　　D. 有首关消除

E. 以答案上均不是

四、问答题

1. 给药前对患者进行评估的原因何在？伴有恶心、呕吐的患者，为什么常采用肠道外给药？

2. 常见给药途径有哪些？各有何特点？

实训五　药物给药途径的选择

一、实训目标

1. 掌握常见给药途径的特点。

2. 理解药物可以有不同的给药途径，产生的效应有差别。

3. 能够依据基本病情筛选出合适的给药途径。

二、实训条件

1. 模拟药房。

2. 病患仿制模型。

三、考核要点

1. 能根据表演判断并且选择合适的给药途径。

2. 能正确选择儿童肌内注射的部位和剂量。

3. 能对错误的给药途径进行纠错。

四、实训内容

（一）模拟选择

将学生分组，每组设计一种场景，展现疾病的状况，全部通过动作体现。其他同学根据动作，分析病情，选择合适的给药途径，该组同学点评。

（二）实战演练

学生分组，组内同学轮流上台，根据教师口述的儿童基本情况和疾病态势，自己选择相应的注射工具、注射部位，对模型完成肌内注射。

（三）案例分析

请检索相关资料，分析以下给药途径是否存在错误，为什么？

案例1　患者，男，42岁；诊断：急性心梗；用药：低分子肝素钙注射液，0.3ml×1支；用法：0.3ml肌内注射。

案例2　患儿，男，1个月；主诉：鼻出血1天。查体：鼻衄，四肢瘀点瘀斑。实验室检查：凝血酶原时间（PT）>100s，白陶土部分凝血活酶时间（KPTT）>100s。诊为：维生素K缺乏。医生给予静脉注射维生素 K_1 治疗。患儿用药1min后出现气促、喘憋，15min后出现红色皮疹。停药后，不良反应的症状、体征消失。请分析原因。

案例3　患者到某卫生站治疗左小腿静脉曲张症，医师为患者局部注射了凝血酶，导致患者过敏性休克、多器官衰竭死亡。区医疗技术鉴定委员会的鉴定结论为一级医疗责任事故。请分析原因。

案例4　一患者急性心梗发作，家人让其就温开水吞服速效救心丸抢救，结果其症状并未缓解，急送医院。请分析原因。

五、实训提示

1. 通过本次实训，加深学生对给药途径相关概念及选择的理解。

2. 通过本次实训，培养学生具备根据情况为患者选择合理给药途径的能力。

3. 通过本次实训，培养学生的药学服务理念及严谨求是的药学服务态度。

六、实训思考

1. 复习相关理论内容，明确依据患者病情筛选出合适给药途径的方法。

2. 某患者有恶心、呕吐的迹象，他要求口服给予某种药物，作为药师请设计解决方案，编写一段药师和患者的对话。

（刘竞天　王锦淳）

第五章

治疗药物监测

学习目标

1. 掌握治疗药物监测（TDM）的概念及意义；熟悉常见需要进行 TDM 并根据 TDM 结果进行调整给药方案的药物特点；熟悉重要药物的有效血药浓度范围。

2. 熟悉 TDM 实施的基本流程；能够承担或辅助承担 TDM 流程中的各项具体工作。

3. 了解根据 TDM 结果调整给药方案，进行个体化治疗方案制定的基本方法；了解药物基因组学基础知识。

4. 培养学生初步建立正确的临床合理用药观念，提高主动参与药物治疗的意识。

第一节 概 述

一、治疗药物监测的概念及意义

治疗药物监测（therapeutic drug monitoring，TDM）是使临床用药方案个体化的一种重要手段，通过灵敏可靠的方法，检测患者血液或其他体液中的药物浓度，获取有关药动学参数，应用药动学理论，指导临床合理用药方案的制定和调整，以及药物中毒的诊断和治疗，保证药物治疗的有效性和安全性。

临床药师开展 TDM 的意义在于：密切与患者的联系，面对面地服务于患者，有利于患者的合理用药，提高药物疗效，避免不良反应的发生；密切与临床医生的联系，有利于临床药师参加临床实践，学习和运用临床药物治疗知识，结合治疗药物监测的结果与临床医生共同制定合理的给药方案；有利于发挥临床药师的专业特长，如药物分析中对精密分析仪器的使用，进一步开展临床药理和临床药学的研究，包括临床药代动力学、群体药代动力学及临床药动学和药效学结合等方面的研究。

课堂活动

请利用你已经在药理学课程上所学的知识，简述药物剂量、血药浓度与药物效应之间的关系。

二、需要进行 TDM 的药物

在临床上，需要进行 TDM 的药物仅有一部分（表 5-1），这是因为血药浓度只是衡量药物效应的间接指标，如果某些药物有更直接和更简便的指标来衡量，则不需要进行 TDM，否则不仅增加工作量，也增加了患者的医疗费用。例如对抗高血压药而言，测量血压的变化是衡量药物疗效和调节剂量的最直接的指标。同样，降糖药、利尿药等有相应的血糖、尿量作为衡量药物疗效的指标。不需要进行 TDM 的药物还有以下情况：有的药物有效血药浓度范围较大，安全范围也较大，医生凭经验也能达到安全有效的治疗目的；有的药物治疗疗程很短（如仅有 2~3 天），无需进行 TDM；药物的血药浓度与其疗效无相关性，如氨基糖苷类药物在治疗泌尿道感染时，仅尿药浓度与疗效有关，也不需要进行 TDM。

表 5-1　临床上需进行 TDM 的部分药物

药物类别	药物名称
抗生素类	庆大霉素,妥布霉素,阿米卡星,卡那霉素,万古霉素
免疫抑制剂	环孢素,他克莫司,西罗莫司,霉酚酸酯
抗肿瘤药	甲氨蝶呤
强心苷类	洋地黄毒苷,地高辛
抗心律失常药	普鲁卡因胺,丙吡胺,利多卡因,奎尼丁,胺碘酮
呼吸系统药	氨茶碱
抗癫痫药	苯妥英钠,苯巴比妥,丙戊酸钠,乙琥胺,卡马西平
三环类抗抑郁药	阿米替林,去甲替林,丙咪嗪,去甲丙咪嗪
抗躁狂药	锂盐
抗风湿药	水杨酸

通常在下述情况下需要进行 TDM。

（1）治疗指数低、安全范围窄的药物，如强心苷类，其有效剂量与中毒剂量接近，即血药有效浓度范围与中毒浓度接近，需要根据药代动力学参数和病人的具体病情设计和调整给药方案。

（2）药物中毒或药物无效时所导致的治疗失败均会带来严重后果，如器官移植使用抗排异药物。

（3）有些药物同一剂量可能出现血药浓度个体差异较大，并可引起患者间有较大的药代动力学个体差异，如三环类抗抑郁药。

（4）具有非线性药代动力学特性，当药物代谢酶或转运载体发生饱和，表现零级动力学过程，尤其是非线性发生在有效血药浓度范围内，此时剂量稍有增加，血药浓度便明显上升，半衰期延长，易产生中毒症状，如苯妥英、茶碱、普萘洛尔等。

（5）患有心脏、肝脏、肾脏和胃肠道等脏器疾患，可明显影响药物的吸收、分布、代谢和排泄时，需要进行监测。如使用主要经肝脏代谢消除（利多卡因、茶碱等）或肾脏排泄（氨基糖苷类抗生素等）的药物时。

（6）某些药物长期使用后产生耐药性，剂量与预期疗效明显不相关；某些药物诱导（或抑制）肝药酶的活性而引起自身药效升高（或降低），以及原因不明的药效变化。

（7）某些药物的中毒症状与剂量不足的症状类似，而临床又不能明确辨别，如普鲁卡因胺治疗心律失常时，过量也会引起心律失常，苯妥英钠中毒引起的抽搐与癫痫发作不易区别。

（8）合并用药产生相互作用而可能影响疗效时。

（9）有时用药目的也决定了是否需要监测血药浓度，如氨基糖苷类药物用于严重感染时常需监测，而低剂量用于轻度感染和尿路感染时不必监测，因后者中毒危险小，治疗失败不会带来严重后果。

（10）其他：个别患者长期用药的不依从性，需确定其是否按医嘱服药；药物过量引起的中毒的诊断和处理；医疗事故并涉及药物而做的法律鉴定等。

三、重要药物的有效血药浓度范围

有效血药浓度范围是指最小有效血药浓度至最小中毒浓度之间的血药浓度范围，由于各种个体因素的差异对血药浓度和药物效应的影响，因而该范围与无效浓度或中毒浓度有部分交叉重叠，但有效血药浓度范围反映了大多数人血药浓度的有效范围，它是一种统计学上的结论，即是在临床上许多观测数据的基础上得到的，并能证明对大多数患者有效或能耐受的血药浓度的范围，又称为"治疗窗"，也可称为群体血药浓度或群体目标浓度。目前已经有不少药物通过大量临床观测得出较可靠且稳定的有效血药浓度范围，但不同的文献所列数据可能不完全相同，故也只是参考范围（表5-2）。

表 5-2　临床 TDM 药物的有效血药浓度和中毒浓度范围

药物名称	有效血药浓度范围	中毒浓度范围
卡马西平	4～10μg/ml	＞15μg/ml
地高辛	0.8～2.0ng/ml	＞2.6ng/ml
苯巴比妥	15～40μg/ml	＞50μg/ml
丙戊酸	50～100μg/ml	＞100μg/ml
苯妥英	10～20μg/ml	＞25μg/ml
乙琥胺	40～100μg/ml	＞50μg/ml
扑米酮	5～15μg/ml	＞18μg/ml
碳酸锂	0.6～1.2mmol/L	＞2.0mmol/L
丙咪嗪	0.2～0.3μg/ml	＞0.5μg/ml
乙醇		＞100mg/dl
利多卡因	1.5～5μg/ml	＞5μg/ml
丙吡胺	2.0～5.0μg/ml	＞7.0μg/ml
普鲁卡因胺	4～10μg/ml	＞12μg/ml
奎尼丁	2～5μg/ml	＞5μg/ml
茶碱	10～20μg/ml	＞21μg/ml
庆大霉素	峰：4.0～10μg/ml 谷：0.5～2μg/ml	＞12μg/ml
万古霉素	峰：30～40μg/ml 谷：5～10μg/ml	＞80μg/m
水杨酸盐	＜20mg/dl	＞30mg/dl
对乙酰氨基酚	10～30μg/ml	给药后4h：＞300μg/ml 给药后12h：＞50μg/ml
甲氨蝶呤	24h：＜5μmol/L 48h：＜0.5μmol/L 72h：＜0.05μmol/L 或 0.2～1.0μg/ml	72h 后：＞0.05μmol/L

大多数患者用药后如在有效血药浓度范围则表现为治疗作用，如超出此范围则可能出现无效或产生毒性反应；即使同一患者，也会受自身病理变化及药物相互作用等因素影响，致使血药浓度与药物效应的相关性发生改变，虽在原有的有效血药浓度范围内，但也可能出现无效或产生毒性反应。如服用苯妥英钠患者同时使用中枢镇静剂，则治疗浓度会发生改变而产生毒性反应。

应当指出，有效血药浓度范围是统计学上的数据。对不同的个体而言，由于存在产生个体差异的多种因素，因此需要通过 TDM 找到适合于该个体的血药浓度，亦称药物的个体治疗浓度或个体目标浓度（目标浓度的实测值）。血药浓度目标值（目标浓度的预测值）亦可根据具体的病情和药物治疗的目标效应来设定，再根据实测值调整给药方案，最终实现给药方案个体化、合理化的目标。

第二节　治疗药物浓度监测的实施

TDM 的主要流程为：①申请；②取样；③样本测定；④数据处理；⑤结果解释。

一、申请

TDM 的申请主要应由患者的主管医生或所在病区临床药师负责，根据临床指征决定是否需要进行。申请时需要填写申请单。申请单填写内容应尽可能详细完整，以利于结果分析时作为参考，其中包括病人的一般情况，疾病诊断和主要病情（包括合并症），需要监测的药物，用药的详细情况，特别是监测药物的剂量、用药时间与间隔、合并用药的情况，检测的目的和要求，检测样本的体液名称与采集时间及采集前的用药时间等。申请单可随同采集的样本同时送达治疗药物监测实验室，亦可先期送达。但必须注意两者编号应一致，不得混淆。

二、取样

取样又称采集样本，主要是采集体液样本，包括血液、尿液、唾液、脑脊液等，通常采集血液样本较多，血浆和血清中的药物浓度基本是相同的，为避免抗凝剂与药物发生化学反应及干扰测定，一般测定血清的药物浓度，但有的药物如环孢素因与红细胞结合较多（约是血浆的两倍），则主张使用抗凝剂，以测定全血中的药物浓度。此外，在特殊情况下可采集其他体液样本。

1. 取样时间的选择

取样时间的选择关系到所测的血药浓度数据能否准确判断药物的选择剂量是否合适，判断产生疗效或发生毒性反应的可能性。取样时间选择的依据应根据药物药代动力学特点，药物疗效产生和维持时间及毒性反应可能发生的情况等，通过不断地摸索，从而找到最合适的取样时间点。

（1）取样频度的选择（即在某个疾病的不同阶段取样的次数）　对某些需要长期用药的病人，在用药初始阶段，一方面为了尽快控制病情，同时减少不良反应的发生，另一方面为了摸索到合适的给药剂量和制定合理的给药方案，可适当增加取样次数。待病情得到控制，用药处于维持量阶段，则可适当减少取样次数。

（2）每次取样具体时间的选择　通常选择监测药物的峰浓度或谷浓度的时间。

测定峰浓度主要是针对单剂量给药时，半衰期或疗程较短的药物，或发生有较严重的不良反应的情况下，在其达到峰值浓度时采取血样。单剂量给药时也可选择药物在平稳状态时取血，如口服地高辛 2h 内达到峰浓度，6～8h 后血药浓度平稳，故可选择在首次给药后 6h 取样，此时获得的数据可用于估算分布容积。

测定谷浓度主要是针对多剂量给药，通常在血药浓度达到稳态后采血，以考察此时血药浓度与目标浓度的符合程度，在口服或注射给药时，谷浓度是指下一次给药前取样所测的浓度，一般在早晨服药前采血样本。由于大多数药物为多剂量给药，如卡马西平、丙戊酸等，故可测其谷浓度。地高辛的半衰期较长（约 36h）至少需要经过 1 周才能达到稳态血药浓度，则取样应选择在 1 周后进行，此时方能得出较准确的清除率，再计算其维持剂量。

如果病人出现药物中毒反应或在急救时，可以根据需要随时采血样本。

2. 样本采集注意事项

（1）严格地按时间服药和采血并准确地加以记录，由于体内药代动力学过程是一随时间而变化的动态过程，服药和采血的时间不准确，势必使检测所获得的数据不准确，从而无法对药代动力学参数进行计算和评估。

（2）样本采集后需立即由专人送达检测实验室进行检测，并做好样本的交接核对工作，在样本运送过程中，要防止发生溶血、凝血、分解等，否则会影响检测结果。样本接收后即予以编号记录，并尽快进行检测。

（3）样本采集时使用专用试管，不能和其他试管混用，并注意是否需要抗凝处理，有的药物易被塑料试管吸附于管壁，应避免使用。

三、样本测定

样本测定是治疗药物监测中极其重要的环节，分析结果的正确与否是关系到治疗药物监测成败的关键，错误的分析结果所带来的治疗上的误导，其后果比不分析更严重，所以，应正确地掌握样本测定的方法，以保证样本测定的质量。

（一）样本测定的目标物

1. 原形药物的浓度

目前主要是测定样本中原形药浓度。血液是 TDM 最常用的体液标本，不仅由于血液采集容易，而且血药浓度能较好地反映靶部位游离药物浓度，与药物效应也具有良好的相关性。通常血液中可测定血清或血浆的药物浓度，因两者的区别仅在于后者含有纤维蛋白原，因此，对于大多数药物的测定，两者是一致的。有些药物如环孢素主要浓集于红细胞中，全血中浓度能更好地反映药效，因而监测的是全血中浓度。

2. 药物的活性代谢物浓度

除前体药物外，一般情况下因活性代谢物浓度较低，不需要检测，但当活性代谢物浓度较高、活性较强或肾功能有障碍时，需测定活性代谢物浓度。如普鲁卡因胺在体内迅速转化为 N-乙酰普鲁卡因胺（NAPA），后者有原药 50% 的抗心律失常作用，有人主张应同时测定普鲁卡因胺及 NAPA 的浓度。此外，胺碘酮能产生活性代谢物 N-去胺碘呋酮，霉酚酸酯能产生活性代谢物霉酚酸等。

3. 药物对映体的监测

药物对映体是指分子结构中具有一个或一个以上手性中心的化合物，相应药物称为手性药物。构成对映体的两个光学异构体在普通条件下的理化性质和旋光相同，但是旋光方向不同，因而生理生化作用也不同。立体异构体的药代动力学和药效学特性是不同的。一般认为，手性药物中活性高的对映体称为优对映体（eufomer），活性低或无活性的对映体称为劣对映体（distomer）。手性药物中对映体间药效学上的差异较复杂，如与手性中心连接的基团按由大到小排列的顺序区分，顺时针方向为 R 型对映体，逆时针方向为 S 型对映体，因而它们的药物效应就有明显的不同，如 S 型萘普生的主要药效比 R 型强 35 倍；扎考比利（Zacopride）R-（－）为 5-HT$_3$ 受体拮抗剂，S-（＋）为激动剂，药理作用完全相反；麻醉药氯胺酮，其副作用主要由 R 对映体产生；S-（－）普萘洛尔具有高度的立体选择性，β 受体阻滞活性比 R-（＋）强 100 倍等。有关手性对映体的人体药代动力学和药效学的研究正在深入开展。

（二）样本测定的主要步骤

1. 生物样品的预处理

样品的预处理依据样品的种类而采取不同的方法，血浆或血清需除去蛋白，使药物从蛋白结合物中释出，尿液样品则采用酸或酶水解使药物从结合物中释出，当药物以原形在肾脏中排泄时，可简单地用水稀释一定倍数后进行测定，唾液样品则要采用离心沉淀的方法除去黏蛋白。根据测定方法的专属性、分离能力、检测系统对不纯样品污染的耐受程度的不同，决定样品预处理是否需要纯化及纯化到什么程度。

（1）去蛋白处理　测定生物样品如血样中含有大量的蛋白质，在测定过程中蛋白质能形成泡沫、浑浊或沉淀，还引起仪器污染或恶化测定条件等，因此去蛋白处理是生物样品测定前常采用的预处理方法。

常用的方法有在生物样品中加入与水相混溶的有机溶剂、酸性沉淀剂、中性盐或含锌盐及铜盐的沉淀剂等，再经过一系列处理达到去蛋白的目的。

（2）结合物水解　药物在体内发生代谢反应后，可形成葡萄糖醛酸苷及硫酸酯等结合物，尤其尿液中大多为结合状态存在的药物，极性大，不易被有机溶剂提取，通常需将样品作水解处理，使结合物中的药物或代谢物游离出来。常用酸水解的方法。

（3）生物样品的萃取分离与浓集　生物样品中药物浓度一般都比较低，仅用去蛋白、水解等方法去除大部分的内源物质、代谢物或其他药物的干扰，可能达不到分析的灵敏度要求，因此样品的前处理中应将介质中大量的杂质去除，并提取出低浓度的被测药物，同时浓集药物或代谢物的浓度也是非常重要的一步。

2. 药物分析方法学确证

由于生物样品取样量少、药物浓度低、内源性物质的干扰及个体差异等多种因素影响生物样品测定，为了保证方法的可靠性，必须建立生物样品分析方法，并对方法进行确证或考核。

（1）特异性　必须证明所测定的物质是原形药物或特定的活性代谢物，内源性物质和相应的代谢物及同时服用的其他药物不得干扰样品的测定。色谱法要提供空白样品色谱图、空白生物样品外加标准物质色谱图及用药后的样品色谱图。

（2）标准曲线与最低定量限　建立标准曲线至少要 5 个浓度点，使用与待测样品相同的生物介质，线性范围要能覆盖全部待测浓度，不允许将线性范围外推求算未知样品的浓度。标准曲线不包括零点。所测定物质的浓度与响应值的相关性，用回归方程评价，一般要求相关系数 $r \geqslant 0.99$。标准曲线高低浓度的界限称为线性范围，在线性范围内浓度测定结果应达到实验要求的精密度和准确度。

（3）精密度与准确度　要求选择 3 个浓度的质控样品同时进行方法的精密度和准确度考察，低浓度选择在最低定量限（LLOQ）附近，高浓度在标准曲线的上限附近，中间选一个浓度，每一浓度测定 5 个样品。精密度用质控样品的日内（批内）和日间（批间）相对标准差（RSD）表示，一般 RSD 应小于 15％，在 LLOQ 附近 RSD 应小于 20％。准确度是指用特定的方法测得生物样品浓度与真实浓度的接近程度，可用相对回收率表示，即采用"回收试验"或"加样回收试验"得到的药物自样品中的回收率。一般在 85％～115％范围内，在LLOQ 附近应在 80％～120％范围内。

（4）提取回收率　亦称绝对回收率，应确定高、中、低 3 个浓度的提取回收率。它是预处理（提取）过程的回收率，反映样品预处理过程中组分丢失的情况，是评价萃取方法优劣的指标之一。要求这种回收率应精密且重现性好，一般要求其值在 70％～100％范围内。

（5）样品稳定性　对含药物生物样品在室温、冰冻和冻融条件下以及不同存放时间进行稳定性考察，以确定生物样品的存放条件和时间。

（6）质控样品与质量控制　质控样品系将已知量的待测药物加入到生物介质中配制的样品，用于质量控制。质量控制：应在生物样品分析方法确证完成后开始测试未知样品，每个未知样品一般测定一次，必要时进行复测。每批生物样品测定时应建立新的标准曲线，并平行测定高、中、低 3 个浓度的质控样品。质控样品测定结果的偏差一般应小于 20%。

3. 在 TDM 中常用的分析方法

（1）高效液相色谱法（HPLC）和液质联用法（LC-MS）　高效液相色谱法在血药浓度测定中的应用最为广泛，主要是用于药代动力学的研究和生物等效性的试验，而近几年来液质联用（LC-MS）发展很快，它结合了色谱分离能力强和质谱检测灵敏度高，可以确定分子结构的特点，特别对微量药物（ng 级、pg 级）的分析，包括对代谢物的分析发挥了重要作用。但该方法因仪器价格昂贵，操作技术要求高，短期内难以普及和广泛使用。

（2）酶免疫法（EIA）　在 TDM 中酶免疫法（EIA）常用的检测方法是微粒子捕捉酶免疫法（MEIA），它在临床上主要用于测定免疫抑制剂他克莫司（FK506）的血药浓度，测定原理是包埋了抗体的微粒珠试剂与待测样品混合，经温育后再加入碱性磷酸酶标记的样本，形成抗体-抗原-酶标记抗体复合物，然后将其转移到玻璃纤维柱上，用缓冲液洗涤，没有结合的抗原、酶标记抗体被洗涤，结合抗原抗体的塑料珠则被保留在纤维柱塑膜的上方。此时，加入反应底物 4-甲基酮磷酸盐（4-Mup）后，酶标记抗体上的碱性磷酸酶将 4-Mup 分解，脱磷酸后形成甲基酮，它在激发光的照射下，发出信号很强的荧光，经过处理、分析，可精确计算出待测样品中 FK506 的含量。

（3）荧光偏振免疫法（FPIA）　荧光偏振免疫法用于 TDM 具有直接测定抗原抗体反应、准确度高、重复性好、样品不需特殊处理、操作简单、试剂稳定、自动化程度高的特点，适用于临床要求快速出结果的检测，荧光偏振免疫分析仪（以美国雅培公司出品的 TDX 分析仪为例）主要由溶液分配系统、免疫反应盘、荧光偏振计及电脑操作系统等组成，目前使用的单克隆抗体比初期的多克隆抗体的准确性和专一性都有了较大的改善，缺点在于受药物抗体种类的限制，某些需进行 TDM 的药物没有相应的抗体。本法可供检测的样品品种多达几十种。

（三）样本测定的质量控制

全面质量控制包括室内质量控制和室间质量控制两大部分，室内质量控制是室间质量控制的基础，室间质量控制或称室间质量评价是检验室内质量控制效果的手段，两者交替结合使用，就能使测定的质量逐步提高，从而达到确保血药浓度测定的准确性。

1. 室内质量控制

为预防性室内质量控制和回顾性室内质量控制。预防性室内质量控制主要包含：①加强实验室管理，建立健全实验室规章制度和各种管理规范，建立系统的标准操作规程（SOP）；②仪器设备的管理和维护，建立操作卡、仪器状态和使用记录卡，仪器设备定期检查校正；③建立岗位责任制和人员培训制度提高人员素质；④加强试剂药品的管理，做好检测样品的交接记录；⑤测定方法的选择和建立，需论证其准确性和可行性，特别是方法学评价，各项指标是否达到要求，最终使血药浓度的测定方法达到统一化和标准化。

回顾性室内质量控制主要是通过对被监测药物反复测定其质控血清和绘制质量控制图的方式，来发现测定误差和误差程度，从而及时进行分析和纠正误差。

2. 室间质量控制

室间质量控制是由专门机构（如质控中心）组织多个参加质控的实验室共同进行，亦属于回顾性质量控制。在科学的基础上，确保不同实验室，不同操作者，用不同检测方法得到的检测结果准确一致。该项工作的开展对防止实验室间的误差、准确评价药物的有效血药浓度、准确地收集群体数据、推动 TDM 和群体药动学的研究，从而进一步提高临床合理用药的水平，具有重要意义，每个实验室都有义务和责任主动积极地参与。

室间质量控制的主要程序是先由质控中心用制备好的质控样品作为质控物分发到各个实验室，要求在规定的同一时间测定，并注明检测方法，然后各实验室将测定结果在规定的日期前反馈给质控中心，质控中心再进行统计学分析和评价，再将最终结论（以打分形式）通报给各实验室，以便各实验室了解和评价本室检测工作是否合格，并采取相应的措施。

四、数据处理

样本检测结果得到后，应立即将所测的血药浓度等数据予以记录，如属常规的血药浓度监测，应尽快在规定时间内向临床医生或患者发出报告单，并配合临床医生对数据加以分析和评价，结合疗效和可能发生的不良反应，以决定是否及时调整给药方案。

如为初次给药患者，根据临床需要，进行个体化的给药方案设计，确定给药的初始剂量（或负荷量）、维持量、给药次数和间隔等，则要将所测的血药浓度数据（通常有 2～3 个以上数据）进一步处理，包括模型拟合、药代动力学参数的估算等，最终设计出符合该患者需要的个体化给药方案。

五、结果解释

治疗药物监测不仅是向临床医生报告血药浓度检测的结果，同时也要进行结果解释和向临床提供咨询服务，以达到合理化和个体化用药目的。要做好结果解释工作和向临床提供咨询服务，在事前要尽可能多地收集掌握相关资料、了解使用监测药物的病人的基本情况（病理和生理状况）。其中主要包括患者的如下相关信息。

（1）年龄　因一些重要的药代动力学参数如分布容积、半衰期等与年龄有相关性。

（2）体重与身高　与计算药物的剂量、分布容积、清除率等参数有关。

（3）诊断、病史和用药史。

（4）使用被监测药物的情况（剂量、给药间隔、用药时间、采血时间）　在计算药代动力学参数及评价血药浓度结果的准确性时需要参照这些数据。

（5）合并用药　许多药物具有药酶诱导或抑制作用，合并使用时可显著改变其他药物的药代动力学性质，致使血药浓度变化异常。此外，还可避免有些合并用药对分析方法的干扰。病人的一些嗜好如吸烟、饮酒等亦可能与药物发生相互作用，应予以记录。

（6）疾病状况及对肝肾功能的影响　肝肾功能受损，药物的消除减慢，导致血药浓度升高。胃肠道疾病影响口服药物的吸收，导致血药浓度下降。

（7）病人接受药物治疗的依从性　由于 TDM 的广泛开展，发现许多临床药物治疗失败的原因是病人本身不按照医嘱服药引起的，即为"非依从性"，所以一旦发现血药浓度有"异常"时，首先应考虑病人服药的依从性问题。

因上述情况都是影响血药浓度和药代动力学参数变化的重要因素，应将当前监测药物的血药浓度检测结果及与前次结果进行比较并结合上面列出的基本情况进行综合分析，分析血药浓度与药效、毒性之间的关系，肝肾功能对药动学的影响，根据血药浓度及估算的药动学参数，进行个体化的给药方案设计和调整。随时准备提供临床咨询及有关信息，包括药物治疗浓度范围，潜在中毒浓度范围，药动学参数，及可能影响药动学参数的病理生理因素，测定结果的准确性如何，有无其他影响因素存在等。

血药浓度检测结果可能出现下列情况并需进行相应处理。

①　在有效血药浓度范围内或达到预期的目标浓度。如环孢素在肾移植术后不同的时间内其血药浓度达到预期值的要求，此时若无其他情况，单纯地向临床医生发出报告即可。

②　不在有效血药浓度范围内，即可能在中毒浓度或在无效浓度范围，则必须立即向临床医生发出报告，同时综合上述病人的基本情况考虑各种可能性，如肝肾功能对药动学参数的影响，药物相互作用对血药浓度的影响等，向临床医生提出建议和警示以提请注意并采取必要的措施如及时调整剂量。但也有少数病人血药浓度虽略高于或低于有效血药浓度临界范围，却显示较好的临床疗效，考虑到个体差异，此时则不必强求作剂量调整。

③　虽在有效血药浓度范围内，但未达到预期的目标浓度；或者从临床反馈的信息获知病人出现了药物毒性反应或未达到预期疗效，此时也应综合病人的情况考虑，同样也要考察肝肾功能个体差异及药物相互作用等因素对血药浓度的影响。并立即与临床医生共同研究调整和制定新的给药方案。总之，当血药浓度的实测值与预期值不相符时，除从自身检测误差找原因外，应考虑到以下原因：如病人是否按医嘱服药（即依从性如何）；肝肾功能状况是否影响到药物清除快慢；血浆蛋白结合率有无改变；分布容积比预计的大小；药物的生物利用度有无改变及其影响因素，药物的相互作用以及上述提及的各种因素等。此外，针对临床医生对血药浓度检测结果所反馈的各种信息、质疑、建议、要求等进行分类，查阅文献资料、了解病情、分析、评估，进行综合判断，从而向医患双方提供较全面且准确的咨询服务，包括：调整给药剂量、给药间隔、给药次数，改变剂型；纠正不合理用药，如不合理的联合用药；检查肝肾功能及其他必要的检查项目，以确定是否构成对血药浓度产生影响的因素；制定药物过量中毒的救治方案等。

∷ 案例分析 ∷

环孢素的血药浓度监测

环孢素是目前临床进行肝肾移植时常用的抗排异药物。使用环孢素进行治疗时，必须进行血药浓度监测。环孢素的治疗浓度范围见下表（此为谷浓度）。监测的频度为术后1周开始监测，3个月内每周监测1～2次，3个月后每月监测1次，长期存活者可半年或1年监测1次。目前认为肾移植患者只要不发生排异，血药浓度应控制在较低水平，尤其对术后3年以上的患者，血药浓度可维持在100ng/ml左右，这样既能达到满意的免疫抑制效果，又能减少不良反应，同时降低了患者的医疗费用。

环孢素有效血药浓度范围

术后时间	有效血药浓度范围	术后时间	有效血药浓度范围
0～1个月	250～450ng/ml	6～12个月	150～300ng/ml
1～3个月	200～400ng/ml	1～2年	100～250ng/ml
3～6个月	180～350ng/ml	2年以上	100～150ng/ml

目前临床上常用的环孢素的剂型为微粉化胶囊（又名新山地明），该剂型在消化道吸收较快且完全，一般在术前一天开始服药，约3～4天达稳态浓度，故此时即可开始进行常规监测。一般同时监测其谷浓度与峰浓度。因其谷浓度与疗效和毒性反应相关性较差，研究表明，服药后2h血药浓度（用c_2表示）与AUC（表示药物吸收的程度）相关性较好，故需采取此时的血样本，通常行移植术3天后的血药浓度目标值c_2为1500ng/ml，行移植术1年后降为900ng/ml。但也有病人的峰浓度并不在服药后2h，而在3h或其他时间，需要进行摸索和调整确定。

环孢素与其他免疫抑制剂的联合用药。环孢素常与霉酚酸酯、皮质激素（如泼尼松）组成三联用药，或与霉酚酸酯组成二联用药，霉酚酸酯不良反应较小，与环孢素合用可减少或避免肝肾功能损害发生的机会，明显提高肾移植的成功率，并可减少环孢素的用量。

在药物相互作用方面，应注意能使环孢素血药浓度升高的药物有：红霉素等大环内酯类药，维拉帕米、尼卡地平等钙拮抗剂，酮康唑、雷尼替丁、多西环素等；使环孢素血药浓度降低的药物有：糖皮质激素、利福平、苯妥英钠、苯巴比妥、丙戊酸钠、卡马西平等。由于环孢素主要在肝脏中被P450肝微粒体酶代谢，因而能改变P450酶活性的药物与环孢素合用时能影响其血药浓度。在联合应用时，应注意环孢素血药浓度的改变和可能发生的不良反应，及时采取必要的措施，如调整环孢素的用量，或调换药物，避免联合应用等。

第三节　个体化治疗方案的制定

一、概述

目前在我国许多医院已经将个体化治疗方案的制定作为开展临床药学服务工作的重要内容，对指导临床合理用药发挥了积极作用。个体化治疗方案的制定过程，首先是根据临床诊断和病情选定最合适的治疗药物，制定初步的给药方案并给药，若干次给药后，通过TDM获得个体的药动学参数，借以及时地调整给药方案，最终设计出该药的最佳给药方案，包括剂型、给药途径、剂量、给药间隔及给药时间、疗程等。最佳给药方案可以在药物作用部位产生最佳治疗浓度，从而产生最佳疗效和毒副作用最小。

二、个体化给药方案制定方法

1. 初步给药方案的制定

初步给药方案的制定，主要是根据临床诊断和病情选定最合适的治疗药物，确定明确的目标血药浓度范围及有关的药代动力学参数。药代动力学模型和参数可参照文献报道的群体药动学，并且针对不同的给药途径，选择相应的计算公式，从而确定药物在静脉注射、静脉滴注、血管外给药等情况下的用药剂量、给药间隔、滴注速度等的计算方法。

2. 给药方案调整

依据所检测的血药浓度数据，可运用下列方法，计算药代动力学参数和调整给药方案。

（1）稳态一点法　属一级消除动力学的药物当多次用药血药浓度达到稳态水平时，采一次血样测定血药浓度。此时，血药浓度和剂量间存在比例关系，如果该浓度与目标浓度相差较大，可根据下式对原有的给药方案进行调整。

$$D' = D\frac{c'}{c}$$

式中，D'为校正剂量；D为原剂量；c'为目标浓度；c为测得浓度。

需注意，使用该公式的条件是血药浓度要与剂量呈线性关系，且等血药浓度达到稳态后才能进行采血，通常在下一次给药前采血，所测得的浓度即为谷浓度。

【例5-1】　某哮喘病人口服茶碱，每8h一次，每次100mg，两天后测得谷浓度为4.2μg/ml，试调整至合适剂量。

解　茶碱的$t_{1/2}$为7.7h，因此两天后已达稳态浓度。

茶碱的最低有效浓度一般为7μg/ml，因此设$c' = 8$μg/ml，原剂量$D = 100$mg×3，测得浓度$c = 4.2$μg/ml，则

$$D' = 100 \times 3 \times 8/4.2 = 571 \text{ (mg)}$$

若按每日 3 次给药，则该病人可改为每 8h 服药一次，每次 200mg。

此方法简便易行，缺点是对于半衰期长的药物需耗费较长的时间。

（2）重复一点法　对于一些药代动力学参数偏离正常值或群体参数变异较大的病人，要使剂量个体化，往往需要根据其个体药动学参数值来设计给药方案。其通常方法是在给药后采取一系列血样，测定血药浓度并据此拟合相应的房室模型及算出药动学参数。求得的参数较全且准确，但费时费力，不便采用。在 1978 年提出了简便的方法，即重复一点法（repeated one-point methed）。利用此方法只需采血两次，即可求算出与给药方案相关的两个重要参数：消除速率常数（K）和表观分布容积（V_d）。

具体方法为：给予病人两次试验剂量，每次给药后采血一次，采血时间须在消除相的同一时间。准确测定两次血样的浓度，按下式分别计算 K 和 V_d。

$$K = \ln[c_1/(c_2 - c_1)]/\tau$$
$$V_d = De^{-K\tau}/c_1$$

式中，c_1 和 c_2 分别为第一次和第二次所测血药浓度值；D 为试验剂量；τ 为给药间隔时间。

【例 5-2】　给一病人静注某药物，试验剂量为 100mg，6h 后采血，然后立即给予第二次剂量 100mg。同样，在第二次给药后 6h 采第二个血样。测得 c_1 和 c_2 分别为 1.65μg/ml 和 2.5μg/ml，求 K 和 V_d。

解　$c_1 = 1.65$μg/ml，$c_2 = 2.50$μg/ml，$\tau = 6$h

$$K = \ln[1.65 \div (2.50 - 1.65)] \div 6$$
$$= 0.111 \text{ (h}^{-1}\text{)}$$
$$V_d = De^{-K\tau}/c_1$$
$$= 100e^{-0.111 \times 6} \div 1.65$$
$$= 31.14 \text{ (L)}$$

即求得该病人的 K 和 V_d 分别为 0.111h^{-1} 及 31.14L。

说明：①该方法只适合于第一、第二次给予试验剂量，而不能在血药浓度达稳态时使用。

②血管外给药时，应注意在消除相时采血。

若已经给药后未取到第一、第二次血样，则本法不能使用。血样测定要求准确，否则计算的误差较大。

另外，本方法的计算中引入了两个药动学参数，即消除速率常数（K）和表观分布容积（V_d）。当患者有肥胖、水肿、心肌梗死、肝肾功能不全和低蛋白血症等时，V_d 可有较大的变化，而肝肾功能不全时还会引起 K 的变化，这些都会影响计算的结果。

（3）Bayesian 反馈法　稳态一点法和重复一点法虽然简便，但对样本采集时间、患者的身体状况等因素有较高的要求，因而应用常受到限制。Bayesian 反馈法具有取血点少、获得的个体药动学参数准确性高的优点。该方法可同时考虑心脏、肝脏、肾脏功能的影响，对于偏离药动学参数群体值的个体，如老年人、婴幼儿、孕妇及心衰或肝、肾功能不全患者尤为适用。Bayesian 反馈法的原理是应用某个病人身上 1～2 点血药浓度的信息，再结合已知的群体药动学参数信息，估算出此个体的药代动力学参数。具体步骤如下。

① 根据大量病人 1～4 点血药浓度数据，建立群体数据库，此数据应有代表性，如包括不同年龄、体重及心、肾、肝功能等影响因素；另外数据应包括各个时相如吸收、分布、消除及其相应的信息。

② 使用群体药动学计算机程序，如非线性混合效应模型（nonlinear mixed effect model，NONMEM），估算出群体药代动力学参数。

③ 取 1～2 个反馈血药浓度点将相应血药浓度和时间输入 Bayesian 反馈程序，即可得到该个体患者准确的药动学参数。

④ 应用该个体的药动学参数重新调整给药剂量，如此反复，直到达到最佳剂量。

三、药物基因组学与个体化给药

药物基因组学是在药物遗传学基础上发展起来的新学科。早在 20 世纪 50 年代，人们就发现，不同的遗传背景会导致药物反应的差异，特别是药物代谢酶基因的差异可引起药物的不良反应。例如，由胆碱酯酶基因引起的胆碱酯酶缺乏，可使琥珀胆碱的肌松作用时间延长；抗疟药物治疗时的溶血现象与红细胞中编码葡萄糖-6-磷酸脱氢酶（G-6-PDH）的基因有关，G-6-PDH 活性降低时可引起抗疟药的溶血作用；周围神经病变的病人，对异烟肼的反应差异与编码药物乙酰转移酶的基因有关。这些发现表明，由于编码药物代谢酶基因的多态性，可导致其所编码的酶具有不同活力，从而引起相关药物的不同反应。

1. 药物基因组学的研究内容

药物基因组学是基于药物反应的遗传多态性提出来的，遗传多态性是药物基因组学的基础。药物遗传多态性表现为药物代谢酶的多态性、药物受体的多态性和药物靶标的多态性等。这些多态性的存在可能导致许多药物治疗中药效和不良反应的个体差异。药物基因组学从基因水平揭示这些差异的遗传特征，鉴别基因序列中的差异，在基因水平研究药效的差异，并以药物效应及安全性为目标，研究各种基因突变与药效及安全性之间的关系。

2. 药物基因组学的研究方法

药物基因组学将基因组技术，如基因测序、统计遗传学、基因表达分析等用于药物的研究开发及更合理的应用。基因检测等技术的发展已经给鉴定遗传变异对药物作用的影响提供了前提条件，可用高效的测定手段如凝胶电泳技术、聚合酶链反应（PCR）、等位基因特异的扩增技术、荧光染色高通量基因检测技术，来检测一些与药物作用的靶点或与控制药物作用、分布、排泄相关的基因变异。DNA 阵列技术、高通量筛选系统及生物信息学等的发展，为药物基因组学研究提供了多种手段和思路。

3. 基因多态性对药物代谢和药物效应的影响

研究发现，与药物代谢及处置相关的基因多态性在群体中表现出典型的个体差异。分子测序技术的发展，以发现基因多态性（如单核苷酸多态性，SNP）为起始，通过生物化学或临床研究来评价基因多态性在患者中有无表型差异。

基因的多态性最常见的形式是 SNP。SNP 是指同一位点的不同等位基因之间个别核苷酸的差异或只有小的插入、缺失等。SNP 主要从两个方面导致人类个体的多样性：一是编码区 SNP（cSNP），cSNP 可以改变基因的编码，使得基因表达的蛋白质中某些氨基酸发生变化而影响其功能；二是调节区 SNP（rSNP），它往往影响基因的表达和调控，使得基因的表达量产生变化。阐明 SNP 与药物反应之间的关系已成为目前后基因组学的一个重要研究方向。快速、准确的基因多态性检测对药物的开发研究、药物的毒理实验、改善药物的临床实验、监测药物的有效性和安全性都具有重要的作用。在药物的体内过程中所涉及的一系列药物代谢酶、转运蛋白、受体和其他药物作用靶的基因多态性，都是引起药物疗效和毒性个体差异的基因。

课堂活动

　　结合已经学习过的药理学知识，查询异烟肼在不同人种中所表现出的药物不良反应的差异，探讨差异的形成原因，针对药物不良反应的处理方法，以及如何利用基因检测技术针对性地对异烟肼的药物不良反应进行预防。

学习小结

　　TDM是临床药学工作者在医疗机构中承担的非常重要的一项工作，因此，有关TDM的基础专业知识是药学工作者必须掌握的。学习本章，应掌握治疗药物监测（TDM）的概念及意义；熟悉常见需要进行TDM并根据TDM结果进行调整给药方案的药物；熟悉重要药物的有效血药浓度范围；熟悉TDM实施的基本流程；了解根据TDM结果调整给药方案，进行个体化治疗方案制定的基本方法；了解药物基因组学基础知识。为提高学习效果，需要同学们回顾药理学、药物分析、仪器分析等课程中所学的相关内容，熟悉各类需要进行TDM的药物的基本药理学性质，以及常用的分析手段的基本原理和优缺点，将这些基础知识与本章节内容结合起来，才能加深本章内容的理解，最终提升自身的专业素养。

思考与练习

一、A1型题（请从中选择一个最佳答案）

1. 目前，卫计委要求必须开展血药浓度监测工作的是（　　）。
A. 一级医院　　　　　　B. 二级医院　　　　　　C. 三级医院
D. 四级医院　　　　　　E. 五级医院

2. 下列药物中需要进行TDM的是（　　）。
A. 抗高血压药哌唑嗪　　B. 抗生素庆大霉素　　　C. 利尿药氢氯噻嗪
D. 降糖药二甲双胍　　　E. 维生素C

3. 下列哪项不是常用的血药浓度监测方法。（　　）
A. 分光光度法　　　　　B. 气相色谱法　　　　　C. 高效液相色谱法
D. 免疫学方法　　　　　E. 容量分析法

4. 给药个体化的步骤中含有以下几项：①给药；②确定初始给药方案；③选择药物及给药途径；④明确诊断；⑤确定血药浓度并观察临床效果；⑥处理数据，求出药代动力学参数，制定调整后的方案。其明确的顺序应该是（　　）。
A. ②③①④⑤⑥①　　　B. ④③②①⑤⑥①　　　C. ②③①④⑤⑥
D. ④②③①⑤⑥　　　　E. ④②③①⑤⑥①

5. 关于血药浓度下列说法错误的是（　　）。
A. 随着血药浓度的变化，药物的药理作用有时会发生变化
B. 随着血药浓度的变化，中毒症状会发生变化
C. 血药浓度是指导临床用药的重要指标
D. 通过不同时间的血药浓度可以计算药代动力学参数
E. 血药浓度与表观分布容积成正比

6. 一般情况下，下列哪项可以间接作为受体部位活性药物的指标。（　　）
A. 口服药物的剂量　　　　　　　　　　　B. 血浆中活性药物的浓度

C. 药物的消除速率常数　　　　　　　　　D. 药物的吸收速率常数

E. 药物的半衰期

7. 在质量控制图中，"警戒线"和"失控线"的标准分别是（　　）。

A. 2%；5%　　　　　　　B. 5%；10%　　　　　　C. 10%；15%

D. 15%；20%　　　　　　E. 20%；25%

二、B1 型题（请从中选择一个与问题关系最密切的答案）

第 1～5 题

A. 10～20μg/ml　　　　　　　　　　　B. 峰 30～40μg/ml，谷 5～10μg/ml

C. 500～100μg/ml　　　　　　　　　　D. 15～40μg/ml

1. 苯巴比妥的有效血药浓度范围是（　　）。

2. 苯妥英的有效血药浓度范围是（　　）。

3. 丙戊酸的有效血药浓度范围是（　　）。

4. 茶碱的有效血药浓度范围是（　　）。

5. 万古霉素的有效血药浓度范围是（　　）。

第 6～10 题

A. HPLC　　　　　　　　B. LC-MS　　　　　　　C. ELISE

D. FPIA　　　　　　　　E. RIA

6. 荧光偏振免疫法的缩写是（　　）。

7. 液质联用法的缩写是（　　）。

8. 高效液相色谱法的缩写是（　　）。

9. 放射免疫法的缩写是（　　）。

10. 酶联吸附免疫分析法的缩写是（　　）。

三、X 型题（从五个备选答案中选出两个或两个以上的正确答案）

1. 可能导致患者在按照书本推荐的临床常用给药方案用药时，疗效不佳或是出现不良反应的因素包括（　　）。

A. 患者年龄和性别　　　　　　　　　　B. 患者心肝肾功能的改变

C. 医师水准的差异　　　　　　　　　　D. 药物剂型、给药途径和生物利用度

E. 药物相互作用

2. 血药浓度含量分析测定的目标物可以是（　　）。

A. 原形药物　　　　　　B. 被药物影响的生物酶

C. 药物的活性代谢物　　D. 血浆蛋白浓度　　　E. 药物对映体

3. 生物样品的预处理方法主要包括（　　）。

A. 加入对照品　　　　　B. 冻干去水　　　　　C. 结合物水解

D. 去蛋白处理　　　　　E. 萃取分离和浓集

4. 体内药物分析方法学确证的指标包括（　　）。

A. 标准曲线和最低定量限　B. 精密度与准确度　C. 特异性

D. 提取回收率　　　　　E. 样品稳定性

5. 临床上需进行 TDM 的常用药物有（　　）。

A. 他克莫司　　　　　　B. 环孢素　　　　　　C. 地高辛

D. 锂盐　　　　　　　　E. 甲氨蝶呤

6. 血药浓度监测结果在什么情况下需建议和警示医生采取必要措施。（　　）

A. 血药浓度在有效血药浓度范围内，达到预期的目标浓度，且无其他情况

B. 血药浓度在中毒浓度或无效浓度范围，但药物在病人身上尚未体现药理作用

C. 血药浓度在中毒浓度或无效浓度范围，却显示较好的临床疗效

D. 虽在有效血药浓度范围内，但未达到预期的目标浓度

E. 从临床反馈的信息获知病人出现了药物毒性反应或未达到预期疗效

四、计算题

某癫痫病人口服丙戊酸片，一日口服 3 次，每次 200mg，至稳态血药浓度后，测得血药浓度为 $25\mu g/ml$，试用稳态一点法求病人合适的给药剂量。

实训六　苯妥英钠血药浓度监测

一、实训目标

1. 能熟练掌握治疗药物监测的概念和意义。

2. 熟悉常见需进行血药浓度监测的药物苯妥英钠的有效血药浓度范围。

3. 能够独立承担利用紫外-可见分光光度法进行苯妥英钠血药浓度监测的工作。

4. 能够根据 TDM 结果调整苯妥英钠给药方案，进行个体化治疗方案制定。

二、实训条件

1. 实验动物：小鼠；实验药物：苯妥英钠（对照品）。

2. 仪器：紫外-可见分光光度计、电子天平、旋涡混合器、离心沉淀器、电热恒温水浴锅。

试剂：二氯甲烷、氢氧化钠、磷酸二氢钾、高锰酸钾、环己烷（均为分析纯）。

三、考核要点

1. 考核记忆：治疗药物监测的概念和意义。

2. 考核记忆：苯妥英钠的有效血药浓度范围。

3. 考核利用紫外-可见分光光度法进行苯妥英钠血药浓度监测的基本操作及数据的获取与整理。

4. 考核根据 TDM 结果调整苯妥英钠给药方案，进行个体化治疗方案制定的方法。

四、实训内容

1. 对照品溶液的制备

精密称取苯妥英钠对照品 0.025g，加新沸过放冷的蒸馏水定容至 25ml，作为对照品溶液。

2. 制备空白小鼠血清

取小鼠 10 只，分别断头取血，将所得血液收集至 5ml 离心管中，置 37℃电热恒温水浴锅中，任其凝固。待血液凝固收缩后，用离心机 5000r/min 离心 5min，吸取淡黄色上清液，即得空白小鼠血清。

3. 标准曲线的制备

取新配的苯妥英钠对照品溶液 $5\mu l$，$10\mu l$，$20\mu l$，$40\mu l$，$80\mu l$，加入 0.5ml 空白小鼠血清，混匀，加 pH6.8 磷酸盐缓冲液 0.5ml，旋涡混合后加二氯甲烷 0.5ml，振荡 1min，离心（2500r/min）10min，吸取下层有机层 0.4ml，用 7mol/L NaOH 2.0ml 回提，吸取碱液

层 1.5ml，加 0.5ml 饱和 KMnO$_4$ 溶液，混匀后 80℃ 水浴加热 20min，放冷，加 2.5ml 环己烷，旋涡混合，离心（2500r/min）10min，取上层溶液，以环己烷为空白，于 250nm 处测定吸光度（A）。

以 A 对药物浓度（c）回归，求得标准曲线方程。

4. 血药浓度测定

分别配制浓度为 1mg/ml、2mg/ml 的苯妥英钠对照品的生理盐水溶液。取小鼠 3 只，编号称重，分别尾静脉注射生理盐水 1ml/10g、1mg/ml 苯妥英钠生理盐水溶液 1ml/10g、2mg/ml 苯妥英钠生理盐水溶液 1ml/10g，放置 10min 后，按照"制备空白小鼠血清"中的方法取得 3 只小鼠的血清。按照"标准曲线的制备"中的方法处理血清，分别测定其吸光度。

5. 计算

求得 3 只小鼠的血药浓度。

若希望获得小鼠的血药浓度为 15μg/ml，请根据 2 号和 3 号两只小鼠测得的血药浓度，根据稳态一点法，估算这两只小鼠需要的给药量。

五、实训提示

1. 通过本次实训，加深同学们对血药浓度监测以及个体化给药方案制定相关知识点的掌握，能独立承担或辅助承担利用紫外-可见分光光度法进行苯妥英钠血药浓度监测的工作。

2. 能初步进行血药浓度监测结果分析，并利用其结果指导患者合理用药。

六、实训思考

小鼠口服苯妥英钠溶液（每日 3 次，每次 1mg），若希望获得小鼠的血药浓度为 15μg/ml，请设计对该小鼠进行稳态血药浓度测定及给药方案调整的方法。

（高振宇）

第六章

药学信息服务

1. 熟悉药学信息的含义，掌握药学信息服务的具体内容。
2. 掌握获取药学信息的途径和方法，了解药学信息的评估和合理使用。
3. 了解医院及社区药学信息服务的内容和发展方向。

　　自从出现了药物就伴随着产生了药物信息，随着科学的不断进步和发展建立了药物学及其分支学科，药学信息也相伴而来。药学信息的出现使人们的生活发生了很大的变化，尤其随着人们对用药安全的日益重视，药学信息已经成为最受人们关注的日常信息之一。

第一节　药学信息资源

一、概述

　　药学信息（pharmaceutical information，PI）是指有关药学的各种知识。包含了药学领域所有的知识和数据，这是信息的系统性决定的，这包括与药物直接相关信息，如药物作用机制、药物代谢动力学、不良反应、药物相互作用、妊娠危险度分级、药物经济学等，也包括与药物间接相关，如疾病变化、耐药性、生理病理状态、健康保健等信息，已经成为一门独立的分支学科。药物信息是其中主要的内容，药物信息（drug information，DI）是药物的自然属性，是物质、疾病和人三方面的知识和信息的集合。药学信息涉及药物的研究、生产、流通和使用领域，是信息科学的一个分支。

　　药物信息按照其最初来源分为三级：一级信息源以期刊发表的原创性论著为主，二级信息源以引文和摘要为主，三级信息源以参考书和数据库为主。一级信息源包括实验研究结果、队列研究、病例报告等，数量最大；当原始文献一经发表或交流，其信息就会成为二级信息源的内容，二级信息源是为数据库中的该研究文献建立的专业索引工具，也是获取一级文献的门户。三级信息源是在一级和二级文献基础上归纳、综合、整理后的出版物，包括教科书、手册/指南、目录、杂志上的综述以及互联网上的药物信息和数据库等。这类资源比较有限，但非常实用，能满足大多数药学信息服务的要求。

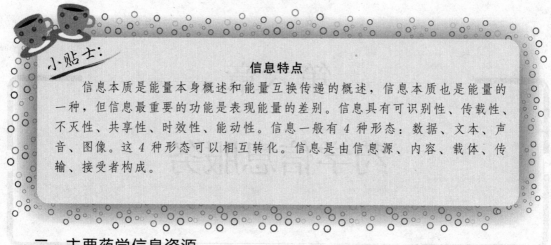

小贴士：

信息特点

信息本质是能量本身概述和能量互换传递的概述，信息本质也是能量的一种，但信息最重要的功能是表现能量的差别。信息具有可识别性、传载性、不灭性、共享性、时效性、能动性。信息一般有 4 种形态：数据、文本、声音、图像。这 4 种形态可以相互转化。信息是由信息源、内容、载体、传输、接受者构成。

二、主要药学信息资源

信息检索的选择是十分重要的。如果需要综合性信息，以辞书等二手文献较为理想；如果需要即时信息，则以杂志、专业文摘等文献为主。除了印刷品，电子刊物也很普及，如杂志、文摘库的光盘和国际互联网，为人们检索提供了极大方便。但要了解其主要内容、特点、更新频率、收载范围等相关信息，以便检索时有的放矢。

1. 图书

药典、辞典、手册、专著、教科书、科普读物、年鉴、指南等工具书，以及各种官方文件及其汇编等，系总结性的信息，其信息来源可靠，结论清晰，利用方便。但有的手册中有印刷错误，要注意甄别。

药典是药物信息的法定来源，由政府颁布实施。涉及药品质量纠纷问题时，药典乃唯一依据。我国现行版药典为《中国药典》2015 年版。其他国家的药典有：《英国药典》（BP），《英国副药典》（BPC），《英国国家处方集》（BNF），以及《澳大利亚药物处方集》（APF）等。

《中国国家处方集》：是规范临床用药行为、指导和促进临床合理用药的专业指导文件。处方集所遴选的药品品种涵盖了国家基本药物目录、国家医保药品目录中的全部药物和其他一些常用药物，基本满足了临床常见病、多发病及重大、疑难、复杂疾病抢救、治疗的需要。

药品集类如《新编药物学》、《中药大辞典》等。《药物治疗处方手册》为标注了妊娠用药分类的药物手册，对孕妇用药具有重要参考价值。

《马丁代尔药物大典》详细介绍了世界各国药典收载和未收载的药品的适应证、药动学、药物相互作用、用量等。

《默克索引》可以查到万余个化学物质的普通名称、标准化学名称、结构式、理化性质、专利号以及重要的参考文献。

《注射药物手册》由美国卫生系统药师协会出版，书中以表格形式提供各种药物配伍、稳定性、给药途径及规格等资料，查阅方便。

《医师案头参考》是美国市场上常用处方药说明书汇编，具有较大参考价值。

《国家基本药物处方集》针对新版药物目录而编写，主要指导临床科学诊疗、合理用药、规范处方行为。

《中华人民共和国药典临床用药须知》由国家药典委员会组织编写，对指导合理用药有较大参考价值。

2. 学术期刊

学术期刊是药学信息的主要来源，也是辞书等二手文献的来源。尽管杂志设有级别之分，但受地域影响，每种杂志的刊登重点不尽相同，实际上是一个信息的初步分类，但又互有交叉，为信息的检索增加了困难。我国目前药学期刊有 60 多种，如《药学学报》、《中国药学杂志》、《中国药理学报》、《中草药》、《中国医院药学杂志》、《中国新药与临床》等杂志，发表论著各有侧重。国外有关药学期刊的数目就更多了，如"Clinical Pharmacology and Therapeutics"、"J. of Clinical Pharmacology"、"Therapeutic Drug Monitoring"等。

《中国药学年鉴》是系统反映我国药学领域各方面发展和主要成就的药学学科年鉴，内容涉及药学研究、药学教育、药物生产与流通、医院药学、药政管理、药学书刊、药学人物、学会及学术活动等。

3. 常用药学数据库

（1）在线数据库和药学应用软件 由于更新快且便于搜索、使用、携带，因而发展较快。

《MCDEX 合理用药信息支持系统》（四川美康公司开发），收集了国内外各种药品的基本信息、药品说明书、药物专论、药物相互作用、注射剂配伍信息，还收录了国内外多种临床实践指南供医师、药师参考。

《PASS 合理用药信息监测系统》是一款用药实时监测系统，可实现处方自动审查、医药信息查询功能，帮助医师、药师等临床专业人员在用药过程中及时掌握和利用医药知识，促进临床合理用药。

其他类似软件有《临床药物咨询系统》、《药物咨询及用药安全监测系统》、《处方审核与点评系统》、《抗菌药品使用分析及控制系统》等，这些软件紧扣卫生行政部门政策，极大方便和规范了临床医师的处方行为。

（2）文献数据库 随着移动互联网时代的到来，可以从很多专业数据库获取药物信息，表 6-1 列出目前常用的中、外文数据库及其文献收载特点。

表 6-1　常用数据库的文献收载特点

常用数据库	文献收载特点
中国生物医学数据库（CBM）	文摘型数据库，提供类似 Pubmed 的主题词检索功能，文献收载覆盖面最为全面，查全率和查准率较为理想
中国期刊全文数据库（CNKI）	全文型数据库，收载标准较为严格
重庆维普信息数据库（VIP）	全文型数据库，以关键词检索
万方数字化全文数据库	全文型数据库
Pubmed/Medline	提供包括医学、公共卫生、护理学、药学及生物医学等临床科学的文献摘要，免费提供部分全文或指向全文的链接
荷兰医学文摘（Embase）	与 Pubmed 收载的文献有较多重复，但在药事管理等方面有许多独家文献资源
国际药学文摘（IPA）	主要侧重药物临床和技术信息、药学实践、药学教育、药学和药物的相关法律等方面，而在药理学、临床药理学方面文献较少
美国化学文摘（CA）	世界最大的化学文摘库，涉及的领域极广泛，包括化学、化工、药学、医学、毒物学、生物学甚至物理学、冶金学等诸多方面

免费网上检索 Medline 数据库 http://www.ncbi.nlm.nih.gov/sites/entrez 虽然不是药学专业网址，但 Medline 是世界上最大的生物医学数据库，Medline 是美国国立医学图书馆

(national library of medicine，NLM）编辑出版的国际综合生物医学信息书目数据库，是当今世界上最大也是最权威的生物医学文献数据库。它收录了1965年以来世界70多个国家和地区出版的3900余种生物医学核心期刊的文献题录和文摘，累计文献量已达1200万篇，并以每年40万条记录递增，88%的文献原文是英文，76%的文献有英文摘要。涉及的主要学科领域有：基础医学、临床医学、护理学、口腔医学、兽医学、卫生保健及预防医学等。

4. 一些常用的药学信息官网

（1）政府网站 如国家食品药品监督管理总局（CFDA）（www. cfda. gov. cn）、国家卫生和计划生育委员会（www. nhfpc. gov. cn）、国家疾病预防控制中心（www. chinacdc. cn）、国家中医药管理局（www. satcm. gov. cn）、国家知识产权局（www. sipo. gov. cn）、美国食品药品管理局（FDA）（www. fda. gov）、世界卫生组织（WHO）（http://www. who. iht）、美国国立卫生研究院（NIH）（www. nih. gov）、欧盟药监局（EMA）（www. ema. europa. eu）等，提供各国药品政策法规、不良反应通报、重大疾病或流行病发生情况等信息，是查询官方权威数据信息的重要来源。

知识链接

如何在 FDA 网站检索信息

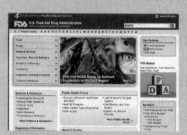

FDA 主页中间上方是图片新闻，左侧为食品、人用药品、生物制品、医疗器械、兽药、化妆品、毒理等图标链接。各个页面均有搜索引擎，可以方便、快捷地查阅到所需信息。FDA 网站是利用关键词条件查询，例如，①在 Search 对话框中输入欲查询的关键词、句，即可得到相关的匹配信息，也可利用"Advanced Search"，再次输入相关词可缩小搜索的范围，如输入 Pharmcokinetic(药动学)便会显示与检索药物相关的药动学内容。也可搜索某一时段 FDA 上公布的信息，利用数据库或站外搜索。FDA 网站由于内容更新较快，所以不同时间查询相同相关词，会得到不同数量的信息。②单击"A-Zindex"，进入字母索引网页，选择一个字母，便会显示以此字母开头的 FDA 网站主页，如 Adverse Reaction(不良反应)，AIDS(艾滋病)，就可以看到有关的最新研究进展。

（2）药学专业相关网站 如中国药学会（http://www. cpa. org. cn）、中华中医药学会（http://www. cacm. org. cn）、中国医药信息网（http://www. cpi. gov. cn），可免费检索，提供最新的医药数据，信息量大，而且更新速度较快。New Drugs or Indications（http://www. pslgroup. com/newdrugs. htm）提供国外医药界新闻和新药信息等。

网上处方药物索引（http://www. rxlist. com/script/main/hp. asp）是美国的一个处方查询网址，其数据库包含有5000种以上的药物，并列出每年度美国市场使用频率最高的200个药物，占美国处方中处方药出现频率的2/3，具有一定的用药合理性、综合分析及指导意义。这个网站的特点是药学信息资源广泛、丰富。输入关键词可获得全球范围内的有关文献摘要。

PharmWeb（http://www. pharmweb. net）是1994年第一个在 Internet 上提供药学信息服务的机构。PharmWeb 由国际专门组织利用最新的 Internet 技术向患者和保健专家提供高质量的信息服务。PharmWeb 网页上有药学方面重要的网点，其索引按字母顺序列出了有关药学、生物学、化学、教育、杂志、医学、制药公司、世界各国的药学网、出版物、药学院校等 167 个与药学有关的网点，用户可根据需要很方便地连接上，检索所需信息。

美国临床药理及治疗学会（http://www.ascpt.org）、美国药剂师协会（http://www.ashp.com）、虚拟药房（http://www.virtualdrugstore.com）等也提供大量药物信息。

第二节　药学信息的获取

一、药学信息的获取途径

随着药学的发展和信息获取工具的增多，特别是随着计算机软件技术和计算机网络技术的迅猛发展，信息的更新速度也正在以几何倍数增长。因此，如何在第一时间快速准确地获得药学信息显得尤为重要。药学信息的获取能力已经成为药学人员的基本技术要求，在日常工作中，药学人员可以结合多种方法获得可靠的药学信息，为临床服务。

1. 正确认识药学信息的收集途径

由于当前信息量的迅速增长以及目前技术条件的限制，没有一个检索工具能够涵盖所有的网络资源，也没有一种检索工具能够达到人脑逻辑思维判断能力。所以，只凭借某一种收集方法得出的信息是不准确的，需要综合、科学地选择各种检索工具，对得出的结果做出客观的分析，才能更加快速、准确地得到查询结果。

2. 明确药学信息收集的目的

药学信息获取途径的选择是信息收集的一种需求，没有需求就没有信息的收集，所以明确信息收集的目的是首要的问题。如果是对患者用药的一般性解答，可以通过自己的专业知识或者网络快速地获得信息，甄别信息的可信度后，第一时间反馈患者；如果是对临床用药的解释，就应该查阅药品的说明书、查阅药典、查阅相关文献和指南、在互联网上收集药品的最新信息，对相关情况做到全面的了解，再得出结论。灵活掌握检索方法，达到检索目的。

3. 常用药学信息搜索途径和技巧方法

（1）通过药品说明书获取药学信息　药品说明书是指导医生和患者安全用药的依据和管理规定，其内容包含安全有效地使用药品的全部信息。因此，其在药学信息获取工作中的地位是不容忽视的。在处理临床的一些药学事件（如药品不良反应等）时，首先要参考说明书，掌握该药的相关药代、药动学特性，掌握药品的用法用量以及说明书已经注明的不良反应。

（2）通过各种工具书获取药学信息　药学工作者要在第一时间全面地掌握药品的相关信息，但工具书的出版有着一定的滞后性。因此，要经常了解新的工具书出版情况，特别要注意国家权威机构比如国家卫生部、药典委员会等相关部门发布的文件和出版物。

（3）通过计算机软件获取药学信息　在利用传统工具的同时也要借助于现代的方式方法来获取药学信息，但是也应该注意到无论是软件还是网络都存在着收集信息过于机械、后台数据库信息不够准确的特点。所以，在利用这种先进方式进行药学信息收集时要多权衡，避免出现严重的错误。作为辅助工具，计算机软件可以快速帮助我们找到相关信息，方便快捷。例如大家所熟悉的 PASS 系统（美康、大通等），它涵盖了整个药物治疗过程，在医生工作站可以借助软件系统查阅药品说明书等相关信息，查询药物配伍、不良反应情况，在药师发药窗口提供了警示信息，提醒药师正确发药，在临床药学室还可以加装与药品使用相关的监测、查询、模拟软件（中心审方系统或临床药师工作站等）来更好地组织药品的使用信息和存在的问题。同时药师要在实践工作中多注意利用软件系统解决问题，并注意软件在运行过程中存在的问题，积极协调软件公司对软件进行改进，获得更加准确的药学信息。

（4）通过互联网获取药学信息　互联网具有巨大的覆盖面和其他媒体不具备的诸多优势，在获得世界药学界最新信息方面，为人们提供了一个巨大的信息资源库以及快速获取和传递信息的手段。进入 Internet 网络以来，人们尝试各种途径搜索与药学专业相关的内容，获得了大量的资料，使人们感受到网络查询不仅方便，而且还能获得时效性很高的动态信息，读到许多专业电子版杂志，并能通过 E-mail、MSN、QQ、微信等各种信息工具和国内外同行进行广泛交流。同时人们也感到，面对浩如烟海的资源库常不知从何下手，要想快速、准确地获取信息需要一段时间的摸索，这势必造成时间和费用的浪费。充分利用 Internet 丰富的资源，快速准确地发现和取得对自己有用的知识和信息，成为人们必须解决的问题。

（5）通过实践交流获取药学信息　药师深入临床参与临床药物治疗正在成为医院药学工作的重要内容。通过在临床中观察药物的反应，疗效评价，可以了解药物的选择、药物的使用、药物的疗效、用药后的反应和处理方法、并发症的治疗等，把这些有价值的资料记录下来，是其他信息源难以找到的药学信息。同时，直接与医师、护士的交流，也可以学习到很多他们所掌握的药物信息，以充实自己的知识。

（6）参加学术会议、继续教育讲座　参加学术会议、专题报告会和继续教育讲座是获取药学信息的重要途径和更新知识的好机会，也是获取新信息的渠道。从上述活动中，可以了解某个专业领域前沿的情况和专家对某个问题的深刻理解。将这些信息收集起来，可以弥补参考书、期刊的不足，因为其中可能有些信息是从其他地方得不到的。

（7）从生产企业药品推销人员处获得具体药品品种的信息　药品生产企业拥有所生产品种的有关信息，有些信息是它所特有的，很难从其他地方获得，特别是一些新药的资料，可以通过药品推销人员得到。

二、药学信息的快速获取方法

要想快速获取药学信息最便捷的方法就是请教资深药师、专业人员和利用互联网，网上信息查询最常用的方法有浏览、分类检索、关键词检索及分类目录加关键词检索等。

1. 浏览

浏览虽然能够像走进图书馆一样寻找所需的信息，但往往针对性差，面对数量庞大、分散、不断更新的信息，导致浪费很多的时间。所以能够充分了解、掌握信息来源，直接进入查询信息系统，是一个方便快捷的好方法。例如，欲了解有关管理法规，可直接进入"国家食品药品监督管理总局"网站（http://www.cfda.gov.cn），定期查阅所需信息。如果不能准确判断消息来源，可采取常用公式 www. 公司名 .com 去检索查阅所需信息。常用的域名后缀为：ac（学术网）、com（商用网）、edu（教育网）、gov（政府网）、mil（军事网）、net（公共网）、org（社团网）、info（信息服务机构）等，以及国家域名代码如中国为 cn。

2. 分类检索

分类检索的最大优点是，简单方便，无需输入文字。在检索目的明确时，通过类目链路层层点击，直接进入如健康、卫生、医学的类目下，通过分类系统查询药学网站，检索信息。

3. 关键词检索

关键词检索是目前最快速、最方便、最常用的检索方法，也是搜索引擎提供的最基本的功能。当无法确定所要搜索的信息类别时，使用关键词检索，是最为快捷的。关键词检索的首要问题，是准确选择关键词和确定与检索词之间的逻辑关系。根据搜索工具的要求将关键词输入到搜索框中，按下搜索按钮，由数据库自动寻找符合条件的信息，其是以相关性程度由高至低降序排列，便于查看，这一检索方法针对性强，缩小了查询范围，往往获得比较有效的检索结果。

4. 分类目录加关键词检索

查询可先使用分类目录，初步限定搜索范围后，再运用关键词检索，节约时间，缩小检索范围，提高检索精度。利用以上检索方法获取信息线索后，可灵活运用图书馆查询、网上获取原文，网上数据库订购或以 E-mail 的方式索取。

5. 检索结果的分析处理

由于 Internet 上的信息资源浩繁，检出的结果有时多达几十条，甚至成百上千条目。针对这一情况几乎所有网上检索工具都提供了"对检索结果进行相关性排序"的功能，自大至小成降序排列，相关性大的排列在前面，因此，通常只需阅读前面的检索结果即可。当搜索结果不够准确时，可检查关键词的拼写、组合是否有误，如果还不成功，则应更换另外的引擎进行。

三、药学信息的分类整理

药学信息的分类方法不是固定的，可以根据自己的习惯和使用方便的原则进行分类，关键是在需要的时候能迅速找到自己所要的信息。建立数据库无疑是目前比较好的方法。有了互联网的支持，可以在任何时间任何地点很方便地对信息进行共享、更新和检索。但不论基于哪种分类方法，都必须对信息的来源加以说明，以便必要时可以追根溯源。

从药学信息的来源属性上可以大致分为如下几类。

1. 药物的基本信息

以药品说明书为准包括非专利名称、成分、药理作用、药理类别、适应证、不良反应、药物相互作用、注意事项、用法用量等多达十几项内容，特别是近年来一些药品的名称、规格更改的信息，也应详细记载，使"一药多名"现象便于查询。

2. 生产企业的相关管理文件

这些文件可以充分了解、掌握生产企业的研发能力、生产能力、资金状况、质量控制标准，临床二期、三期实验过程，论文数据等详细情况。虽然生产企业的相关管理文件不会直接指导临床用药，但它与药品的质量和价格直接相关。我国药典虽未将药物含量的均一性做出详尽规定，但发达国家的含量均一性试验反映出生产企业不同，质量控制能力不同，药品的质量与药理作用强弱、不良反应发生率表现出一定的相关性。首先在进院使用决策上，就会得到较好的政策性制约。

3. 药物使用情况

在医院应用药物的过程中，定期搜集验证药理作用的病历进行总结性分析，定期分析本机构药物使用情况，进行回顾性分析，评价本机构所使用的药物的临床疗效与安全性，提出淘汰药品品种意见；对从本院及杂志论文等各个渠道搜集的不良反应个案报道，进行文字整理后按品种分别归档，便于临床医生及临床药师查询。

4. 药物临床专家论证

虽然生产企业提供了比较详细的实验数据，但应用的样本量会由于上市时间较短而不够充分。特别是慎用、禁用群体的循证医学的临床观察，个体差异较大的病历难以简述清楚。而临床专家的充分论证则会较好地填补这一不足。

5. 网络、期刊和临床获取的药物信息

特别是由临床药师根据以上搜集的资料，撰写用药指导。包括：药理作用特点、针对不同类型人群提出剂量与用法、药物相互作用、提出合理地联合用药方案、医护须知、用药禁忌，并在相应的业务学习中指导药师、临床医师进行学习，熟练掌握，成为药师在调剂发药过程中，给患者提供准确、简捷用药指导的理论依据。

四、药学信息的评价

当资料收集工作完成后，面对大量的数据可能会感到沮丧，相关信息如此之多，哪些才是真正用得上的？哪些是辅助参考的？哪些是毫无价值的？所以人们必须对所获得的药学信息进行评价，去芜存菁才能把合适的药学信息提供给合适的对象。

1. 药学信息评价的一般规则

（1）药物的毒性　药物的毒性包括了药物的毒理知识、副作用、有害的相互作用等方面的信息，是药物安全使用必须掌握的，对这类信息应当高度重视，只要在文献中有报道，就应特别留意，不要轻易忽视。

（2）文献来源的权威性　权威的参考书、期刊等文献来源是长期高水平、高标准研究和编辑要求而形成的。在评价药学信息时，有必要确认信息的文献来源，一般来源于权威的信息源可信度高。

（3）药物的选择　治疗同一种疾病往往有多种药物可供选择，这时重点是评价价格、药品品质、治疗效果等，要搞清楚各种药物的优缺点。治疗目的和病人的状况也是影响选择的因素。

（4）新药　对于在国外仍处于临床研究阶段，而国内已批准上市的新药，要特别注意。使用时应特别谨慎，密切监测临床的使用情况，并对照有关信息评价效果和不良反应与资料上的是否吻合。

（5）不同厂家生产的药品　商品名称不同的同种药物，一定要掌握它们的品质情况。同时，要清楚药品的成分，同物异名的情况很多，价格差别有时也很大，医生、病人常常需要对其进行了解。

（6）信息的不足　经过查询所有的资料，发现信息掌握不充分时，使用药品要谨慎，密切监测病人的用药反应。

2. 药学信息评价的要点

（1）目的性　一般来讲，第三方药学信息提供机构或其他权威机构供给的药学信息在科学性、全面性和准确性方面较高，如国家食品药品监督管理部门批准和提供的信息可靠性高，其职责和义务就是要将科学、准确的信息提供给医疗人员和病人。商业提供的信息常常有倾向性，不能将医药代表视为药学信息源和作为临床治疗的依据。

（2）新颖性　药学信息的新颖性实际上是药学信息服务存在的理由所在，是药学信息的基本要求。考察信息的新颖性主要是观察信息的出版和报告时间，特别是那些定期修订出版的信息源值得信赖，可提供最新的药学信息。

（3）客观性　药学信息的客观性是最重要的，一个药学研究的完成，往往与研究机构、研究人员、经费、研究时间有很大的关系。权威的、有影响的研究机构，有经验的研究人员完成的研究报告值得信赖的程度高。有些研究需要大量的人力、物力和时间的投入，从其研究报告中可以观察出它的客观性。作者的分析方法、手段、价值观和研究报告的逻辑思路也是观察客观性的方法。只有以科学、公正的态度和符合逻辑的、合理、可行的方法才能发现事物的真实情况。一个完整的研究报告应当包括摘要、研究方法、研究对象、范围、采用标准、问卷样本、统计方法、结果和结论等。总之，完整的研究报告才有高的可信度。

（4）准确性　药学信息的准确性是与客观性相联系的，只有客观的，才可能是准确的。评价结论的准确性，主要观察研究的客观性如何，论据是否充分，结论是否符合逻辑。

（5）全面性　药学信息的全面性主要是针对不同的信息源来评价的。例如，一本药物手册，所收载的药品品种的数量就是观察其全面性的指标，品种越多全面性就越好。不同的信息源，观察全面性的指标不一样，有些是信息源收载或查询的期刊的数量多少，有些是病种的多少等。对一个研究报告不要过分追求其研究的全面性，有时只要能搞清楚一个问题或一个问题的某个方面就不容易了。

3. 循证药物信息是评价药物信息的重要手段

循证医学的一些方法，对评价药学信息的质量也是很有帮助的，如 Meta 分析法。对很多药学专业人员来说，获得信息并不太困难，重要的是要有合适的方法、有效率地接触到所需要的关键信息，并使用在临床实践中。循证药物信息伴随着循证医学的发展而发展，它是以多中心、大样本、随机、双盲、对照的临床试验为主体，以现代高效、准确的数理统计手段，对药物疗效作出客观评估而得到证据充足的药物信息。美国药典信息开发部将药物适应证或禁忌证的信息分为五类三级，具体如下：

五类——A 类有良好的证据支持；B 类有较好的证据支持；C 类缺乏证据支持；D 类有较充实的证据反对；E 类有充分证据反对。三级——一级证据来自至少一个适当的随机对照试验；二级证据来自至少一个未随机化，但设计完善的试验；三级证据来自权威的临床经验为基础的意见、描述性研究或专家委员会的报告。

但现阶段相关资料还比较少，信息来源带有一定局限性，大量的药学信息来自网络，信息的质量和可信度良莠不齐，如何分析整理深度挖掘成为了药学信息服务的重要环节。

第三节　社区和药店的药学信息服务

一、社区药学信息服务

（一）社区药学信息服务的意义

1. 患者诊治过程的必要补充

在医院医生工作量大，患者与医生、药师接触的时间较短，新药的品种不断增加，医师已难以全面掌握各种药物使用及其配伍；患者有依赖医院和医师的习惯，自我药疗的意识比较薄弱；药物具有治疗作用与不良反应双重性；我国国民群体文化程度还不高，能读懂并完全理解药品说明书的人并不多，这就为药物的使用留下了隐患，同时也为药学服务的存在和发展提供了基础，因此社区药学信息服务对提高医疗质量，减少药物不良反应（ADR）的发生，起到积极的作用。

2. 提高居民用药安全性，减少资源浪费

药品的不合理使用不但增加了病人的经济负担，而且有时还会造成机体上的药源性损害，造成资源浪费。通过药学服务可以引导公众合理、安全用药，提高公众自我保健、自我药疗的水平，提高公众的整体身体素质，减低患病概率，降低医疗费用，节约资源。社区药师应根据病人用药前、后过程和环节，做到以病人为中心，以社区药学服务为基础，以全程化药学服务为主线，探索社区病人合理用药以及早期干预药品不良反应，使以往以药品为中心转变为以病人为中心，从保障药品供应转变为对病人用药结果负责，从以药物治疗为主转变为预防、保健为目标，从而保证患者用药的安全性，减少资源的浪费。

3. 提升药师自身的社会地位

我国药师的传统工作是调剂和制剂。在传统的医疗模式束缚下，药师无法发挥自己的学识和才智，也就不可能主动提供药学服务。通过药学信息服务提高了患者自我药疗的水平，使患者充分地信任药师，提高药师在医疗行为中的地位。

（二）社区药学信息服务的主要内容

药师在社区医疗服务中的特点就是直接面对病人，其核心工作是合理用药服务，使药品安全、有效、经济、适当地用于社区居民群众。我国目前经济水平较低，人民群众文化程度相对不高，尤其是医药知识相对匮乏，用药存在的安全隐患大，因此社区药学信息服务工作的开展要围绕以下几个方面。

1. 准确定位

要充分认识到为社区居民的健康提供优质药学信息服务的必要性，保持服务的积极性与主动性，在与群众沟通和药学信息服务中做到热心、耐心和关心。在对患者提供服务时，要注意仪表整洁、态度亲切，语言的使用要尽可能避免使用专业性太强的术语，同时还应注意到患者的文化背景和语言习惯，必要时请患者复述自己提出的问题以验证患者的理解程度。

2. 普及基本药物知识，促进合理用药

社区工作中，药师面对的服务对象多为老年人，由于种种原因，会出现患者用药依从性差的现象。因此，药师除了日常按医师处方正确提供药品外，还应对患者提供用药指导，特别是老年人。提高患者用药依从性的主要措施之一就是药师对患者加强用药指导。对于社区居民普遍关心的一些问题，应该加强用药知识的宣传。用药依从性差可能与病人对药物知识缺乏有关。健康教育有助于提高疾病知识的认知度和用药依从性。药物常识宣教是健康教育的重要内容之一。药师可以通过出版药讯、药物的科普知识专刊、板报、开展讲座、座谈等多种形式进行用药知识宣传。药学信息服务应深入社区、家庭，直接面向需要服务的人群，为病人提供有关药物的信息及指导，提供涉及与药物有关的社会健康问题；教育他们按时用药的必要性和重要性，提高病人的用药依从性，向病人提供有关药物的信息，包括所用药品的名称、用药时的注意事项、老人及儿童的正确给药方法、怀孕期和哺乳期谨慎用药问题、用药与食物的关系、不可随意增加或减少药量、不能随便使用代用药或停服药、液体制剂的正确使用、注意某些药物可能影响正常工作、妥善保管家庭备用药品以及关于药物的批号、效期、新药介绍、药品价格信息等，还要告诉病人药物可能出现的不良反应以及应急的处理方法。

3. 提供计算机网络系统

开展药学信息服务通过计算机网络可以提供各种咨询服务，加强与医护人员的联系、沟通，既可对医师处方进行分析，查找用药时的不合理之处，又可通过网络及时与医护人员沟通，提高医护人员对合理用药的重视程度。同时不断介绍新药信息、药物的不良反应、相互作用、抗生素的应用、输液配伍的要求以及药物中毒、过敏等的抢救措施，也可对药品的采购供应、储存等各个方面为医务人员提供信息，以保证患者用药安全有效。

对社区居民特别是老年病患者，建立健康档案，包括个人基本情况、所患疾病、历次的诊断指标、所用的药物及用法用最以及治疗后的情况等。根据患者的这些资料，药师可以为其提供用药指导，极大提高药学信息服务的效率。

4. 提高药学信息服务的能力和水平

药学信息服务质量的优劣取决于服务能力和业务水平。不断提高药师的业务素质，是做好社区药学信息服务的根本保证。社区服务具有专业性，它是以人的健康为中心，以妇、幼、老年人、慢性病患者以及残疾人为重点的基层卫生服务，具有较强的专业性和技术性。这就要求药师根据社区居民疾病的特点，掌握一些专业知识：可以看懂化验单，可以为患者解释一些基本的检验数据的临床意义，并对"三高"症、骨质疏松等老年常见疾病的临床诊断指征、用药知识熟练掌握，并熟悉非药物治疗的保健工作，使药师成为最讲职业道德和诚

实、正直的职业之一，使药师以良好的服务成为社区公众的家庭药师。

二、药店药学信息服务

1. 药店开展药学服务现状

发达国家药店行业的发展已经到了专业药学服务的时代，他们的今天就是我们的明天。国内药店的竞争模式也逐步从简单的商品、价格竞争，发展到综合性服务竞争，其中药学服务的作用开始体现出来。政府管理部门引导企业自律、强调药师的作用，药品法、药品流通管理办法、GSP 规范等法规在制定和修订过程中不断强化药师的地位和作用，这将极大地促进药学服务的发展。倡导优良药房、药师的作用和自我药疗教育的发展，为药店行业提供了药学服务的标准和规范，这都将会加快药学服务时代的来临。

2. 药店开展药学服务的形式

包括药店内部服务、社区服务、网络服务，让百姓与药师交流更方便。药店内部服务包括：顾客用药咨询、建立药历、健康知识讲座、跟踪顾客用药并及时提供建议和意见、向管理部门提供信息等。为顾客提供经济性药物是药学服务在营销阶段的主要任务，什么是好药，当然是能治疗或预防疾病的药物，但同一病症，可供选择的治疗方案也会有多种，与此相对应的可供选用的药物也同样会有多种。药店药师的专业水平尽管很重要，但如果不顾及顾客的经济承受能力，一味推荐新药、特药或是高价药，顾客也会很难接受的。这就要求药学技术人员掌握药物经济学研究的方法和步骤，有能力对所有备选治疗方案进行成本与效益、效果、效用等方面的综合分析，从顾客的角度考虑和解决问题，既要做到对症荐药，又要做到质优价廉，为顾客节省费用。社区药学信息服务包括社区健康知识讲座、药师咨询活动等；网络药学服务包括通过网站进行的在线药师咨询、药师专业论坛、电子药历等。通过专业药学服务，不但培养了忠诚的顾客群体，建立起自身独特的核心竞争力，同时也为改善药店行业的社会形象做出贡献。

第四节　构建医院药学信息服务平台

医院的药学信息服务是整个社会药学信息服务的主体，它的服务质量直接影响全社会的合理用药水平。如何在新医改背景下开展全方位的药学信息服务，拓展药学信息服务的深度和广度成为医院药学工作者迫切需要解决的问题。特别是如何利用医院在资源方面的优势提高社区基层医疗机构的药学服务水平，促进全民合理用药素养的形成也是新医改必须解决的问题。

一、概述

1. 药学信息的传递方式

要想开展好药学信息服务，就必须明确药学信息的传递途径，才能减少信息传递过程中可能出现的人为差错；同时建立反馈系统，不断丰富和完善药学信息资源库（图 6-1）。

2. 药学信息服务对象的定位

药学信息的服务对象涵盖所有人群，不同的对象有着不同的需求。每个药学工作者对自己的服务对象和服务能力必须要有清醒的认识，针对不同服务对象提供个性化药学服务是其努力的方向。以医院的药学信息服务为例，服务对象形成一个金字塔形的用户结构（图 6-2）。

二、药学信息服务平台建设要点

随着信息技术的快速发展，建设药学信息服务平台成为一种必然。由于地区发展不均衡

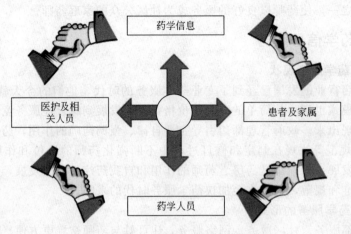

图 6-1　药学信息传递途径

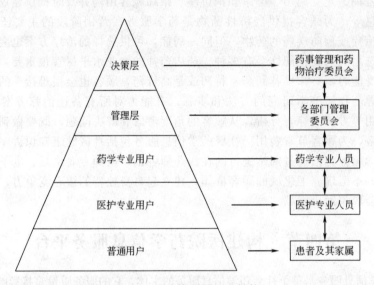

图 6-2　金字塔形的用户结构

药学信息服务平台的建设也呈现多元化格局。就目前而言，采用多平台（互联网、局域网和广域网）和多系统（分布式、客户/服务器）的构建技术，建立以 WEB 服务方式为主的药学信息服务平台是当前较为成熟的方案，同时可以利用该平台拓展成医院药事管理的信息化系统。

> ### ◢ 知识链接
>
> # WAP
>
> 　　WAP（Wireless Application Protocol）为无线应用协议，是一项全球性的网络通信协议。WAP 使移动 Internet 有了一个通行的标准，其目标是将 Internet 的丰富信息及先进的业务引入到移动电话等无线终端之中。WAP 定义可通用的平台，把目前 Internet 网上 HTML 语言的信息转换成用 WML（Wireless Markup Language）描述的信息，显示在移动电话的显示屏上。WAP 只要求移动电话和 WAP 代理服务器的支持，而不要求现有的移动通信网络协议做任何的改动，因而可以广泛地应用于 GSM、CDMA、TDMA、3G 等多种网络。

　　服务人员管理模块主要把参加药学信息服务的各种不同专业、不同层次的人员信息和服务内容进行电脑化管理。信息发布模块主要以综合信息、药学专业信息、用药常识、不良反应发布为主，通过 WEB 或 WAP 平台就可以轻松获取，内容涵盖所有服务对象。互动平台主要为信息供求双方提供一个交流的媒体，即使通过 WAP 平台也可以实现互动功能。药物手册及相关数据库有限制开放。由于很多数据的个性化比较强，所以部分数据库只对专属用户开放。同样药物手册及相关数据库也可以通过 WAP 平台查询，同时可以通过移动平台的建设，实现短信互动：本地系统支持模块主要根据本单位特点和需求，通过和本单位电脑系统的无缝连接，实现数据的有条件共享，并提供嵌入式服务。拓展服务支持模块要根据服务对象的不同需求适时建立相应的服务支持模块。比如可以通过建立患者的药历数据库为基础，以医院的 HIS 系统（包括 PIS 药学信息系统、LIS 检验信息系统、PACS 影像传输系统和 CIS 临床信息系统）为辅助支持系统，利用 WEB 服务的方式，实现数据库之间有条件地共享。后台管理模块是信息服务平台的核心，所有信息流的传递、用户的管理、统计功能、功能扩展都需要通过后台管理界面来完成，所以在设计时要充分考虑扩展性和操作的直观性。药学信息 WAP 平台的建设是为适应当今通讯发展要求，随着无线通讯协议的广泛运用和手持通讯设备的快速发展，随时随地获取专业的药学服务成为可能（见图 6-3～图 6-7）。

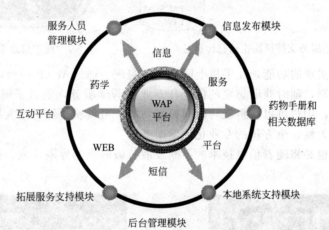

图 6-3　网站的主要结构功能模块

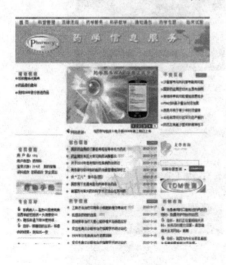

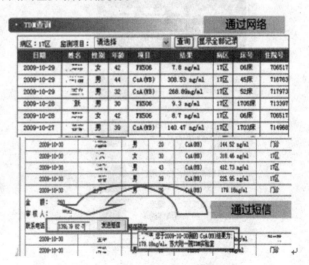

图 6-4　药学信息服务网站主页　　　　　图 6-5　TDM 数据多途径传递

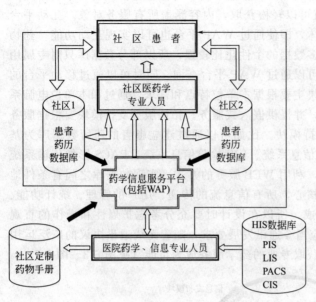

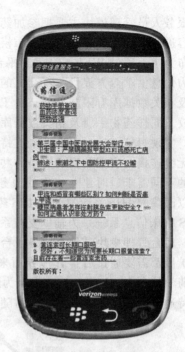

图 6-6　社区药学服务支持模块中信息传递过程　　　　图 6-7　药学信息手机服务平台

　　电脑网络能够实现的功能，在手机上同样能够实现。通过 WAP 平台，用户几乎可以不受场地和设备的限制，随时获取想要的信息和专业的药学服务，随时了解自己的用药情况。通过安装定制软件，用户可以获得服药时间提醒功能；可以获得针对本人用药情况的个性化指导，真正实现全天候、全方位的专业化药学服务。

　　药学信息服务也必将随着信息技术的不断发展打破时空的界限，成为整个医疗体系不可或缺的一部分。

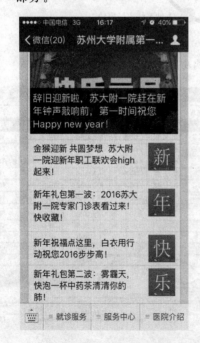

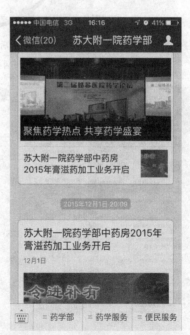

图 6-8　某医院药学服务 APP 端

三、新媒体在药学服务中的运用

对于新媒体大家并不陌生，联合国教科文组织对新媒体下的定义是："以数字技术为基础，以网络为载体进行信息传播的媒介。"随着智能手机的普及运用，从手机获得信息和服务已经成为一种常态。新媒体就是能对大众同时提供个性化内容的媒体，同时又具备了低成本、传播更新速度快、无地域限制、多媒体互动等特点，它的这些特性顺应了当前个体化药学服务的需求。如何利用新媒体提高全社会合理用药水平成为了当下药学信息服务的热点。微信、QQ 等各种 APP 的广泛使用，使多媒体信息的推广、点对点的服务、互动交流通过智能手机不仅成为了一种时尚，更成为了许多人生活中不可或缺的一部分。微信群、QQ群、微博、微网站已经成为很多人社交、获取信息的主要渠道。微信公众号、微信企业号更是许多单位、部门展示形象、内部沟通的新载体（图 6-8）。

随着互联网＋这种新业态的发展，也为药学信息服务拓展了空间。智能药盒、智能血糖仪、智能隐形眼镜等融合了新的信息技术的产品为实现远程实时监测指导提供了技术支撑，为实施个体化药物治疗创造了有利条件。

学习小结

快速准确获取药学信息是药学生必须掌握的一项基本技能。学习本章，应熟悉药学信息的定义、分级，掌握药学信息服务的具体内容，熟悉常用的药学信息来源及获取药学信息的途径和方法，了解信息的评估和合理使用，以及医院、社区和药店药学信息服务的主要内容。为了提高学习效果，建议同学们充分利用学校图书馆资源、网络资源，查询相关图书、学术期刊，浏览常用药学数据库、药学信息官网，以提高获取药学信息和判断药学信息的技能。

思考与练习

一、A1 型题（请从中选择一个最佳答案）

1. 药物信息咨询服务的核心是（　　）。

A. 为制定医院处方集提供药物信息

B. 为制定标准治疗指南提供药物信息

C. 为一类患者的用药治疗提供药物信息服务

D. 为某一位患者提供有关药物使用的信息服务

E. 以循证药学的理念为临床提供高质量、高效率的信息，帮助解决患者的用药问题

2.《中国国家处方集》有别于其他药学综合信息的是（　　）。

A. 覆盖临床常见的近 200 种疾患

B. 采取"以病带药"的方式编排

C. 分为中药卷、化学药品与生物制品

D. 以优先使用基本药物为药物治疗方案提出选药原则

E. 是国家规范处方行为和指导临床合理用药的法规性和专业性指导文件

3. 一级信息源资料最突出的特点是（　　）。

A. 提供的信息最新

B. 内容广泛、使用方便

C. 提供的信息丰富、翔实

D. 查阅时需要利用所提供参考文献去验证

E. 有的还能提供疾病与药物治疗的基本知识

4. 下列药物信息源中，国家食品药品监督管理总局网站是（　　）。

A. http://www.cmt.com.cn

B. http://www.nstl.gov.cn

C. http://www.cfda.gov.cn

D. http://www.wanfangdata.com.cn

E. http://www.ncbi.nlm.nih.gov/pubmed

5. 下列哪个不是药学信息服务的基本内容。（　　）

A. 向病人、家属、健康工作者和其他人员提供药学信息服务

B. 以疗效、安全性、费用和病人因素为科学依据，建立和维护处方集

C. 为患者配发药品并对药品的使用进行评价

D. 对医师、药师、药学学生和其他健康工作者进行教育和培训

E. 收集药品不良反应并上报

6. 下列哪个是药物信息的新的发展方向。（　　）

A. 循证药物信息　　　　B. 天然药物信息　　　C. 医院药物信息

D. 临床药物信息　　　　E. 化学药物信息

7. 药学信息的服务对象是（　　）。

A. 医护人员、患者及家属、药学专业人员、管理人员

B. 所有人群

C. 药学人员

D. 药学人员、医护及相关专业人员、患者及家属

E. 患者

8. 实施药学信息服务的媒介有（　　）。

A. 电话、网络、短信

B. 网络、电话、当面咨询、短信以及报纸、杂志、广播、电视等其他媒体

C. 短信、报纸、网络、电话

D. 报纸、杂志、电视、广播、网络、短信

E. 专业网站、教科书、卫星电视等

二、B1 型题（请从中选择一个与问题关系最密切的答案）

第 1～4 题

A. 一级信息源　　　　B. 二级信息源　　　C. 三级信息源

D. 四级信息源　　　　E. 互联网信息

1. 提供信息不全面，一般需同时使用几种检索工具是指（　　）。

2. 单一试验提供信息，其结果或结论有误将误导读者是指（　　）。

3. 有时需要利用所提供的参考文献去验证信息的正确性是指（　　）。

4. 方便获取许多药物信息，但是这些信息质量良莠不齐是指（　　）。

第 5～7 题

A. 对问题进行确定并归类

B. 随访了解效果，并建立档案

C. 对查阅的资料进行评价、分析和整理

D. 形成答案并以口头形式提供给询问者

E. 了解问询人一般资料及询问问题的背景资料

5. 对药物信息服务工作会大有裨益的是（　　）。

6. 能显示药师文献评价能力和技巧的是（　　）。

7. 可了解工作效果并为之后的工作进一步完善的是（　　）。

三、X 型题（从五个备选答案中选出两个或两个以上的正确答案）

1. 下面哪个描述是正确的。（　　）

A. 药学信息是指有关药学的各种知识

B. 药学信息是信息科学的一个分支

C. 药物信息是药学信息的主要内容

D. 药物信息是药物的自然属性，是物质和疾病两方面知识和信息的集合

E. 药学信息是药学与信息学结合的交叉学科

2. 药学信息的快速获取方法包括（　　）。

A. 浏览　　　　　　　　B. 分类检索　　　　　　C. 关键词检索

D. 分类加关键词检索　　E. 检索结果的分析处理

四、简答题

1. 简述药学信息服务的具体内容，以及常见药学信息的搜索途径。

2. 简述药学信息评价的要点有哪些。

实训七　药学信息查询与检索

一、实训目的

1. 掌握常用药学工具书的查询方法。

2. 掌握常用药学资源数据库的检索方法。

二、实训条件

1. 理实一体化教室或模拟药房。

2. 常用药学工具书，包括《默克索引》、《中国药典》等，和网络药学资源，包括 cnki、维普等。

三、考核要点

1. 是否能根据用药实情，运用多种方法和工具收集各类药学信息。

2. 是否能正确使用药学常用工具书与网络药学资源。

3. 能综合各类药学工具书或信息库资料，整理出有条理的药学信息，并能用清晰易懂的语言表达出来。

四、实训内容

任务一：查询头孢克洛的不良反应

利用常用药学工具书和网络药学资源查询头孢克洛的不良反应，整理信息后能讲述主要要点。

任务二：查询青霉素和红霉素能否配伍使用

利用常用药学工具书和网络药学资源查询青霉素和红霉素能否配伍使用，整理信息并阐

述要点。

任务三：查询阿司匹林新的临床用途

利用常用药学工具书和网络药学资源查询阿司匹林新的临床用途，整理信息并阐述要点。

五、实训提示

1. 通过实训，能掌握主要的获取药学信息的途径、方法，知道如何有效整理信息。
2. 熟悉主要的药学信息来源，并掌握一些常用的药学信息数据库检索方法。
3. 能快速准确地获取药学信息，整理并清晰表达要点。

六、实训思考

1. 查询奥美拉唑的不良反应和使用注意事项。
2. 查询"伟哥"的不良反应和使用注意事项。

（程宗琦）

第七章

用药安全

学习目标

1. 掌握药物警戒定义、药物警戒信号及药物警戒的工作内容。
2. 掌握药品不良反应的定义、分类与临床表现。
3. 掌握药品不良反应监测的方法、上报流程、监测报告的范围。
4. 熟悉药品不良反应因果关系评定依据、评定方法。
5. 了解药品不良反应的发病机制、影响因素。
6. 了解引起药源性疾病的因素及常见药源性疾病。
7. 了解药品质量缺陷的分类和识别。

第一节 药物警戒

一、概念

　　WHO 将药物警戒定义为：发现、评价、理解和预防不良反应或其他任何可能与药物有关问题的科学研究与活动。制定药物警戒法规的目的是保护人们用药免受药品不良反应（adverse drug reaction，ADR）的伤害，促进安全合理地使用药品，向患者、医务人员和公众及时提供药品安全方面的信息，促进药品使用的安全性和有效性。因此，在药品上市后开展药物警戒活动是非常必要的，成为世界各国药品监管机构的重要工作之一。

二、药物警戒信号

　　国际医学科学组织委员会（CIOMS）Ⅷ工作组 2010 年发表的《药物警戒信号检测实用方面》报告中，将信号定义为："来自于某个或多个来源（包括观察和试验性）的报告信息，提示干预措施与某个或某类、不良或有利事件之间存在一种新的潜在的因果关系或某已知关联的新的方面，这样的信息被认为值得进一步验证。"

1. 信号来源

（1）被动监测　一般采用的自发报告体系（spontaneous reporting system，SRS）是药物警戒工作的基本方式，也是药品安全性信息和各种不良事件报告的主要来源。我国目前采用的是以国家药品不良反应监测中心为首的全国药品不良反应监测技术体系，该体系是支撑我国药品不良反应报告制度的主要力量。自发报告体系具有监测范围广、迅速、时间长等优点。同时，自发报告体系也存在一定缺陷，其在未知的药物不良事件因果关系评估方面具有不确定性，且漏报问题大，难以定量。

（2）主动监测　主动监测是通过执行预先设定的方案，全面确定不良事件的整体情况。一般来说，在对不良事件个例患者的监测中，主动监测比被动监测系统可获取更全面的数据。定点监测和处方事件监测是两种常用的 ADR 主动监测方法。随着医疗机构信息化的进程，一些医疗机构开始借助优良的信息系统进行 ADR 信号的提取，从而实现快速预警功能，既体现了主动监测的优点，又节约了人力和时间。

（3）专业刊物发表的病例报道　专业刊物发表的病例报道是获取药物警戒信号的途径之一。如 WHO 编发的"Reaction Weekly"，国内的《药物不良反应杂志》等多种医药类期刊均有 ADR 报道。但是，由于病例报告数量有限，且发表时间与病例发生之间的延滞时间较长，其在信号产生中的作用受到限制。

药物警戒信号的产生除了上述几个主要渠道外，还有病例随访、登记等方式。

2. 信号种类

药物警戒信号通过评价后，可将事前检出的信号归为以下几类。

（1）确认的信号——有明确的风险，有必要采取措施以降低风险。

（2）尚不确定的信号——有潜在的风险，需要继续密切监测。

（3）驳倒的信号——并不存在风险，目前不需要采取措施。

第二节　药品不良反应

一、药品不良反应相关概念

1. 药品不良反应

药品不良反应是在预防、诊断、治疗疾病或调节生理功能过程中，在正常用法用量下服用药品所出现的任何有害的和与作用目的无关的反应。药品不良反应包括：副作用、毒性反应、依赖性、过敏反应、致畸、致癌和致突变反应。

药品不良反应是所用药物特有的性质和病人某种决定个体对药物反应方式的先天性和获得性性状之间的相互作用的结果。因此，某些反应主要取决于药物性状（理化性质、剂型、剂量、给药速率和途径），而另一些反应则主要取决于病人的情况（遗传、生理和病理变异），也有一些与两者都有关系。

2. 药品不良反应的报告和监测

是指药品不良反应的发现、报告、评价和控制的过程。

3. 严重药品不良反应

是指因使用药品引起以下损害情形之一的反应：

① 导致死亡；

② 危及生命；

③ 致癌、致畸、致出生缺陷；

④ 导致显著的或者永久的人体伤残或者器官功能的损伤；

⑤ 导致住院或者住院时间延长；

⑥ 导致其他重要医学事件，如不进行治疗可能出现上述所列情况的。

4. 新的药品不良反应

是指药品说明书中未载明的不良反应。说明书中已有描述，但不良反应发生的性质、程度、后果或者频率与说明书描述不一致或者更严重的，按照新的药品不良反应处理。

5. 药品群体不良事件

是指同一药品在使用过程中，在相对集中的时间、区域内，对一定数量人群的身体健康或者生命安全造成损害或者威胁，需要予以紧急处置的事件。同一药品：指同一生产企业生产的同一药品名称、同一剂型、同一规格的药品。

6. 药品重点监测

是指为进一步了解药品的临床使用和不良反应发生情况，研究不良反应的发生特征、严重程度、发生率等，开展的药品安全性监测活动。

二、药品不良反应的分类及其特点

早在 1977 年，Rawlins 和 Thompson 根据药品不良反应发生的特点设计了一个简便的分类法，将药品不良反应分为 A 型和 B 型。该分类方法由于简单、实用，故 30 余年来被广泛采用。该分类方法根据药品不良反应与药物剂量有无关联而将其分为 A 型和 B 型两类。

1. A 型不良反应

又称为剂量相关型不良反应（dose-dependent），具有如下特点：①为药品的药理作用增强所致，通常与剂量相关；②可以预测，停药或减量后症状减轻或消失；③一般发生率高、致死率低；④与药物制剂的差异、药代动力学差异及药效学差异等因素有关。A 型反应包括：副作用、毒性作用、后遗效应、首剂效应和撤药反应等。

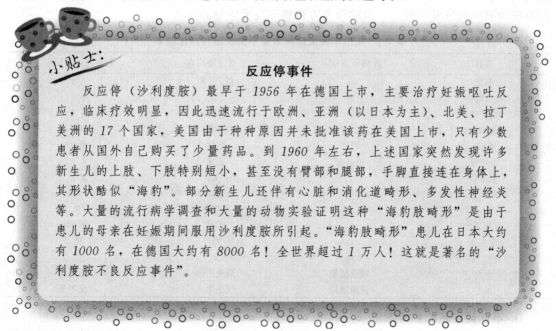

小贴士：

反应停事件

反应停（沙利度胺）最早于 1956 年在德国上市，主要治疗妊娠呕吐反应，临床疗效明显，因此迅速流行于欧洲、亚洲（以日本为主）、北美、拉丁美洲的 17 个国家，美国由于种种原因并未批准该药在美国上市，只有少数患者从国外自己购买了少量药品。到 1960 年左右，上述国家突然发现许多新生儿的上肢、下肢特别短小，甚至没有臀部和腿部，手脚直接连在身体上，其形状酷似"海豹"。部分新生儿还伴有心脏和消化道畸形、多发性神经炎等。大量的流行病学调查和大量的动物实验证明这种"海豹肢畸形"是由于患儿的母亲在妊娠期间服用沙利度胺所引起。"海豹肢畸形"患儿在日本大约有 1000 名，在德国大约有 8000 名！全世界超过 1 万人！这就是著名的"沙利度胺不良反应事件"。

如镇静催眠药引起的中枢神经系统抑制性不良反应随剂量增加而加重，普萘洛尔引起的心动过缓也与剂量有关。A 型反应的发生多与药物代谢动力学的改变有关，由于 A 型反应的严重程度与所用药物的剂量成比例，故可根据病人的需要和耐受程度调整剂量而得到防治。例如，肾功能障碍时某些药物清除减少，如主要经肾排泄的地高辛，血浆药物浓度升高；肝功能障碍时，那些主要经肝代谢而消除的药物血浆药物浓度升高，如巴比妥类，因此均可能促进这些药物不良反应的产生而需减少剂量。A型不良反应是药物药理学作用的延伸，或者是由药物或其代谢产物引起的毒性作用。A型反应通常可在动物毒理学研究中发现，成为预测人体可能发生某些不良反应的依据。

2. B型不良反应

又称为剂量无关型不良反应（dose-independent），具有如下特点：①与正常药理作用无关；②通常与使用剂量无关；③难以预测；④发生率低，死亡率高；⑤该反应可为药物有效成分或其代谢产物、药物添加剂、增溶剂、赋形剂等所引起，也可由于遗传因素导致的个体差异所引发。药物变态反应和特异质反应属于B型不良反应。

B型不良反应又分为遗传药理学不良反应和药物变态反应。前者又称为特应性-特异质反应，专指由于基因遗传原因而造成的药物不良代谢，是遗传药理学的重要内容；后者即过敏反应，指机体再次接触某一相同抗原或半抗原所发生的组织损伤和机体紊乱的免疫反应，是外来的抗原性物质与体内抗体间所发生的一种对机体不利的病理性免疫反应。例如，某些药物引起的血细胞减少症和一些自体免疫病（急性肾小球肾炎、红斑狼疮等）；异烟肼引起的多发性神经病是由遗传决定的毒性反应，异烟肼主要经乙酰化反应代谢，在慢乙酰化人群中，肝N-乙酰基转移酶活性低，易于发生异烟肼神经毒性作用。

区别药品不良反应的分类是预防和治疗不良反应发生的基础。A型和B型不良反应的主要特点和区别见表7-1。这种简便的分类方法存在许多问题，如给药方式引起的不良反应很难用这种分类法进行归类，为此，Rawlins和Thompson以机制为依据对该分类方法进行修改，对B类及原先无法分类的反应进行重新分类。该分类法以机制为基础，其不良反应定义为：单一药物在临床剂量给药时产生的不需要的、有害的或潜在有害的反应，包含了给药方法和赋形剂继发的反应。新的分类方法将不良反应分为9类。

表 7-1　A型不良反应和B型不良反应特点比较表

项目	A型不良反应	B型过敏反应	B型特异质反应
剂量	高	低/正常	正常
持续时间	短	不定	不定
遗传性	否	可能	肯定
代谢酶功能	正常	正常	缺陷
皮试	阴性	阳性	阴性
肝功能	不确定	正常	正常
家族性	无	无	显著
种族性	无	无	有
动物实验	易	难	难
可预见性	可	不可	不可
发生率	高	低	低
死亡率	低	高	高
预防	调整剂量	避免用药	避免用药
治疗	调整剂量	停止用药	停止用药

3. 不良反应新的分类方法

（1）A类反应（扩大反应）　是药物对人体呈剂量相关的反应，它可根据药物或赋形剂的药理学和作用模式来预知。这类反应仅在人体接受该制剂时发生，停药或剂量减少时则可部分或完全改善。A类反应是不良反应中最常见的类型，常由各种药动学和药效学因素决定。

（2）B类反应（过度反应或微生物反应） 由促进某些微生物生长引起的不良反应。该类反应在药理学上是可预测的，但与A类反应不同的是其直接的和主要的药理作用是针对微生物体而不是人体。如抗生素引起的肠道内耐药菌群的过度生长等。注意：药物致免疫抑制而产生的感染不属于B类反应。

（3）C类反应（化学反应） 许多不良反应取决于药物或赋形剂的化学性质而不是药理学作用，它们以化学刺激为基本形式，致使大多数病人在使用某制剂时会出现相似的反应。其严重程度主要与所用药物的浓度而不是剂量有关。此类典型的不良反应包括药物外渗反应、静脉炎、药物或赋形剂刺激而致的注射部位疼痛、酸碱灼烧、接触性皮炎以及局部刺激引起的胃肠黏膜损伤。这些反应虽不是药理作用所预知的，但了解该药物的生理化学特性还是可以预测的。

（4）D类反应（给药反应） 许多不良反应是因药物特定的给药方式而引起的。这些反应不依赖于制剂成分的化学或药理性质，而是剂型的物理性质和（或）给药方式所致。特点是如果改变给药方式，不良反应即可停止发生。如植入药物周围的炎症或纤维化、注射液中微粒引起的血栓形成或血管栓塞等。

（5）E类反应（撤药反应） 它们只发生在停止给药或剂量突然减小后，该药再次使用时可使症状得到改善，反应的可能性更多与给药时程有关，而不是与剂量有关。常见的可引起撤药反应的药物有阿片类、苯二氮䓬类、三环类抗抑郁药、可乐定和尼古丁等。

（6）F类反应（家族性反应） 此类不良反应具有家族性，反应特性由家族性遗传疾病（或缺陷）决定。比较常见的有苯丙酮尿症、G-6-PD缺乏症和镰状细胞贫血病等。

（7）G类反应（基因毒性反应） 一些药物能损伤基因，出现致癌、致畸等不良反应。值得注意的是，有些是潜在的致癌物或遗传毒物，有些（并非全部）致畸物在胎儿期即可导致遗传物质受损。

（8）H类反应（过敏反应） 可能是继A类反应后最常见的不良反应，类别很多，它们不是药理学所能预测的，也与剂量无关，因此减少剂量通常不会改善症状，必须停药。

（9）U类反应（未分类反应） 此类不良反应机制不明，如药源性味觉障碍、辛伐他汀的肌肉反应和吸入性麻醉药物的恶心呕吐等。

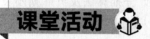

药品不良反应类型判断训练

1. 苯妥英钠注射液的pH值高达10左右，若肌内注射会引起患者剧烈的疼痛，此不良反应应该属于哪一类？

2. 某患者在吸入色苷酸钠粉雾剂时，发生了严重的呛咳，诱发哮喘发生。此不良反应应该属于哪一类？

3. 某患者服用安定一个月，因害怕产生依赖性，擅自停药后，难以入睡。后又恢复服用，失眠状况得以改善。此不良反应应该属于哪一类？

三、药品不良反应监测

ADR的监测方法包括自愿呈报系统、集中监测系统、记录联接系统和药物流行病学研究方法。其内容详见本章第一节药物警戒。

临床诊断药品不良反应或药源性疾病的主要问题是需正确确定它们和可疑药物之间的因果关系，这种关系的确立有时十分困难，因为所发生的不良反应不是某一药物所独有的，许多药物均可以引起。而且，被怀疑的药物常常和其他药物合用，很难确定不良反应是何种药物引起。此外，有时不能区分药物的不良反应和所患疾病的临床表现。

（一）诊断药品不良反应的主要依据

① 是否以前对这种反应有结论性的报告，即是否是在动物试验或临床研究和应用中已经肯定过的反应。

② 这种不良事件是否发生在被怀疑的药物应用之后（时序性）；药源性疾病发生于用药之后，因此用药时间与发病时间的关系对于诊断有重要意义。关于发病的潜伏期，A 型反应取决于致病药物的药代动力学和药理作用特点。产生 B 型反应的潜伏期，若属于变态反应，则取决于该药物变态反应的特点；若属于与遗传因素有关的，则应根据该药物的药物遗传学来判断其潜伏期。

③ 在停止使用被怀疑的药物（撤药试验）或者是用了特异性对抗药后不良反应获得改善。

④ 再次使用被怀疑的药物后（包括皮试）这种不良反应是否又发生，当药物剂量增加或降低时，反应是否也随之加重和改善（激惹现象）。注意再次用药可使疾病再发，可能给病人带来危险，应慎用。

⑤ 是否有药物以外的可疑因素引起这种反应。在诊断中要考虑排除药物以外的其他因素可能造成的假象，诸如原有疾病引起的可能性或原先手术或诊断操作可能造成的后果等。

⑥ 在应用安慰剂后，这种反应是否仍然发生。

⑦ 是否从血液或其他体液内检测到了可引起毒性的药物浓度。

⑧ 病人在以前是否在用同一药物或相似药物之后有相同的反应。

⑨ 反应是否被任何客观证据证实。

（二）药品不良反应处理

1. 药品不良反应因果关系评定准则

药品不良反应因果关系评价是 ADR 监测工作的重要内容，其评价信号的可靠程度非常重要，应当是在分析报表相关资料、借助参考文献的基础上作出的综合性评价。目前，国际上对 ADR 因果关系评价有多种方法，如 Karsh 和 Lasagna 方法、计分推算法及贝叶斯不良反应诊断法等。我国药品不良反应监测中心推荐的评分标准依据对以下 5 个问题的回答：

① 开始用药的时间和不良反应出现的时间有无合理的先后关系。

② 所怀疑的不良反应是否符合该药品已知不良反应的类型。

③ 停药或减量后，反应是否减轻或消失。

④ 再次接触可疑药品时是否再次出现同样的反应。

⑤ 所怀疑的不良反应是否可用并用药的作用、病人的临床状态或其他疗法的影响来解释。

2. 药品不良反应/事件关联性评判

我国将药品不良反应/事件的关联性评价结果分为肯定、很可能、可能、可能无关、待评价和无法评价 6 级，需要具体掌握的分级要点如下（见表 7-2）。

表 7-2　ADR 因果关系等级评价

类别	1	2	3	4	5
肯定	+	+	+	+	－

续表

类别	1	2	3	4	5
很可能	＋	＋	＋	？	－
可能	＋	±	±？	±	±？
可能无关	－	－	±？	？	±？
待评价	需要补充材料才能评价				
无法评价	评价的必需资料无法获得				

备注：＋表示肯定；－表示否定；±表示难以肯定或否定；？表示情况不明。

（1）肯定 用药及反应发生时间顺序合理；停药以后反应停止，或迅速减轻或好转（根据机体免疫状态，某些 ADR 反应可出现在停药数天以后）；再次使用，反复再现，并可能明显加重（即激发试验阳性）；同时有文献资料佐证；并已排除原疾病等其他混杂因素影响。

（2）很可能 无重复用药史，余同"肯定"，或虽然有合并用药，但基本可排除合并用药导致反应发生的可能性。

（3）可能 用药与反应发生时间关系密切，同时有文献资料佐证；但引发 ADR 的药品不止 1 种，或原患疾病进展因素不能除外。

（4）可能无关 ADR 与用药时间相关性不密切，反应表现与已知该药 ADR 不相吻合，原患疾病发展同样可能有类似的临床表现。

（5）待评价 报表内容填写不齐全，等待补充后再评价，或因果关系难以定论，缺乏文献资料佐证。

（6）无法评价 报表缺项太多，因果关系难以定论，资料又无法补充。反应仅能由被怀疑药物以外的其他因素引起，不符合上述其他各项标准。

3. 药品不良反应的防治原则

药品不良反应的防治应该从药物的研发、上市前审批、生产、使用和监督管理全方位进行，并贯穿于整个治疗过程。新修订的《药品管理法》对药品不良反应监测管理工作已做出规定，国家实行药品不良反应报告制度，药品生产企业、药品经营企业和医疗机构必须经常考察本单位所生产、经营、使用的药品的质量、疗效和反应，这为药品不良反应的防治提供了最根本的法律保障。

（1）严格新药上市前的审查 由于药品不良反应是药物治疗两重性的具体表现，有些是很难避免的。因此，任何一种新药在作为商品投入市场前均应经过严格的审批程序，包括工艺路线、质量标准、临床前药理和临床研究等内容，均应根据国家有关法令进行。药物上市前研究、生产、使用和监督管理等应进行全方位的规范，新药评审应本着实事求是的原则，对申报资料进行全面、翔实、严格的审查，对疗效和不良反应进行客观评价。这是保证安全用药、减少或避免不良反应发生的最基本的安全措施。

（2）加强药品上市后的安全性监测 药品上市前虽然已经过动物实验和临床试验，但这些经验不足以保证药物的安全性。一方面是因为动物和人存在种属差异，人体上发生的不良反应有些在动物身上不能表现出来；另一方面是临床试验由于病例少，试验过程短，对试验对象的要求和用药条件控制严格，以及试验目的的单纯等，对发生率低以及在特殊人群中才能发生的不良反应不易被发现。强化上市药品的安全性监测，对保障人民用药安全具有特殊的意义。

（3）加强对合理用药的监管合理 用药涉及医务人员、病人和社会的诸多方面。医生应以正确诊断为基础，熟知药品的药理作用和可能的不良反应，制定符合病人实际的用药方案。选药要有明确指征，联合用药要有明确目的。

（4）及时处置药品不良反应　一旦发现药品不良反应，应根据不良反应的发生程度决定停药、减量或继续用药严格观察。对于自限性的药品不良反应，可以不做特殊处理。如果发生严重的不良反应，则必须及时采用适当的治疗手段，如致病药物已很明确，可选用特异性拮抗药。若是药物变态反应，则应将致病药物告知病人防止日后再度发生，使药物的损害降低到最小。

（三）药品不良反应报告制度

1. 药品不良反应报告的基本要求

（1）国家实行药品不良反应报告制度　药品生产企业、药品经营企业和医疗机构必须经常考察本单位所生产、经营、使用的药品质量、疗效和反应。发现可能与用药有关的严重不良反应，必须及时向当地省、自治区、直辖市人民政府药品监督管理部门和卫生行政部门报告。具体办法由国务院药品监督管理部门会同国务院卫生行政部门制定。

对已确认发生严重不良反应的药品，国务院或者省、自治区、直辖市人民政府的药品监督管理部门可以采取停止生产、销售、使用的紧急控制措施，并应当在五日内组织鉴定，自鉴定结论作出之日起十五日内依法作出行政处理决定。

（2）报告范围　我国药品不良反应报告原则为可疑即报，报告者不需要待有关药品与不良反应的关系肯定后才作呈报。

我国药品不良反应的监测范围为：①对于上市 5 年内的药品和列为重点监测的药品，应报告该药品引起的所有可疑不良反应；②对于上市 5 年以上的药品，主要报告该药品引起的严重、罕见或新的不良反应。

（3）报告表填写注意事项　ADR 报告采用国家食品药品监督管理总局制定的统一格式。一份填报较好的 ADR/ADE 报告内容应包括事件（不良反应）的发生和发展的完整过程，即不良反应表现、动态变化、持续时间、相关治疗和有关实验室辅助检查结果，要能反应出事件的时间联系、病程进展、合并用药、既往史、撤药和再次用药以及其他混杂因素。

填写药品不良反应的表现过程既要简明扼要，又要包括整个反应的动态变化，同时注意使用规范的医学术语。表格中所提供的内容，必须达到足以使评价人对该报告进行药源性疾病的诊断和鉴别诊断，这才是填写合格的报表。

药品不良反应过程描述及处理情况的填写可概括为"3 个时间、3 个项目和 4 个尽可能"。

3 个时间：①不良反应发生的时间；②采取措施干预不良反应的时间；③不良反应终结的时间。

3 个项目：①第一次药品不良反应出现时的相关症状、体征和相关检查；②药品不良反应动态变化的相关症状、体征和相关检查；③发生药品不良反应后采取的干预措施结果。

4 个尽可能：①填写不良反应/事件的表现时要尽可能明确、具体。如为过敏型皮疹，要填写皮疹的类型、性质、部位、面积大小等；如为心律失常，要填写为何种心律失常；如为上消化道出血，有呕血者需评估呕血量的多少等；严重病例应注意生命体征指标（体温、血压、脉搏、呼吸）的记录。②与可疑不良反应/事件有关的辅助检查结果要尽可能明确填写。如怀疑某药引起血小板减少症，应填写病人用药前的血小板计数情况及用药后的变化情况；如怀疑某药引起药物性肝损害，应填写用药前后的肝功能变化情况，同时要填写肝炎病毒学检验结果，所有检查要注明检查日期。③要尽可能填写本次临床上发现的不良反应/事件的处理情况，主要是针对不良反应/事件而采取的医疗措施，包括为关联性评价而进行的辅助检验结果，如补做皮肤试验的情况。④对与不良反应/事件发生有关的既往史要尽可能进行简要描述，如高血压、糖尿病、肝/肾功能障碍等，过敏史、怀孕史、吸烟史、饮酒史、药物滥用史等。

2. 不良反应/事件报告表填写方法

《药品不良反应/事件报告表》（图 7-1）是药品安全性监测工作的重要档案资料，手工报表需要长期保存，因此务必用钢笔书写，填写内容、签署意见（包括有关人员的签字）字迹要清楚，不得用报告表中未规定的符号、代号、不通用的缩写形式和花体式签名。其中选择项画"√"，叙述项应准确、完整、简明，不得有缺漏项。尽可能详细地填写报告表中所要求的项目。有些内容无法获得时，填写"不详"。每一个病人填写一张报告表。

药品不良反应/事件报告表

新的□严重□一般□　医疗卫生机构□生产企业经营企业□个人□　编码□□□□□□□□□□□□□□□□

单位名称：　　　　部门：　　　　电话：　　　　报告日期：　　年　月　日

患者姓名	性别:男□女□ 出生日期: 年 月 日	民族　体重 　　　(kg)	联系方式
家族药品不良反应/事件:有□无□不详□		既往药品不良反应/事件情况:有□　无□　不详□	

不良反应/事件　　　　不良反应/事件发生时间：　　　病历号/门诊号(企业填写医院名称)

名　　称：　　　　　　　　　年　　月　　日

不良反应/事件过程描述(包括症状、体征、临床检验等)及处理情况：

商品名称	通用名称(含剂型，监测期内品种用＊注明)	生产厂家	批号	用法用量	用药起止时间　用药原因
怀疑药品					
并用药品					

不良反应/事件的结果：　治愈□　好转□　有后遗症□　表现：　死亡□ 直接死因：　死亡时间：　年 月 日

原患疾病：

对原患疾病的影响:不明显□　病程延长□　病情加重□　导致后遗症□　表现：　导致死亡□

国内有无类似不良反应(包括文献报道)：　有□ 无□ 不详□	国外有无类似不良反应(包括文献报道)：有□ 无□ 不详□					
关联性评价	报告人：　肯定□ 很可能□ 可能□ 可能无关□ 待评价□ 无法评价□ 签名					
	报告单位：　肯定□ 很可能□ 可能□ 可能无关□ 待评价□ 无法评价□ 签名					
	省级药品不良反应监测机构:肯定□ 很可能□ 可能□ 可能无关□ 待评价□ 无法评价□ 签名					
	国家药品不良反应监测中心:肯定□ 很可能□ 可能□ 可能无关□ 待评价□ 无法评价□ 签名					

报告人职业（医疗机构）：医生□　药师□　护士□　其他□　报告人职务职称（企业）：　　　报告人签名：

图 7-1 药品不良反应/事件报表（样表）

（1）填写表头 根据前述不良反应定义，判断不良反应性质（严重、新的、一般）并填写，说明书上未注明的选"新的"，如中成药的说明书大多未注明 ADR；比较常见如过敏性休克等导致住院或住院时间延长的选"严重"。选择填表单位性质，并注明电话号码，在线填报时，表头的编码、单位名称、报告日期系统会自动生成。

（2）不良反应报告表内容填写

① 关于患者的一般状况　药品不良反应报告表是药品安全性监察工作的重要档案资料。电子报表中的内容必须填写齐全和确切，不能缺项。

② 不良反应/事件过程描述　记录不良反应/事件发生时间时应填写首次发生 ADR 的时间；主要临床表现和体征应进行明确、具体的描述；过程的描述应包括症状、体征、临床检验等及处理情况。例如描述最初一次发生时的情况记录、病情动态变化、治疗措施、治疗后效果。

③ 引起不良反应的怀疑药品　主要填写报告人认为可能是引起不良反应的药品，如认为有几种药品均有可能，可将这些药品的情况同时填上，以便准确地分析，填报时须注意药品必须使用通用名和商品名，生产厂家要求填写全名；一定要有批号；用法用量准确明确，用法应填口服、肌注、静脉滴注或静脉注射等。

④ 用药起止时间　是指药品同一种剂量的起止时间，均需填写×月×日。用药过程中剂量改变时应另行填写或在备注栏中注明，如某药只用一次或只用一天可具体写明。

⑤ 用药原因　应填写具体，如患卵巢囊肿合并肺部感染注射头孢曲松引起不良反应，此栏应填写肺部感染。

⑥ 并用药品　主要填写可能与不良反应有关的同时并用的药品。

3. 其他填写内容

（1）不良反应/事件的结果　是指本次药品不良反应经采取相应的医疗措施后的结果，不是指原患疾病的结果。在治愈、好转、有后遗症、死亡四个选项中作选择。如为有后遗症，须填写具体表现。如为死亡，须填写直接死因及死亡时间。

（2）对原患疾病的影响　可在不明显、病程延长、病情加重、导致后遗症、导致死亡五个选项中选择，若选导致后遗症，则须描述表现：具体后遗症名称或症状。

（3）其他　关联性评价一栏中，根据表 7-2 作出评价：肯定、很可能、可能、可能无关、待评价、无法评价。评价结果、报告人的职业和签名、日期均须填写齐全。

第三节　药源性疾病

一、引起药源性疾病的因素

药源性疾病（drug induced disease，DID）又称药物诱发性疾病，是医源性疾病的主要组成部分。药源性疾病是指人们在应用药物预防、治疗和诊断疾病时，因药物的原因而导致机体组织器官发生功能性或器质性损害，引起生理功能、生化代谢紊乱和组织结构变化等不良反应，由此产生各种体征和临床症状的疾病。

1. 患者因素

（1）年龄因素　婴幼儿肝、肾功能较差，药物代谢酶活性不足，肾的滤过及分泌功能较低，影响药物的代谢消除。加以婴幼儿血浆蛋白结合药物的能力低，其血浆游离药物浓度较高，容易发生药源性疾病。例如，新生儿的灰婴综合征是由于新生儿肝酶发育不全，肾脏排泄功能较弱，氯霉素在体内蓄积所致。

老年人容易发生药源性疾病是由于肝、肾功能降低导致药物的代谢清除率降低，使药物的半衰期延长；老年人的血浆蛋白如降低 25%，即可影响药物与血浆蛋白的结合，使血浆游离型药物增多。再加上老年人用药品种多，用药时间长，所以老年人容易发生药源性疾病。如老年人应用普萘洛尔，因肝功能减退和血浆蛋白含量降低，可诱发头痛、眩晕、低血压等不良反应。

（2）性别因素 女性的生理因素与男性不同，妇女在月经期或妊娠期，对泻药和刺激性强的药物敏感，有引起月经过多、流产或早产的危险。另外，妇女服用的口服避孕药，对其他药物代谢有时有显著影响，特别是抗精神失常药，如口服避孕药可使阿米替林的清除率下降、半衰期延长。药物的吸收、代谢受月经期的影响，常规剂量的避孕药和地西泮，在月经期服用则药理效应更强。

（3）遗传因素 药源性疾病个体间的显著差异与遗传因素有关。例如，异烟肼的代谢酶N-乙酰转移酶，个体间差异很大。慢乙酰化者服用后，异烟肼的半衰期为 2～4.5h，血浆浓度为 5μg/ml；快乙酰化者服用后，则分别为 45～110min 及 1μg/ml。慢乙酰化型在黄种人中约占 10%～20%，在美国白人及黑人中约占 50%。苯妥英钠由羟化酶代谢，在羟化酶正常人群中的半衰期为 30～40h。正常人的日剂量为 600mg，而羟化酶缺乏者 300mg/天即可引起明显的神经毒性。假胆碱酯酶有遗传性缺乏的患者，在用去极化型神经肌肉阻断剂琥珀胆碱时不能及时分解琥珀胆碱，用药后机体产生长时间的肌肉松弛，可产生呼吸暂停，甚至达数小时。近年来，人类基因研究进展迅速，越来越多药源性疾病的个体差异可以从遗传性得到解释。

（4）基础疾病因素 疾病既可以改变药物的药效学也能影响药物的药代动力学。慢性肝病、肾病患者，由于药物的代谢和清除率降低，血药浓度增高、半衰期延长，容易出现药源性疾病。例如，肾病患者由于清除减慢，服用呋喃妥因后，血药浓度升高，可引起药源性疾病。而肝硬化患者使用利多卡因，可引起严重中枢神经系统疾病。

（5）过敏疾病因素 过敏反应是一种抗原抗体的免疫反应，与药品的药理作用无关。过敏体质患者使用常规剂量或极小量的药品，就能出现剧烈的免疫反应，使细胞释放组胺、5-羟色胺、缓激肽、慢反应物等介质，导致一系列呼吸道、心血管系统、皮肤黏膜及胃肠道的过敏反应。药物过敏反应可以是单一系统反应，也可以是多系统损害，表现为过敏反应症候群。皮肤和呼吸道反应是临床上最常见的过敏反应，其严重程度不一，可以很轻，也可以致死。抗生素、磺胺、非甾体抗炎药、抗癫痫药等许多药品都可引起过敏反应。

（6）不良生活方式 如饮酒、吸烟等不良习惯，可能对药源性疾病有影响。例如，饮酒可加速某些药物的代谢转化，使其疗效降低。少量饮酒可使消化道血管扩张增加药物的吸收，导致不良反应。此外饮酒可致肝功能损害，影响药物的代谢，使许多药物的不良反应增加。再如，口服避孕药或绝经期后激素替代疗法所致的心肌梗死，在吸烟的妇女中发生的危险性加大。

2. 药物因素

（1）与药理作用有关的因素 不良反应、药物过量、毒性反应、继发反应、后遗效应、致癌作用、致突变作用均可能引起药源性疾病。

（2）药物相互作用因素

① 药物配伍变化 两种或两种以上的注射剂混合时，可发生某些物理或化学反应而产生沉淀。值得注意的是，有时沉淀不明显，也可导致严重 ADR 发生。溶解度小的药物在生产注射液时需使用增溶剂，如氢化可的松注射液用 50%乙醇作溶剂，当与其他注射剂混合时，由于乙醇被稀释，氢化可的松可析出不易察觉的沉淀，引起不良反应。

② 药动学的相互作用

a. 影响吸收 两种药品同时使用，如果其中一种药能影响胃排空，就可能影响第二种药物抵达肠道的时间，延缓或加速第二种药品的吸收。

b. 影响分布 不同药物与血浆蛋白的结合力不同，当两种药物合用时，结合力强的药物可把结合力弱的药物置换出来，使游离型药物的比例增高，引起不良反应。如氟西汀和华法林或洋地黄毒苷同服，氟西汀与血浆蛋白的结合力强，可取代与血浆蛋白结合的华法林或洋地黄毒苷，使华法林或洋地黄毒苷的游离血浆浓度升高，超出安全范围引起药源性疾病。

c. 影响代谢　两种药品联合使用，如果一种药抑制第二种药的代谢酶，则会造成第二种药积累，药效增强，可能导致药源性疾病发生。反之，如果一种药诱导第二种药的代谢酶，则会造成第二种药的血药浓度降低，疗效减弱。

d. 影响排泄　许多药物由肾小管以主动转运方式排泄入原尿液中。有些药物具有竞争排泄作用，占据排泄通道，阻碍其他药物的正常排泄。

③ 药效学的相互作用

a. 改变组织或受体敏感性　一种药物可改变组织或受体对另一种药物的敏感性。例如，排钾利尿剂可降低血钾浓度，增加心脏对强心苷的敏感性，两种药合用容易发生心律失常。长期服用胍乙啶，使肾上腺素受体的敏感性增强，故长期服用胍乙啶的患者，按推荐剂量使用肾上腺素或去甲肾上腺素时，它们的升压作用增强。

b. 对受体以外部位的影响　这种相互作用与受体无关。如麻醉镇静药、乙醇、抗组胺药、抗抑郁药、抗惊厥药可加强催眠药的作用。

(3) 药物制剂因素

① 药品赋形剂、溶剂、稳定剂或染色剂等因素　例如，胶囊中的色素常可引起固定性药疹；2006 年我国发生的"亮菌甲素"事件是由于用二甘醇代替丙二醇造成的。

② 药物副产物、分解产物所致的药源性疾病　例如，阿司匹林中的副产物乙酰水杨酸和乙酰水杨酸酐能引起哮喘、慢性荨麻疹等药源性疾病，据报道其发生率约为 4%；阿司匹林的制剂标准中，游离水杨酸的限度为 $<0.05\%$，但由于运输、储藏等原因，游离水杨酸的含量可达 0.97%，使用这种分解产物高的阿司匹林，能够引起腹痛。散瞳药和缩瞳药，常会引起慢性滤过性结膜炎，其原因为配制眼药过程中 pH 值的改变影响了该药的稳定性，产生的分解产物直接刺激组织，逐渐形成慢性结膜炎。阿托品和毛果芸香碱的分解产物都有刺激性。

③ 污染物、异物所致的药源性疾病　由污染物引起的药源性疾病以生化制品及生物制品较多见，如输液中颗粒物引起的药源性疾病主要有肺部异物肉芽肿。

(4) 药物的使用　除上述诸多因素外，药物性损害尚与药物使用不当有关。用药剂量过大，疗程过长，滴注速度过快，用药途径错误，配伍不当，重复用药，忽视用药注意事项和禁忌证等均可诱发药物性损害。例如，庆大霉素的神经肌肉阻滞作用与其血药浓度有关，故《中国药典》规定该药用于肌内注射或静脉滴注，不得静脉注射，如果直接注射则易引起呼吸抑制。

二、常见药源性疾病

1. 药源性胃肠道疾病

非甾体抗炎药常引起消化系统疾病，如布洛芬、吲哚美辛、萘普生、吡罗昔康、阿司匹林等，均有引起胃出血、胃穿孔、十二指肠溃疡穿孔、大便潜血的报道。

有些药由于对胃肠黏膜或迷走神经感受器有刺激作用，故能引起恶心呕吐，如硫酸亚铁、抗酸药、吡喹酮、丙戊酸钠、氨茶碱都可引起恶心、呕吐，偶致腹泻。抗癌药如氮芥、氟尿嘧啶、甲氨蝶呤等也可引起恶心呕吐。

有些药能引起肠蠕动减慢甚至肠麻痹，如抗精神病药氯丙嗪类、丙咪嗪、阿米替林、氯氮平、多塞平；胆碱受体阻滞剂如阿托品、东莨菪碱、苯海索等可引起便秘。

2. 药源性肝脏疾病

又称药物性肝损伤（drug-induced liver disease，DILI）是最主要的药源性疾病之一，越来越引起医药界、制药业、管理部门及公众重视，成为药品审批失败、增加警示以及撤市的主要原因，它是欧美国家急性肝衰竭（ALF）的主要原因，而ALF已经成为欧美国家肝移植的重要原因之一。发生多具不可预测性，住院患者约1％可发生药物性肝损伤，实际发生数至少为报道的16倍。药源性肝损害多有一定的潜伏期，用药2周内发病者占50％～70％。

药物性肝损伤可以出现各种肝脏疾病的表现，药物、宿主基因型和环境因素共同决定药物性肝损伤的发生，其中药物因素系直接毒性作用和代谢产物所致，常见药物包括麻醉剂（氟烷、异氟烷），抗菌药物（异烟肼、利福平、酮康唑、磺胺类药物），抗癫痫/惊厥药物（苯妥英钠、丙戊酸钠、卡马西平），非甾体抗炎药、解热镇痛药（对乙酰氨基酚、吡罗昔康、双氯芬酸、舒林酸），咪唑类抗真菌药（酮康唑、氟康唑、伊曲康唑），羟甲戊二酰辅酶A还原酶抑制剂（他汀类，如洛伐他汀、辛伐他汀、普伐他汀、氟伐他汀和阿托伐他汀）都能导致肝酶升高或肝炎。

3. 药源性肾脏疾病

氨基糖苷类药物有直接肾毒性，这类药物98％～99％从肾小管滤过，并以原型从尿中排出，肾毒性的原因在于此类药物具有高度的内脏亲和性，在肾皮质中浓度高，残留时间长，半衰期达109h，在肾组织的蓄积使肾单位功能广泛紊乱，肾小球滤过率下降，肾浓缩功能下降，肾近曲小管呈退行性病变。临床最早表现为尿浓缩功能减退及轻度蛋白尿、血尿，后期出现肾小球滤过率降低。本药主要引起非少尿型急性肾衰竭，常伴有肾性失钾和失镁，可引起低钾血症和低镁血症。通常在用药数日后即可有血肌酐增高，但大多数不严重，故可被忽略。个别也可呈重症少尿型急性肾衰竭，并需透析。氨基糖苷类药物导致肾损害除与疗程和总药量密切相关外，还受机体多种因素影响，如年龄超过60岁、血容量减少、代谢性中毒、有肝病基础、低血钾或同时应用头孢菌素均为危险因素，甚至口服、腹腔及膀胱灌洗均可在肾功能减退时导致药物蓄积造成肾毒性。氨基糖苷类抗生素肾毒性大小的顺序为：新霉素＞阿米卡星＞庆大霉素＞妥布霉素＞奈替米星＞链霉素。

高浓度快速滴注抗病毒药物阿昔洛韦或失水患者大剂量口服，可因阿昔洛韦水溶性差、输液过少而析出结晶，阻塞肾小管、肾小球，造成肾衰竭，肾功能不正常的患者和婴儿，需减少药量。

非甾体抗炎药抑制肾脏的环氧酶，从而使前列腺素合成障碍，可引起多种肾损害，如肾小球滤过率下降、急性肾衰竭、钠潴留或尿潴留等。这类药物包括丙酸衍生物类（如布洛芬）、吲哚乙酸衍生物类（如吲哚美辛）、吡唑酮衍生物（如羟基保泰松）及水杨酸类（如阿司匹林）。

血管收缩药去甲肾上腺素、甲氧胺、苯肾上腺素等，因可产生肾血管痉挛而致急性肾衰竭、少尿或无尿。

顺铂主要于近曲小管的S3段上被浓缩，但远曲小管集合管也可受到损伤，并呈剂量依赖性。顺铂在近端小管细胞聚集，导致线粒体损伤，抑制ATP酶的活性和溶质的转运，自由基介导的细胞膜损伤，可发生尿酶增高、失钾、失镁和肾小管坏死。顺铂引起的肾损害一般是可逆的，但大剂量或连续用药也可产生不可逆性肾小管坏死。顺铂持续缓慢滴注，并在输注前、后12h给予加氯化钾的足量的生理盐水和呋塞米，使尿量保持不少于100ml/h，可降低顺铂所致肾小管坏死的发生率。

其他可引起肾损伤的药有：头孢菌素类、磺胺类、喹诺酮类、四环素类、两性霉素B、多黏菌素、含汞制剂、白消安、利福平、糖皮质激素、促皮质激素、甲睾酮、苯丙酸诺龙、丙酸睾酮、环菌素、利尿剂、造影剂等。

4. 药源性血液疾病

可引起再生障碍性贫血的药物包括：氯霉素、保泰松、吲哚美辛、阿司匹林、对乙酰氨基酚、环磷酰胺、甲氨蝶呤、羟基脲、氯喹、甲氟喹、苯妥英钠、甲硫氧嘧啶、丙硫氧嘧啶、卡比马唑、磺胺异噁唑、复方磺胺甲噁唑等。

引起溶血性贫血的药物有：苯妥英钠、氯丙嗪、吲哚美辛、保泰松、甲灭酸、氟灭酸、奎尼丁、甲基多巴、氯磺丙脲、甲苯磺丁脲、维生素 K、异烟肼、利福平、对氨基水杨酸、氨苯砜、氯喹、伯氨喹、磺胺类等。

引起粒细胞减少症的药物有：氯霉素、锑制剂、磺胺类、复方阿司匹林、吲哚美辛、异烟肼、甲硫氧嘧啶、丙硫氧嘧啶、氯氮平等。

引起血小板减少症的抗肿瘤药有：阿糖胞苷、环磷酰胺、白消安、甲氨蝶呤、巯嘌呤等。另外氢氯噻嗪类利尿剂亦可引起血小板减少。

有些药能引起血小板减少性紫癜，如利福平、阿苯达唑等。

5. 药源性神经疾病

药物引起锥体外系反应：氯丙嗪及其衍生物的锥体外系反应发生率高。此外利血平、氟哌啶醇、五氟利多、甲基多巴、左旋多巴、碳酸锂、甲氧氯普胺和吡罗昔康等也可致锥体外系反应。

可引起癫痫发作的药物有：中枢神经兴奋药物中的哌甲酯、茶碱、咖啡因、安非他明、可卡因、麻黄碱等；几乎所有的抗精神病药包括佐替平、锂盐、氯氮平、吩噻嗪类、抗抑郁药氯丙咪嗪及马普替林；抗心律失常药如利多卡因、美西律；抗菌药如异烟肼、两性霉素 B 等；抗疟药如氯喹、乙胺嘧啶、奎宁。此外抗组胺药、驱虫药、麻醉药、抗肿瘤药都可能引起癫痫发作。

可引起听神经障碍（主要为耳聋）的药物有：氨基糖苷类抗生素、奎宁、氯喹、水杨酸类及依他尼酸等。

6. 药源性高血压

药源性高血压在临床上分为两种类型。Ⅰ型药源性高血压常突然起病，发作时除出现血压增高外，还伴有头痛、震颤和心绞痛等表现，症状一般持续数分钟至数小时。Ⅱ型药源性高血压表现为逐渐起病，发作时除血压升高外，还伴有脑、心脏和肾脏等器官严重损害，严重时可并发脑卒中、心肌梗死和急性左心衰竭等，症状一般持续数小时至数天。

某些药物可使大脑皮质下神经中枢功能紊乱，交感神经和副交感神经之间平衡失调，交感神经兴奋性增加，神经递质浓度与活性异常，血浆儿茶酚胺浓度升高，阻力小动脉收缩增强，心排出量增加，还可改变正常的肾脏容量，使血压升高。

含钠注射液（如 0.9% 氯化钠注射液、10% 氯化钠注射液、乳酸林格注射液等）、含钠抗感染药物（如青霉素钠、头孢呋辛钠等）和制酸剂（如碳酸氢钠等）等均可通过肾性水钠潴留引起高血压。

非甾体抗炎药可通过抑制环氧化酶活性，升高血压。糖皮质激素可促进肾小管对钠的重吸收，而盐皮质激素可促进远端肾小管对钠的重吸收和钾的排泄，均可导致血压升高。

另外，中药甘草的有效成分为甘草酸，其水解产物甘草次酸有醛固酮样作用，长期使用可致水钠潴留、低钾、低肾素、高血压和醛固酮减少，即假性醛固酮增多症，继而引起轻中度高血压。

抗肿瘤药物（如紫杉醇、顺铂、舒尼替尼及贝伐珠单抗等）可使 NO 生成减少，内皮肽-1系统激活，致急性肾衰竭，使肾素水平升高，造成继发肾性高血压。

通过收缩血管平滑肌，使血压升高的药物是：曲马多、芬太尼、萘甲唑啉、麻黄素、伪麻黄素、去甲肾上腺素等。

重组人红细胞生成素可使血液黏度增加、血容量增多、末梢血管异常反应性收缩，增多的血红蛋白与血管内皮舒缓因子结合，使血压升高。

三、药源性疾病诊断及治疗

1. 药源性疾病诊断

药物作为致病因子，大约有 1000 种药物可诱发药源性疾病，而且药源性疾病在临床表现、病理组织改变及实验室检查等方面与其他疾病很少有特异性不同。因此，药源性疾病的诊断较为困难，但掌握下列特点有助于早期诊断与治疗。

（1）追溯用药史 医师除认真地询问病情外，需追问患者用药史，这是明确诊断的关键。应当注意：当时所用药物容易查明，但发病前用过哪些药物，则比较难查询，特别是老年人及文化较低的人群。

（2）确定用药时间、用药剂量与临床症状发生的关系 药源性疾病出现的迟早因药而异，青霉素致过敏性休克在用药几秒钟后出现，药源性肝炎大约在用药后 1 个月出现。因而，可根据发病的时间迟早推断诱发药源性疾病的药物。一些药源性疾病的轻重随剂量不同而变化，剂量加大时症状加重，剂量减少时症状减轻。因而，可根据症状随用药剂量增减而加重或减轻的规律判断致病药物。

（3）询问用药过敏史和家族史 特异体质的患者，可能对多种药物发生不良反应，甚至家族成员也曾发生过同样反应。了解患者的用药过敏史和家族史对诊断药源性疾病有帮助。

（4）排除药物以外的因素 只有注意排除原发病、并发症、继发症、患者的营养状况以及环境因素的影响后，才能确诊药源性疾病。

（5）致病药物的确定 应根据用药顺序确定最可疑的致病药物，然后有意识地停用最可疑的药物或引起相互作用的药物。根据停药后症状的变化情况确定致病药物。

（6）必要的实验室检查 依据药源性疾病的临床特征检查患者的嗜酸性粒细胞计数、皮试、致敏药的免疫学检查、监测血药浓度或 ADR 的激发试验等；根据病情检查患者受损器官系统及其受损程度，如体格检查、血液学和生化检查、器官系统的功能检查、心电图、B超、X 线等理化检查。

（7）流行病学的调查 有些药源性疾病只能通过流行病学的调查方能确诊。如霍乱患者使用庆大霉素后出现急性肾衰竭，由于霍乱本身容易导致肾衰竭，所以难以确定肾衰竭是否和庆大霉素有关。流行病学的调查显示，用过庆大霉素的患者肾衰竭的发病率是未用患者的 5 倍，从而确定了霍乱患者使用庆大霉素可导致急性肾衰竭。

2. 药源性疾病治疗

（1）停用致病药物 致病药物是药源性疾病的起因，及时停药，去除病因是药源性疾病最根本的治疗措施，可达到釜底抽薪的治疗目的。绝大多数轻型患者在停用相关药物后疾病可以自愈或停止进展。如不停药疾病可能恶化，甚至造成死亡。如果不能确定几种药物中哪一种是致病因子时，可按其药物反应的规律，结合具体情况，逐个停用或改用其他药物治疗。在某些特殊情况下，尽管致病药物已经确定，但由于治疗疾病的需要而不能停用时，医生一定要权衡利弊，根据患者疾病的情况作出正确的选择。

（2）排除致病药物 停药终止了致病药物继续进入体内，排除了病因，但体内残留的致病药物，仍在起作用，为了排除这部分药物，临床医生可采用静脉输液、利尿、导泻、洗胃、催吐、毒物吸附剂，以及血液透析等方法加速药物的排泄，延缓和减少药物的吸收。例如，磺胺药、甘露醇引起的肾损害可通过输液、利尿，疏通肾小管，促进药物在肾小管中的排泄。

（3）拮抗致病药物　有些药物的作用可被另外一些药物抵消，可利用药物的相互拮抗作用来降低药理活性，减轻药物不良反应。例如，鱼精蛋白能与肝素结合，使后者失去抗凝活性，可用于肝素过量引起的出血。贝美格有中枢兴奋作用，可用于巴比妥类及其他催眠药引起的深昏迷。谷胱甘肽能激活多种酶，促进药物在体内的代谢，可用于治疗药物性肝炎等。

（4）调整治疗方案　根据患者具体情况，必须继续用药时，宜权衡利弊，调整治疗方案，如延长给药间隔、减少给药剂量等，必要时进行治疗药物监测。

（5）对症治疗

① 过敏性休克的治疗　必须争分夺秒，就地抢救，切忌延误时机。发现患者休克后立即使患者平卧，抬高下肢，吸氧，开放静脉通道，并注意保暖。肾上腺素是治疗过敏性休克的首选药物，具有兴奋心脏、升高血压、松弛支气管平滑肌等作用，故可缓解过敏性休克引起的心跳微弱、血压下降、呼吸困难等症状。一般皮下或肌注 $0.5\sim1.0mg$。病情严重者可静脉滴注肾上腺皮质激素，肌注非那根治疗。发生心跳呼吸骤停者，立即心肺复苏抢救治疗。

② 抗过敏治疗　可使用抗组胺类药物，如异丙嗪、扑尔敏、苯海拉明等。维生素 C 及葡萄糖酸钙也有一定的抗过敏作用。肾上腺皮质激素既有抗过敏、抗休克作用，也有抗炎作用，可用于严重的过敏性药源性疾病和药物引起的自身免疫性疾病的治疗。

③ 对受损器官的治疗　对药物引起的各种器官系统损害的治疗方法与其他病因引起的相应器官损害的治疗方法相同。如药源性高血压在停药后血压仍高者，可与原发性高血压症一样根据患者血压升高的状况选用降压药物治疗；药物性肝损害的保肝治疗与病毒性肝炎的治疗相同，药物性肾衰竭的透析指征与其他病因引起的肾衰竭的透析指征相同等。

④ 对症处理　对过敏性皮肤损害可对症局部用药，缓解瘙痒的症状；对恶心、呕吐等消化道反应可给予止吐剂治疗；对药物引起的发热可用解热镇痛剂治疗等。但要注意的是，有不少患者可能对多种药物敏感，因此，在进一步治疗和选择药物时，应尽量简化治疗措施，避免因同类药物的重复使用，加重已经发生的药源性疾病。

第四节　用药错误

一、概述

1. 用药错误的概念

用药错误是泛指任何可以预防的可能对患者造成伤害的处方、配药和给药错误事件，无论这些错误最终是否导致了不同严重程度的不良后果都属于用药错误。美国国家用药错误通报及预防协调审议委员会对药物治疗错误的定义为：在药物治疗过程中，医疗专业人员、患者或消费者不恰当地使用药物或因此造成患者损伤的、可预防的事件。

此类事件的发生可能与专业医疗行为、健康医疗产品（药品、给药装置等）、工作流程与系统有关，包括处方的开具、医嘱的建立与沟通，产品的标识、包装与命名，药品的调剂、分类与给药，病患卫生教育及药物疗效监测等。

2. 用药错误分级

我国目前尚无官方发布的用药错误分级，实际工作中通常借鉴美国国家用药错误通报及预防协调审议委员会制定的分级标准，即根据用药错误发生程度和发生后可能造成危害的程度，将用药错误分为 A 至 I 九级。定义如下：

A 级：客观环境或条件可能引发差错（差错隐患）。

B 级：发生差错但未发给患者，或已发给患者但未使用。

C 级：患者已使用，但未造成伤害。

D 级：患者已使用，需要监测差错对患者的后果，并根据后果判断是否需要采取措施预防和减少伤害。

E 级：差错造成患者暂时性伤害，需要采取预防措施。

F 级：差错对患者的伤害可导致患者住院或延长住院时间。

G 级：差错导致患者永久性伤害。

H 级：差错导致患者生命垂危，需要应用维持生命的措施。

I 级：差错导致患者死亡。

3. 用药错误类型

由于用药错误涉及的项目过于繁杂，故目前世界上还没有一个统一的对"用药错误"的分类标准。在美国医院药师协会制定的预防用药错误指南中，对"错误用药"有一个 12 项的分类。

① 处方差错。错误的药物选择，包括适应证、禁忌证、已知的变态反应、现有的药物治疗等；药物与患者正在使用的药物不相容，包括药物的剂型、剂量、给药数量、途径、给药速率、药物含量、用药次数、用药顺序、用药指示不正确或书写不清楚。

② 遗漏给药。

③ 错误的给药时间。未按规定的时间或间隔给药。

④ 未被授权给药。未经合法授权即开具处方，包括药物给错患者、非医嘱给药等。

⑤ 剂量不当，包括 1 次用量大于或小于规定的允许范围、1 次或多次重复给药。

⑥ 剂型错误。给予的药物与医嘱不一致。

⑦ 药物调配错误。给药前未能正确调配药品。

⑧ 给药技术错误，包括给药程序、途径、部位等不正确。

⑨ 使用过期或变质的药品。

⑩ 监测错误。未按药物治疗方案监测或评估用药的适宜性，如对患者未作必要的实验室检查以评价患者对药物的反应等。

⑪ 依从性错误。用药者不遵从医嘱用药。

⑫ 其他。除上述错误用药外的任何用药错误。

二、用药错误的防范

调配、分发、使用药物的组织系统应把用药错误设计到最小程度。用药错误可能会使整个程序崩溃，其地位大于此系统的其他任何一方面。为避免用药错误药剂师被期待发挥关键作用，药剂师的价值在于干预治疗错误的发生。理想的模式是药剂师与开方医师合作来开展、执行、监控治疗计划。药剂师要注意到调配药环节，不要在这个环节引入用药错误。药剂师应加入药物治疗监控，参与药物使用评估，以确保药物使用的安全、有效、合理。具体建议如下。

1. 药品调配环节

（1）保持清新、整齐干净和安静的环境　合理设计调配区域，要有充足的光线、适宜的室温、适当的距离，减少疲劳感；设置电话、来访和咨询接待岗位，减少打扰，保证药品调配人员不做与调配药品无关的事；药品摆放整齐有序，对于形似或声似的药品要加用醒目的标识；设置高危药品、外用药品和新药等的存放专柜，培训调配人员调配这些药品时须加强核对。

（2）坚持核对，规范操作　审核处方，发现问题不应假设或推测医嘱，调配前应先与开处方的医生联络沟通，确认无误后调配；每次配方一次完成，尽可能地使工作不被中断；按处方顺序调配药品；配药后核对，要确保以下内容的正确性：药名、标签、包装、数量、剂量。

（3）保证足够的人力配备，减少因人员不足、忙乱无序而带来的调配差错。

2. 药师发药环节

（1）管理层面的防范措施　包括：保证足够的人力配备，减少因人员不足而带来的发药差错；加强培训，不断提高每个药师的知识与技能水平；建立符合工作实际的管理制度，加强检查与督导，通过绩效考核等管理措施，减少差错发生。

（2）技术层面的防范措施

① 良好的服务态度和服务语言标准化　发药药师对患者要热情、耐心，如果处方有问题，需及时与患者沟通并解释清楚。药师在发药交待过程中，应根据患者的具体病情及所用药品特点，把用药过程中需要引起患者注意的用药知识，用通俗易懂的语言介绍给患者，避免语气生、冷、硬，禁止使用服务忌语。良好的沟通是确保患者正确使用药品的前提。

② 交待药物的用量　药师在交待患者药品用量时，应使用清晰易懂的计数单位，如片、粒、袋、支等，避免使用专业的计量单位如 g、mg、μg、U 等。对某些内服液体制剂应教会患者正确使用量具量取后服用，以及外用滴耳剂、滴眼剂、滴鼻剂、局部用软膏和霜剂等的正确用量和使用方法。

③ 交待用药时间　正确的给药时间和次数，能使药品服用后，发挥其最大疗效，降低药品不良反应的发生。

④ 多药合用　交待服药间隔时间，有些药不能与其他药同时服用，如活菌制剂不能和抗菌药物同服，因为抗菌药物能降低活菌活性，所以需间隔服用；蒙脱石散剂具有吸附作用，可影响其他药物疗效，因此与其他口服药物也需间隔服用。

⑤ 交待用药途径及用药方法　交待患者正确的用药途径及方法，可使药物发挥疗效，降低药物不良事件的发生。发药时需向患者交待清楚是口服或含化，是肌注或静滴，是直肠给药或阴道给药，是滴眼、滴鼻或滴耳，是外擦、外洗或外敷等。

⑥ 交待用药注意事项　药师应及时向患者交待有关用药的注意事项，以避免误用药物，减轻患者不必要的恐慌，提高用药依从性。a. 用药期间不饮酒（或含酒精的饮料），尤其当使用对中枢神经系统具有抑制作用的药物如催眠药地西泮、氯硝西泮、艾司唑仑等，抗抑郁药氟西汀、帕罗西汀、舍曲林等，更应禁止摄入酒精，以免加深中枢抑制。此外头孢哌酮、甲硝唑等药物能与酒精发生双硫仑样反应，应提示患者用药期间避免酒精摄入。b. 可能引起眩晕、倦怠、嗜睡、视物不清等不良反应的药物，如卡马西平、苯妥英钠、普萘洛尔、氯苯那敏等，应交待患者服用此类药物期间不要驾车、操作机器或高空作业等。c. 可在尿中结晶的药物，送服药物时要喝约 250ml 的水，服药后也要多喝水，保持高尿流量，如磺胺类、氟喹诺酮类药物。d. 可引起体位性低血压的药物如特拉唑嗪、多沙唑嗪等，服用后，患者在从低位向高位转换动作（如从卧到坐，从坐到站）时均应缓慢，动作不能突然。e. 使用吸入性糖皮质激素的患者，需提示患者吸入药物后应漱口，并将漱口水吐出。f. 提示患者服用铋制剂后舌苔、大便可呈灰褐色；服用利福平后尿液、泪液可呈橙红色；服用吲哚美辛可使粪便呈绿色；服用铁剂的患者大便会呈褐色；服用维生素 B_2 会使小便呈黄色等。g. 提示常见的不良反应，如 ACEI 类抗高血压药，应告知患者可能出现咳嗽，若咳嗽厉害，应暂停用药并及时复诊。

⑦ 指导患者正确应用特殊包装或特殊装置药品：对特殊包装或特殊装置的药品，需要对患者做出用药交待，必要时可建议患者到药物咨询室（窗口）由咨询药师给予演示。

⑧ 交待药品储存条件与方法　妥善保管好药品是保证其质量的重要前提，应向患者具体交待药品的储存条件与方法，并需在每次用药前检查药品外观有无变化，发现异常立即停用。要特别提醒患者注意药品的有效期，超过有效期的药品无论其外观有无变化均不得使用。

3. 临床药师在防范用药错误工作中的作用

在防范用药错误的工作中，药师在预防、发现、评估和干预几方面均可以发挥关键作用。理想的模式是临床药师与开方者合作来制定、执行、监控治疗计划。

（1）审核处方（医嘱），或者实行医嘱重整，尤其是在患者入院、转出或出院时，及时发现用药错误并进行有效干预，保证患者安全。

（2）提供药学服务

① 及时了解和掌握专业领域的知识、查阅文献，参与患者治疗计划的制订。

② 参与药物治疗监控，包括治疗的正确性评价和药物使用的正确性评价。

③ 重复检查可能的相互作用和评价相关临床与实验数据。

④ 给医师和护士提供有关药物治疗状况和正确使用药物的信息及建议。

⑤ 开展药物使用评价工作，以确保药物使用的安全、有效、经济。

（3）检查和指导药物的临床使用，确保病区分发和储存药品符合规定，帮助护士提高给药安全性。

（4）药师应复查患者的用药情况，这种复查过程可以暴露系统的薄弱点和由治疗错误（例如遗漏剂量和使用未经认可的药物）引起的问题。

（5）药师应注意帮助医生收集和完善患者临床信息，包括用药史、过敏史和高敏反应、诊断、妊娠状态、潜在药物相互作用、药品不良反应和检验数据等，确保选择适宜的治疗手段。

（6）为患者提供用药教育。

第五节　药品质量缺陷

由于各种内、外因素的作用，药品在生产和流通的各环节中，随时可能出现质量问题，因此，必须在药品生产、运输和储存的全过程中采取严格的管理和控制措施，从根本上保证药品的质量。按照《药品管理法》的要求，必须制定和执行药品保管制度，采取必要的冷藏、防冻、防潮、防震、防虫、防鼠等措施，保证药品质量。药品入库、出库和调剂时必须执行检查制度。

一、分类

1. 包装破损

药品运送过程中易造成玻璃包装碎裂、包装箱或包装盒破损等。

2. 药品包装质量问题

药品包装标签脱落；包装上无生产日期、无批号、无效期或数字打印错位；印刷错误；瓶口松动、漏液；气雾剂或喷雾剂等特殊剂型装置不能正常使用等。

3. 药品变质

片剂破碎、受潮膨胀、粘连、发霉、变色；软胶囊熔化、结晶析出等；肠外营养液、中药蜜丸、拆零药品（若管理不当）容易变质。

4. 不合格药品混入

溶液剂或注射剂中有异物；装量不足、空胶囊未装药；空泡眼未装填药物等。

5. 其他

中药注射剂质量标准中有颜色范围的要求，与药品变质导致变色的问题难以区别。

二、识别

1. 合格药品外观性状要求

合格药品是指从外观看：

① 包装完好无损；

② 具有国家食品药品监督管理总局批准的批准文号；

③ 药品标签符合国家食品药品监督管理总局关于说明书和标签管理的规定；

④ 由具有合法资质的药品生产企业生产；

⑤ 由具有合法资质的药品经营企业购入；

⑥ 具有药品质量检验合格证书；

⑦ 药品运输过程符合国家药品物流管理相关规定；

⑧ 外观和内在质量均符合国家药品质量标准。

2. 药品外观检查方法

通过人的视觉、触觉、听觉、嗅觉等感官试验，依据药品质量标准、药剂学、药物分析及药品说明书的相关知识与内容，检查时打开包装容器，对其剂型、颜色、味道、气味、形态、重量、粒度等情况进行重点检查，一旦判定药品变质，应按照假药处理，不得再使用。

学习小结

安全用药就是根据患者个人的基因、病情、体质、家族遗传病史和药物的成分等做全面的检测，准确地选择药物，真正做到"对症下药"，同时以适当的方法、适当的剂量、适当的时间准确用药。注意该药物的禁忌、不良反应、相互作用等。通过本章学习掌握药物警戒定义、药物警戒信号及药物警戒的工作内容；掌握药品不良反应的定义、分类与临床表现；掌握药品不良反应监测的方法、上报流程、监测报告的范围；熟悉药品不良反应因果关系的评定依据、评定方法；了解药品不良反应的发病机制、影响因素；了解引起药源性疾病的因素及常见药源性疾病；了解药品质量缺陷的分类和识别。本章内容较多且有一定难度，涉及临床药理学、疾病学等多方面知识，建议同学们学习时要多查阅参考图书，加深理解。

思考与练习

一、A1 型题（请从中选择一个最佳答案）

1. 以下对 ADR 监测的目的和意义的叙述，不正确的是（　　　）。

A. 减少 ADR 的危害　　　　　　　　　B. 促进临床合理用药

C. 促进新药的研制开发　　　　　　　　D. 简化或缩短新药临床试验

E. 弥补药品上市前研究的不足

2. 2012 年"阿糖胞苷儿科事件"是电子处方将阿糖腺苷（抗病毒药）错误输入为形似药品阿糖胞苷（抗肿瘤药）导致严重后果，体现了药物警戒的作用包括（　　　）。

A. 发现药品质量问题　　　　　　　　　B. 药品上市前风险评估

C. 药品上市后风险评估　　　　　　　　D. 发现与规避假、劣药流入市场

E. 发现药品使用环节的用药差错

3. 下列药源性疾病中，其诱因主要是"病理因素"的是（　　）。

A. 灰婴综合征是氯霉素在新生儿体内蓄积所致

B. 假胆碱酯酶遗传性缺陷者应用琥珀胆碱产生呼吸暂停

C. 肝硬化患者应用利多卡因，可引起严重中枢神经系统疾病

D. 月经期服用常规剂量的避孕药和地西泮药理效应增强

E. 慢乙酰化者服用异烟肼半衰期由 45～110min 延长至 2～4.5h

4. 药源性疾病一旦确诊，首要的治疗措施是（　　）。

A. 对症治疗　　　　　　　　　　　B. 停用致病药物

C. 拮抗致病药物　　　　　　　　　D. 调整治疗方案

E. 排除体内残留的致病药物

5. "用药错误" A 级（1 级）的标准是（　　）。

A. 患者已使用，但未造成伤害

B. 客观环境或条件可能引发差错

C. 差错造成患者暂时性伤害，需要采取预防措施

D. 发生差错但未发给患者，或已发给患者但未使用

E. 患者已使用，需要监测差错对患者的后果，并根据后果判断是否需要采取措施预防和减少伤害

6. 儿科用药中，对新生儿或婴儿最常用的给药途径是（　　）。

A. 口服给药　　　　　B. 静脉注射　　　　　C. 静脉滴注　　　　　D. 肌内注射

E. 直肠给药

7. 药物的毒性反应是指（　　）。

A. 药物引起的生理机能异常

B. 药物引起的生化机能异常

C. 药物引起的病理变化

D. 药物引起的生理、生化机能异常和病理变化

E. 药物引起的生理、生化机能异常

8. 药品生产、经营、使用单位和个人发现可疑的药品不良反应病例时，需（　　）。

A. 向辖区药品不良反应监测中心报告

B. 进行详细记录、调查

C. 依国家要求填写报表

D. 进行详细记录、调查，并按要求填写报表，向辖区药品不良反应监测中心报告

E. 向国家药品不良反应监测中心报告

9. 国家对药品不良反应实行以下何种报告制度。（　　）

A. 定期报告制度、严重或罕见的药品不良反应随时报告

B. 定期报告制度、对严重或罕见的药品不良反应可越级报告

C. 逐级报告制度、对严重或罕见的药品不良反应随时报告

D. 定时报告制度、对严重或罕见的药品不良反应随时报告

E. 逐级、定期报告制度，严重或罕见的药品不良反应须随时报告，必要时可以越级报告

10. 药品不良反应因果关系的评定方法是（　　）。

A. 肯定、不确定、怀疑、不可能

B. 肯定、很可能、可能、可疑、不可能

C. 肯定、很可能、可能、不可能

D. 很可能、可能、可疑、不可能

E. 肯定、可能、不可能

11. A 型药品不良反应的特点是（　　）。

A. 程度轻重与用药剂量无关，不容易预测，发生率较高而死亡率较低

B. 程度轻重与用药剂量有关，容易预测，发生率较高而死亡率较低

C. 难以预测，一般与用药剂量无关，发生率较低但死亡率较高

D. 程度轻重与用药剂量有关，容易预测，发生率较低但死亡率较高

E. 难以预测，一般与用药剂量有关，发生率较高但死亡率较低

12. 药品不良反应的预防原则不包括（　　）。

A. 新药上市前严格审查

B. 禁止尚未肯定治疗作用的联合用药

C. 新药上市后的追踪观察

D. 合理使用药物

E. 一旦发现严重的药品不良反应发生，停用一切药物

二、B1 型题（请从中选择一个与问题关系最密切的答案）

第 1～4 题

A. 可能　　　　　　B. 很可能　　　　　　C. 待评价　　　　　　D. 可能无关

E. 无法评价

1. ADR 报表缺项太多，因果关系难以定论，资料又无法补充；可评价为（　　）。

2. ADR 报表内容填写不齐全，等待补充，或因果关系难以定论，缺乏文献资料佐证；可评价为（　　）。

3. ADR 与用药时间相关性不密切，反应表现与已知该药 ADR 不相吻合，原患疾病发展同样可能有类似的临床表现；可评价为（　　）。

4. 用药与反应发生时间关系密切，有文献资料佐证；但引发 ADR 的药品不止一种，或原患疾病病情进展因素不能除外；可评价为（　　）。

第 5～7 题

A. 用药原因　　　　　　　　　　　　　B. 用药起止时间

C. ADR/ADE 过程描述　　　　　　　　D. 不良反应/事件的结果

E. 引起不良反应的可疑药品

5. 填写具体，如患卵巢囊肿合并肺部感染注射头孢曲松引起不良反应，应填写肺部感染（　　）。

6. 对主要临床表现和体征进行明确、具体的描述，如过敏性皮疹的类型、性质、部位、面积大小等（　　）。

7. 指本次不良反应经采取相应的医疗措施后的结果，如不良反应已经好转，后患者又死于原患疾病或与此不良反应无关的并发症，此栏应填"好转"，属于（　　）。

三、X 型题（从五个备选答案中选出两个或两个以上的正确答案）

1. 药品不良反应监测方法包括（　　）。

A. 药物警戒　　　　　　B. 集中监测系统　　　　　　C. 自愿呈报系统

D. 记录联接系统　　　　E. 药物流行病学研究方法

2. 药品不良反应报告的有关规定是（　　）。

A. 上市 1 年以后所有药品：应报告引起的所有可疑不良反应与不良事件

B. 上市 3 年以上的药品：主要报告该药品引起的严重、罕见或新的不良反应

C. 上市 5 年以上的药品：主要报告该药品引起的严重、罕见或新的不良反应

D. 上市 3 年以后和列为国家重点监测的药品：应报告引起的所有可疑不良反应

E. 上市 5 年以内和列为国家重点监测的药品：应报告引起的所有可疑不良反应

3. 药物警戒信号来源包括（　　）。

A. 主动监测　　　　　B. 被动监测　　　　　C. 重点药物监测

D. 病例随访、登记　　E. 专业刊物的病例报道

4. 下述治疗药源性疾病的措施中，正确的是（　　）。

A. 停用药物　　　　　B. 对症治疗　　　　　C. 拮抗致病药物

D. 调整治疗方案　　　E. 排除体内残留的致病药物

5. 在防范用药错误工作中，需药师"提供药学服务"的工作有（　　）。

A. 开展药物使用评价工作

B. 查阅文献，参与患者治疗计划的制订

C. 给医师和护士提供正确使用药物的信息及建议

D. 重复检查可能的相互作用和评价相关临床与实验数据

E. 参与药物治疗监控，包括治疗和药物使用的正确性评价

四、简答题

1. 简述药品不良反应报告制度。

2. 简述药品不良反应的分类方法有哪些。

实训八　药品不良反应报告的模拟填报

一、实训目标

1. 加深对药品不良反应相关概念的理解，掌握药品不良反应报告制度要点。

2. 能正确填报药品不良反应报告。

二、实训条件

1. 理实一体化实训室。

2. 临床药品不良反应案例。

三、考核要点

1. 是否清楚阐述药品不良反应相关概念、药品不良反应报告的基本要求。

2. 是否按照要求规范填报完成不良反应报告表。

3. 是否能正确进行药品不良反应关联性评价。

四、实训内容

根据所提供的临床案例，进行药品不良反应报告模拟填报，并进行分析讨论。

【案例 7-1】　加替沙星注射液严重过敏反应

临床资料：患者男性，60 岁，因肺部出现感染，表现为咳嗽、大量咳痰入院接受常规抗感染治疗。给予加替沙星注射液 100ml（含加替沙星 0.2g 与葡萄糖 5g），当缓慢滴注后

3min 左右，患者突然感到胸闷憋气，呼吸困难。查体：颜面部紫绀，尤以唇部明显，呼吸急促，BP 11/8kPa。考虑为加替沙星注射液致严重过敏反应，立即撤掉输液，并静脉给予20mg 苯海拉明和5mg 地塞米松脱敏治疗后症状缓解，一周后康复出院。

讨论：

（1）不良反应（过敏反应）的发生时间与加替沙星注射液的使用具有合理的时间关系；

（2）经仔细阅读说明书，发现该反应符合该药已知的不良反应类型；

（3）停用加替沙星注射液，并给予抗胆碱治疗后观察到症状消失；

（4）当时患者尚未联用其他药品，也不能用病情的进展来解释。

请进行关联性评价，并说出判断依据。

【案例 7-2】 甲氧氯普胺引起锥体外系反应

临床资料：患者，女，58 岁，胃癌手术治疗后拟进行化学治疗。查体：慢性消耗病容，消瘦，T36℃，P80 次/min，BP17/10kPa，心肺未见异常，腹软无压痛，刀口愈合良好。化验：血常规及肝、肾功能均正常。入院后拟应用氟尿嘧啶、丝裂霉素进行化学治疗，化疗前使用甲氧氯普胺 10mg 肌注防治恶心、呕吐等胃肠道反应，1.5h 后，患者出现不自主头后倾及紧张不安，双眼上翻，强制性张口，流涎及表情呆滞，舌运动障碍，走路不稳定等锥体外系症状。立即停用甲氧氯普胺，给予抗胆碱药，3h 后上述症状消失。

讨论：

（1）不良反应（锥体外系反应）的发生时间与甲氧氯普胺的使用具有合理的时间关系；

（2）经仔细阅读说明书，发现该反应符合该药已知的不良反应类型；

（3）停用甲氧氯普胺，并给予抗胆碱治疗后观察到症状消失；

（4）经查资料，此反应不能用联合用药的作用、患者病情的进展来解释。

请进行关联性评价，并说出判断依据。

五、实训提示

1. 通过模拟填报，加深同学们对药品不良反应相关概念的理解和掌握填报要点。

2. 实训后，学生能对药品不良反应的关联性进行正确判断。

六、实训思考

一位顾客在药店选用了某厂生产的藿香正气口服液，服药 2h 后出现全身过敏，顾客到药店进行投诉。药师仔细询问后得知该顾客有酒精过敏史。该药说明书中注明了含有乙醇，但在药品注意事项中没有提示对酒精过敏者慎用，结果导致患者服药后出现严重的皮肤过敏症状。

请分析以上案例，填报药品不良反应/事件报告表。

（周　玲）

第八章

特殊人群的用药

学习目标

1. 掌握妊娠期药动学特点、药物对不同孕期胎儿的影响及药物妊娠毒性分级，熟悉哺乳期用药注意事项。

2. 掌握不同年龄儿童的药动学特点、给药途径及儿童用药选择；熟悉小儿用药原则。

3. 掌握老年人常用药物的注意事项，熟悉老年人用药原则，了解老年人生理生化功能特点，知道其用药的特殊性。

4. 掌握肝、肾功能不全患者用药原则和临床用药方案的调整，了解肝、肾功能不全对药物产生的影响。熟悉驾驶员应慎用的药物。

5. 能熟练应用特殊人群用药原则和注意事项，指导患者合理用药。

药物的使用者中有相当部分的人是特殊用药人群，特殊用药人群不仅包括新生儿、婴幼儿、儿童、妊娠期和哺乳期妇女、老年人，这部分人群的生理和病理情况与普通受药者存在较大的差异，有着不同的药代动力学和药效学；还包括驾驶员等一些特殊职业的人，这部分人群常因服药导致反应能力异于正常，容易出现危险和人身事故。因此，对特殊人群用药，需要引起高度的重视，有针对性地合理用药，确保用药安全。

第一节　妊娠期和哺乳期妇女用药

一、妊娠期的药代动力学特点

妊娠期妇女由于孕育新生命，其心血管、消化、内分泌等系统都会出现各种各样的生理变化，导致此时药物的吸收、分布、代谢及排泄都可能异于正常人。

1. 吸收

妊娠时胃酸分泌减少，胃肠活动减弱，使口服药物吸收减慢，达峰时间滞后。早孕呕吐也是影响药物吸收的原因。如需药物快速发挥作用，则应当采用注射给药。妊娠晚期血流动力学发生改变，可能影响皮下或肌内注射药物的吸收。

2. 分布

妊娠期妇女血浆容积增加约 50%，体重平均增长 10～20kg，体液总量和细胞外液也都有所增加，故妊娠期药物分布容积明显增加。妊娠期虽然合成血浆蛋白的速度加快，但因血容积增加，使血浆蛋白浓度降低；妊娠期很多蛋白结合部位被与妊娠有关的激素占据，蛋白结合能力进一步下降，使药物游离部分增多，如苯妥英、地塞米松、地西泮在妊娠 26～29 周时游离药物浓度达高峰，因此，在考虑药物作用时，应兼顾血药浓度及游离型和结合型药物的比例。

3. 代谢

妊娠期肝血流量虽然改变不大，但肝微粒体酶活性有所增加；另外由于妊娠期高雌激素水平的影响，使胆汁排出减慢，使药物从肝清除速度减慢。进入肠道的药可能进入肝肠循环。

4. 排泄

妊娠期肾血流量增加 25%～50%，肾小球滤过率增加 50%。因此，从肾脏排出的药物增多，尤其是一些主要从尿中排出的药消除率加快。如氨苄西林、红霉素、庆大霉素等抗菌药物的血药浓度在妊娠期有所降低，为了达到所需的抗菌浓度，需要适当增加给药剂量。妊高症孕妇因其肾功能受影响，药物排泄减慢减少，反而使药物容易在体内蓄积。由于妊娠期胆汁淤积使药物从胆汁排出减慢，使药物从肝清除速度减慢。

二、胎儿的药代动力学特点

1. 药物在胎儿体内的吸收

药物经胎盘屏障转运到胎儿体内，并经羊膜进入羊水。而羊水内的蛋白质含量仅为母体的 1/20～1/10，故药物以游离型形式为主。妊娠 12 周后，药物可被胎儿吞咽进入胃肠道，并被吸收入胎儿血循环，其代谢产物由尿排出，排出的部分代谢产物，又可被胎儿重吸收入胎儿血循环，形成羊水肠道循环。

2. 胎儿的药物分布

胎儿的肝、脑等器官在身体的比例相对较大，血流量较多，因此药物有 60%～80% 进入肝脏。由于胎儿部分静脉血由静脉导管直接进入下腔静脉达右心房，所以药物直接到达心脏和中枢神经系统的浓度增高，这一点在母体快速静脉给药时应予以足够重视。

3. 胎儿的药物代谢

大多药物的代谢在肝中进行，胎盘和肾上腺也承担某些药物的代谢任务。胎儿肝药酶缺乏，对药物的代谢能力低，因而出现某些药物的胎儿血药浓度高于母体。多数药物经胎儿体内代谢后活性下降，但是有些药物代谢后其降解物具有毒性。

4. 胎儿的药物排泄

妊娠 11～14 周胎儿的肾虽已有排泄功能，但肾小球滤过率低，药物及降解物排泄延缓，尤其代谢后形成的极性大的物质，较难通过胎盘屏障向母体转运，进而在胎儿体内存积造成损害。

三、药物对胎儿危险性的评价

1. 药物对妊娠期不同阶段胎儿的影响

（1）细胞增殖早期　大约为受精后 18 天。此阶段胚胎的所有细胞尚未进行分化，细胞的功能活力相同，对药物无选择性，致畸作用无特异性地影响细胞，其结果为胚胎死亡、流产或存活发育成正常个体，因此在受精后半个月以内药物几乎没有致畸作用。

（2）胚胎器官和脏器的分化期　受精后 3 周至 3 个月。胎儿的心脏、神经系统、呼吸系统、四肢、性腺及外阴相继发育，此期如受到药物影响可能产生形态或功能上的异常而造成畸形。这一时期药物的致畸作用与器官形成顺序有关，妊娠 3～5 周中枢神经系统、心脏、肠、骨骼及肌肉等处于分化期，致畸药物在此期可影响上述器官或系统，如沙利度胺可导致胎儿肢体、耳、内脏畸形；雌孕激素、雄激素可导致胎儿性发育异常，叶酸拮抗剂可导致颅面部畸形、腭裂等；烷化剂如氮芥类药物可引起泌尿生殖系统异常、指趾畸形。

（3）胎儿形成期　妊娠 3 个月至足月。器官形成过程已经大体完成，牙、中枢神经系统或女性生殖系统还在继续分化发育，药物的不良影响主要表现在上述系统、器官发育迟缓和功能异常，对其他器官一般无影响，但根据致畸因素的作用强度及持续时间也可影响胎儿的生理功能和发育成长。如妊娠 5 个月后使用四环素可使婴儿牙齿黄染，牙釉质发育不全，骨生长障碍；妊娠期妇女服用镇静、安定、麻醉、止痛、抗组胺药或其他抑制中枢神经的药物可抑制胎儿神经的活动，甚至影响大脑发育；妊娠后期使用抗凝药华法林、大剂量苯巴比妥或长期服用阿司匹林治疗，可导致胎儿严重出血，甚至死胎；临产期使用抗疟药、磺胺药、硝基呋喃类、解热镇痛药如氨基比林、大剂量维生素 K 等，对红细胞缺乏葡萄糖-6-磷酸脱氢酶者可引起溶血；分娩前应用氯霉素可引起新生儿循环障碍和灰婴综合征。

2. 药物妊娠毒性分级

美国食品药品管理局（FDA）根据药物对胎儿的危害将妊娠用药分为 A、B、C、D、X 五个级别，并要求制药企业应在药品说明书上标明等级。A～X 级致畸系数递增。有些药物有两个不同的危险度等级：一个是常用剂量等级；另一个是超常剂量等级。

A 级：在有对照组的早期妊娠妇女中未显示对胎儿有危险（并在中、晚期妊娠中亦无危险的证据），可能对胎儿的伤害极小。如各种水溶性维生素、正常剂量的脂溶性维生素 A、维生素 D、枸橼酸钠、氯化钾等。

B 级：在动物生殖试验中并未显示对胎儿的危险，但无孕妇的对照组或对动物生殖试验显示有副反应（较不育为轻），但在早孕妇女的对照组中并不能肯定其不良反应（并在中、晚期妊娠亦无危险的证据）。如青霉素、阿莫西林、阿昔洛韦均属 B 级。

C 级：在动物研究中证实对胎儿有不良反应（致畸或使胚胎致死或其他），但在妇女中无对照组或在妇女和动物研究中无可以利用的资料，药物仅在权衡对胎儿的利大于弊时给予。如阿米卡星、氯霉素、咪康唑、万古霉素等药均属此类。

D 级：对人类胎儿的危险有肯定的证据，仅在对孕妇肯定有利时，方予应用（如生命垂危或疾病严重而无法应用较安全的药物或药物无效）。例如，伏立康唑、链霉素、卡马西平等。

X 级：在动物或人的研究中已证实可使胎儿异常，或基于人类的经验知其对胎儿有危险，对人或对两者均有害，而且该药物对孕妇的应用危险明显大于其益处。该药禁用于已妊娠或将妊娠的妇女。降脂药辛伐他汀、洛伐他汀、阿托伐他汀、氟伐他汀、瑞舒伐他汀，抗病毒药利巴韦林，激素类药物米非司酮、炔诺酮、缩宫素、非那雄胺、戈舍瑞林，以及沙利度胺、华法林、甲氨蝶呤、米索前列醇、前列腺素 E_1、碘甘油等均属此类。

四、妊娠妇女用药注意事项

1. 妊娠期用药原则

① 用药必须有明确的指征和适应证。既不能滥用，也不能有病不用，因为孕妇的疾病同样会影响胎儿，更不能自选自用药物，一定要在医生指导下使用已证明对胎儿无害的

药物。

②　可用可不用的药物应尽量不用或少用。尤其在妊娠的头 3 个月，能不用的药或暂时可停用的药物，应考虑不用或暂停使用。

③　用药必须注意孕周，严格掌握剂量和持续时间，病情控制后及时停药。

④　对疗效相同的药物，应考虑选用对胎儿危害较小的药物。

⑤　禁止使用已肯定的致畸药物。如孕妇病情危重，则慎重权衡利弊后，方可使用。

⑥　能单独用药就避免联合用药，能用结论比较肯定的药物就不用比较新的药。

⑦　禁止在孕期用试验性药品，包括妊娠试验用药。

2. 妊娠妇女禁用药物

妊娠妇女禁用药物的常见品种如下。抗感染药：氟喹诺酮类、甲硝唑（前 3 个月）等。神经系统用药：抗癫痫药、镇静催眠药等。循环系统用药：降脂药、ACEI 和 ARB 等。呼吸系统用药：祛痰、镇咳药等。泌尿系统用药：利尿剂。皮肤科用药：维 A 酸、阿达帕林。血液及造血用药：抗凝药、去纤酶。激素、内分泌用药：性激素、口服降糖药、二磷酸盐类。抗过敏及免疫调节用药：免疫抑制剂。抗肿瘤药。生物制品：各种疫苗。

五、哺乳期妇女用药

哺乳期妇女所用药物能否从乳汁排出及对乳婴有无危害的问题为人们所关注。大部分药物能从乳汁中排出，但多数药物从乳汁中排出的浓度较低，每天的排出量小于乳婴治疗量，一般不至于对乳婴产生不良影响。但有些药物从乳汁排出较高，母亲服用量应考虑哺乳婴儿的危害，避免滥用。

1. 可在乳汁中排泄的药物

（1）药物分子大小　相对分子质量小于 200，在脂肪和水中都有一定的溶解度。

（2）药物游离型浓度　在母体血浆中处于游离状态的药物。

（3）血浆与乳汁中的 pH　正常乳汁的 pH 值约为 7.08，低于母体血浆，弱碱性药物易转运到乳汁中。

（4）药物的脂溶性　乳汁中脂肪含量高于血浆，脂溶性高的药物易于转运到乳汁中。

2. 哺乳期妇女用药注意事项

几乎所有药物均能进入乳汁并被婴儿所吸收。哺乳期妇女用药对婴儿的影响，除与药物进入乳汁的量有关外，还与药物的性质、婴儿反应敏感性等因素有关。乳母哺乳期用药应遵循以下原则。

（1）选药慎重、权衡利弊　确定用药指征并选择疗效好、半衰期短、在体内排泄快的药物；在相同疗效下选择毒性最小、安全性经过临床应用验证的药物；选择有效用量相对较小、给药次数相对较少的药物；慢性病长期用药或需用慎用药物时，应在医师的指导下用药，并密切观察婴儿的反应。

（2）适时哺乳，防止蓄积　避免在乳母血药浓度高峰期间哺乳；可在用药前哺乳；尽量选用短效药物。

3. 常用药物对乳儿的影响

（1）抗菌药物　大多数抗菌药物都能进入乳汁，但进入乳儿体内的量很小，不会对乳儿产生严重危害。喹诺酮类对乳儿骨关节有潜在危害，不宜应用。磺胺类在乳汁中的浓度与血浆中一致，在体内与胆红素竞争血浆蛋白，可致游离胆红素增高，尤其新生儿黄疸时，可促使发生核黄疸。氯霉素在乳汁中的浓度为血清中的 1/2，有明显骨髓抑制作用，可引起灰婴综合征，故哺乳期禁用。

（2）激素类药物　口服避孕药因含雌/孕激素，可分泌至乳汁中，降低乳汁中吡哆醇含量，使乳儿出现易激惹、尖叫、惊厥等神经系统症状，男婴则出现乳房增大。哺乳期妇女避孕应采用宫内安放节育器的方法。

（3）抗甲状腺药　哺乳期妇女禁用同位素 ^{131}I 和 ^{125}I 治疗，因放射性同位素在乳汁中仍具有放射活性，尤其在新生儿肝肾功能尚不健全时更易受损。

（4）抗高血压药　卡托普利含巯基，对乳儿骨髓有抑制作用；依那普利对乳儿肾脏有影响，应避免应用。

（5）降糖类药　格列喹酮等能分泌至乳汁中，引起新生儿黄疸，不宜应用。

（6）抗肿瘤药　因具有抗 DNA 活性，并可抑制新生儿的造血功能，故应用此类药物的哺乳期妇女禁止哺乳。

4. 哺乳期妇女禁用药物

哺乳期妇女服用药物时首先要考虑药物对婴儿的影响，对婴儿有影响的药物见表 8-1、表 8-2。

表 8-1　对婴儿有明显影响的药物

药物	对婴儿的影响	药物	对婴儿的影响
水合氯醛	昏睡	放射性碘	抑制婴儿甲状腺
地西泮	对婴儿有镇静作用,肌张力减退	四环素	婴儿牙齿及骨骼发育畸形
苯巴比妥	乏力、嗜睡	氯霉素	骨髓抑制
乙醇	大剂量使婴儿产生酪酊状态	茶碱	激动不安

表 8-2　对婴儿有较轻影响的药物

药物	对婴儿的影响	药物	对婴儿的影响
氨苄西林	腹泻或过敏	异烟肼	维生素 B_6 缺乏
呋喃类	溶血性贫血	吗啡	抑制呼吸中枢
甲硝唑	厌食、呕吐	溴化物	嗜睡、药疹
利福平	嗜睡、腹泻		

第二节　小儿用药

一、新生儿用药特点

新生儿期是指新生儿从出生到 28 天这一阶段。在此期间，胎儿脱离母体开始独立生存，所处的内外环境发生极大变化，因此在生长发育和疾病方面具有特殊性，临床用药上也与其他生理时期有很大的不同。

1. 新生儿药动学特点

新生儿的组织器官及生理功能尚未完全发育成熟，体内参与药物代谢的酶系统也不十分健全，药物的吸收、分布、代谢、排泄等体内过程，不同于其他年龄组儿童，更不同于成人。

（1）吸收　新生儿胃肠道正处于发育阶段，胃黏膜发育不完全，胃酸分泌量少，胃内酸度较低，胃排空慢，肠蠕动不规则，胆汁分泌功能不完全，因此对通过胃吸收的药物吸收较完全，而主要在十二指肠吸收的药物则吸收减少。新生儿口服给药的吸收具有其特殊性，因此新生儿用药不应是简单地将成人用药剂量折算后服用。

新生儿肌肉组织相对较少、皮下脂肪薄、血流多集中在躯干和内脏、局部循环差，使皮下和肌内注射给药的吸收变得不规则，非特殊情况新生儿一般不采用皮下或肌内注射。

静脉给药无吸收环节，起效快，但新生儿体液容量小，因此要控制新生儿静脉输液量，输液速度不能过快。输液时输注作用剧烈的药物时应严密监护并做好处理突发事件的准备。

新生儿的相对体表面积比成人大，皮肤角化层薄，皮肤对外部用药吸收快而多，尤其在皮肤黏膜有破损时，因此局部用药过多可致中毒。新生儿大面积使用治疗皮肤病用的皮炎激素软膏，可引起全身性水肿。可引起中毒的药物还有硼酸、水杨酸，所以用药时需防止药物中毒。

（2）分布　药物在新生儿体内的分布与年长儿和成年人有明显差别。新生儿的相对总体液量比成人高，体液约占体重的75％～80％，主要为细胞外液。水溶性药物被细胞外液稀释后浓度降低，排出也较慢而使血药峰浓度较高，易造成药物中毒。药物在体内的分布还受血浆蛋白与药物结合程度的影响，新生儿体内血浆蛋白与许多药物的结合力低于成人，致使血浆中的游离药物浓度升高，容易引起药物中毒，如新生儿使用苯巴比妥容易中毒，是由于新生儿血浆蛋白结合药物的能力差，游离的苯巴比妥血药浓度过高所致；而某些药物与新生儿血浆蛋白结合能力较强，如磺胺类药、吲哚美辛等可与血胆红素竞争血浆蛋白，故新生儿应用磺胺类药物后可使血中游离的胆红素浓度增高，而新生儿血脑屏障尚未发育成熟，胆红素易进入脑细胞内，使脑组织黄染，严重者可导致死亡。因此磺胺类药物不宜用于新生儿及早产儿。

（3）代谢　新生儿药物代谢较慢，主要为葡萄糖醛酸化和 N-去烷基途径酶系统不成熟，因为新生儿氧化作用和葡萄糖醛酸化作用比成人低，而去甲基化作用和硫酸络合作用则高于成人，许多依赖葡萄糖醛酸络合后消除解毒的药物易引起中毒。灰婴综合征即由于新生儿缺乏葡萄糖醛酸转移酶，氯霉素不能被代谢排出体外而引起血浓度增高，抑制细胞蛋白合成，氨基酸堆积中毒，表现出畏食、呕吐、腹胀、面色苍白、发绀、虚脱等症状。

（4）排泄　新生儿肾小球滤过率低，肾血流量少，代谢缓慢，对所有经肾排泄的药物或活性代谢物的体内消除，如青霉素 G、氯霉素、氨基糖苷类、地高辛、呋塞米等，使其半衰期显著延长，因此新生儿用药量宜少，间隔应适当延长。

2. 合理用药原则

（1）明确用药指征，制定合理给药方案　新生儿用药必须谨慎小心，严格遵守药物的适应证，避免使用禁用于新生儿的药品。详细了解药品在新生儿体内的代谢特点、合并用药时可能发生的药物相互作用，并结合病情轻重缓急制定合理给药方案。

（2）明确用药目的，监察用药过程　应熟悉用药目的、可能引起的不良反应和病情改善的客观评价指标和方法，密切观察新生儿用药后的反应，发现问题及时处理或调整给药方案，避免或减少药品不良反应的发生。

（3）选择合适的给药途径　新生儿由于口服给药影响吸收的因素较多，容易造成给药剂量不准确，而长期皮下或肌内注射容易引起局部组织损伤，因此应根据新生儿的特点和病情需要，选择合适的给药途径，如滴剂口服给药、静脉给药等。

（4）用药谨遵医嘱　新生儿用药时，一定要遵医嘱，提醒家长不宜随意加减剂量、变换给药方式，否则容易引起严重的不良反应。

二、儿童用药特点

1. 儿童药动学特点

（1）吸收　口服给药时胃肠道是药物吸收的主要部位，小儿胃容量小，胃酸分泌少，胃液 pH 较高（约 2～3 岁才接近成人水平），胃排空慢，肠蠕动不规则，胆汁分泌功能不完全，这些因素使主要在胃内吸收的药物吸收较完全，而主要在十二指肠吸收的药物吸收减少，与成人相比，对酸不稳定的药物、弱碱性药物的吸收增加，而弱酸性药物的吸收减少。

（2）分布　机体脂肪含量随着年龄的增长逐渐增加。婴幼儿的脂肪含量低于成人，脂溶性药物不能充分与之结合，血浆中游离药物浓度较成人高，容易发生过量中毒。婴幼儿体液及细胞外液容量大，如阿莫西林等水溶性药物在细胞外液被稀释，血浆中游离药物浓度较成人低，而细胞内液浓度较高。而随着年龄的增长，脂肪含量逐渐增加，脂溶性药物的分布容积逐渐增大，水溶性药物的分布容积逐渐减小。婴幼儿血浆白蛋白与药物的结合力低于成人，药物在血中的游离浓度增高，较多药物分布于组织中，如达到与成人相当的血药浓度，则进入组织的药量更大，极易引起中毒。儿童期血脑屏障不完善，多种药物均能通过，有可能引发不良反应。

（3）代谢　到了婴幼儿和儿童期参与药物代谢的主要酶已经成熟，加之肝脏的相对重量约为成人的 2 倍，因此婴幼儿和儿童药物的代谢速率高于成人，若不注意，会导致剂量偏低。

（4）排泄　肾脏是药物排泄的主要器官，而肾功能随年龄增加会发生变化。婴幼儿的肾小球滤过率、肾小管排泌能力和肾血流量迅速增加，在 6～12 个月时就接近成人水平，在随后的儿童期，肾功能超过成年人，应注意用药剂量。

2. 儿童用药原则

（1）明确诊断，严格掌握适应证　治疗之前应尽可能明确诊断，选择疗效确切、不良反应较小的药物，尽可能少用或不用对中枢神经系统、肝肾功能有损害的药物。

（2）选择适当的给药途径、剂型及用药次数　根据儿童年龄、疾病及病情严重程度选择适当的给药途径、剂型及用药次数，以保证药效和尽量减少对患儿的不良影响。①口服给药是最方便、最安全、最经济的给药途径，但影响因素较多，剂量不如注射给药准确，特别是吞咽能力差的婴幼儿的使用受到一定限制。幼儿用糖浆、水剂、冲剂等较合适，年长儿可用片剂或丸剂，服药时要注意避免牛奶、果汁等食物的影响，小婴儿喂药时最好将小儿抱起或头略抬高，以免呛咳时将药吐出。病情需要时可采用鼻饲给药。②注射给药比口服给药奏效快，但对小儿刺激大。肌内注射时药物的吸收与局部血流量有关，要充分注意注射部位的吸收状况，避免局部结块、坏死。临床上多选择臀大肌外上方，但注射次数过多可能造成臀部肌肉损害，需加以注意。静脉注射常在病情危重抢救时使用，平时多采用静脉滴注，静滴可给予较大容量的药物，应根据年龄大小、病情严重程度控制给药量和给药速度，在治疗用药时间较长时，提倡使用序贯疗法，及时改用口服剂型，以提高疗效和减少药品不良反应。③儿童皮肤吸收较好，透皮给药方便且痛苦小。药物剂型多为软膏，也可用水剂、混悬剂等。用药时注意防止小儿用手抓摸药物，误入眼、口引起意外，不宜使用刺激性较大的品种。④直肠给药时，药物从直肠下部吸收，不经过肝脏直接进入体循环，所用剂型有栓剂和灌肠剂。临床应用较多的有退热药物制成的小儿退热栓剂，灌肠法在小儿应用较少因药液在肠腔不易保留。

（3）根据儿童的不同阶段严格掌握用药剂量　儿童期组织器官逐步成熟，功能逐步完善，用药剂量应根据儿童的年龄、体重等进行调整，特别是新生儿、婴幼儿用药，应严格掌握剂量。目前儿童剂量的计算方法很多，可选择使用。

（4）密切监护儿童用药，防止产生不良反应　儿童应急能力较差，较敏感，极易产生药品不良反应。在用药过程中应密切注意药品不良反应，以免造成严重后果。

三、小儿用药禁忌

1. 忌滥用抗菌药

抗生素虽有抑制或杀灭细菌的突出效用，但如果使用不当对人体的损害也是比较严重的，主要是对肝、肾、听觉神经，甚至血液系统有损害，所以不要轻易服用，如喹诺酮类抗生素，可影响小儿骨骼发育；链霉素、庆大霉素等氨基糖苷类抗生素，会对听神经造成影响，引起眩晕、耳鸣，甚至耳聋；使用氯霉素可引起再生障碍性贫血，因此对上述药要做到禁用或慎用。

2. 新生儿忌用药

（1）氯丙嗪　可致麻痹性肠梗阻。

（2）磺胺类、亚硝酸类　可产生高铁血红蛋白血症，临床表现为缺氧性全身发紫。

（3）奎宁　易发生血小板减少，临床表现为皮肤稍挤压即出现局部青紫。

（4）伯氨喹　易引起溶血性贫血，表现为呼吸急促、全身青紫，有血样尿。

3. 婴儿忌用药

（1）呋喃妥因　引起多发性神经炎，表现为手足皮肤麻、胀、痛感或蚁行感，并逐渐向躯干伸延，严重时手拿不住东西，足背抬不起来，感觉全部消失，皮肤粗糙、冰凉、不出汗。

（2）四环素　引起呕吐、腹泻、牙釉质发育不全及黄染，并有终生不退的可能，骨骼生长迟缓，小婴儿还会产生脑水肿。

（3）肾上腺皮质激素　可致脑水肿，引起胃溃疡、肠黏膜坏死或穿孔、骨质疏松、眼晶状体突出、高血压。

（4）甘草制剂和麻黄素　一般应禁用。

（5）维生素 D　服用不宜多，否则可引起婴儿高血压。

（6）硬脂酸红霉素　可引起胆汁郁滞性肝炎，初起时眼白发黄，严重时全身黄染。

（7）肼苯哒嗪　可致红斑性狼疮综合征。

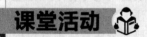

儿童感冒用药

一位家长抱着孩子来到药店，问：我们家孩子打喷嚏，流鼻涕，有点低烧，37.8℃，孩子精神不好，胃口也不好，可以吃点什么药，怎么吃？

1. 如果你是执业药师，遇到这样一位患者你会从哪些角度来分析这名患者遇到的问题，并对他进行指导？

2. 作为未来的药师，你能说出临床上常用的专用于儿童感冒的药品吗？

第三节　老年人用药

中国目前已进入了老龄化社会，老年人在生理、心理等方面均处于衰退期，许多老人都身患多种疾病，且大多数疾病都为慢性病，需要长期治疗。因此，他们用药的机会和种类相对较多，如何正确用药，尽量减少药物的毒副作用和药源性疾病，恰到好处地用药，不仅能减少资源浪费，而且能真正帮助老年人祛病益寿。

课堂活动

老年人用药咨询

有一位老人拿着一袋药来咨询：这些药怎么吃，可以一起吃吗？服药时要注意什么问题？药品有"华法林、甲硝唑、奥美拉唑"，分别由不同科室医生开具。

如果你是执业药师，遇到这样一位患者你会从哪些角度来分析这名患者遇到的问题，并对他进行指导？

一、老年人用药的药动学及药效学特点

老年人对药物的吸收、分布、代谢、排泄与青年人有一定差异。

1. 药动学特点

（1）吸收　口服是药物进入人体内的最常用途径。老年人胃黏膜细胞数量减少，胃排空缓慢，胃酸分泌减少；小肠黏膜表面积减少；胃肠道血流减少，这些因素虽然不利于药物的吸收，但是胃肠功能正常时，对被动扩散的药物吸收影响不大，例如阿司匹林、对乙酰氨基酚，而需主动转运的药物则吸收减少，例如 B 族维生素、维生素 C、铁、钙。

（2）分布　影响药物分布的因素较多，但只有机体组分的改变和血浆蛋白降低的影响较突出。由于老年人脂肪比例增加，这就会引起药物分布的变化，如亲脂性药物巴比妥、地西泮等，因其分布容积增大，使其血药浓度降低，在脂肪组织内蓄积，产生持久作用。另外，随着年龄的增长，老年人血浆蛋白储量降低，使某些药物的血浆蛋白结合降低，可影响药物的分布容积，血浆中游离药物浓度升高，这在药物效应方面具有重要意义。尤其是与血浆蛋白高度结合的药物更为突出，如华法林给老年人正常剂量后，由于游离药物浓度高，可增加出血的危险。

（3）代谢　药物代谢的主要器官是肝脏。老年人肝血流量减少，功能性肝细胞数量减少，肝微粒体酶系的活性降低，导致老年人肝脏代谢药物能力下降，药物血浆半衰期延长。由于老年人肝血流量减少及代谢能力下降，一些药物（如普萘洛尔）的首关消除效应消除量减少，生物利用度提高，可能出现不良反应。

（4）排泄　肾功能随年龄的增长而下降，老年人肾功能降低，肾小球滤过率低，肾血流量少使主要经肾排泄的药物代谢缓慢，半衰期延长，血浓度增加，容易产生药物毒性反应。例如地高辛、氨基糖苷类、苯巴比妥、四环素类、头孢菌素（一代）、磺胺类、普萘洛尔等，老年人应用这类药物时应适当减少剂量，个别药物有条件时可进行血药浓度监测，根据血药浓度制定个体化给药方案。

2. 药效学特点

（1）对大多数药物敏感性增高、药物作用增强　老年人高级神经系统功能减退，脑细胞数量、脑血流量和脑代谢均降低，因此对中枢神经系统药物敏感性增高，在缺氧或发热时更为明显。老年人使用该类药物一般从小剂量开始，根据耐受性及效果逐渐增加至治疗剂量。另外，一些药物易诱发老年人产生中枢神经系统不良反应，如喹诺酮类、碳青霉烯类及利尿剂等，使用时应谨慎，尤其对于高龄、脱水、感染、高热等的老年人，更应密切关注神经系统症状。

老年人的心血管系统与维持水电解质平衡的内环境稳定功能减弱，生理病理因素导致血

压调节功能变差，易发生体位性低血压。一些血管扩张剂、α受体阻滞剂、抗抑郁药等更可能会诱发或加重体位性低血压，在使用这类药物时应告知老人进行体位变化时需缓慢，防止跌倒、骨折等严重不良事件的发生。

老年人对肝素及口服抗凝药非常敏感，其原因主要包括：老年人肝脏合成凝血因子的能力下降；饮食中维生素K含量不足或维生素K肠道吸收障碍引起维生素K相对缺乏；血管病理性改变，包括血管壁变性，弹性纤维减少，血管弹性降低导致止血反应发生障碍；老年人因患慢性病同时服用多种药物，很多药物会增强华法林的抗凝效果，如阿司匹林、他汀类药物、抗抑郁药、广谱抗生素、银杏叶提取物等，以上都会使老年人对华法林和肝素的作用比年轻人敏感，易发生出血并发症。

（2）对少数药物敏感性降低、反应减弱　老年人对受体激动剂及阻滞剂的敏感性均减弱。老年人对同等剂量的异丙肾上腺素加速心率的反应比青年人弱，受体阻滞剂普萘洛尔等减慢心率的作用亦钝化。

（3）用药依从性差而影响药效　老年人用药依从性较差主要与独居生活、记忆力减退、文化程度相对较低、对药物了解不够、忽视按医嘱服药的重要性等多方面因素有关，药物疗程的长短、服药种类、用药次数及患者的精神状态等因素也会影响依从性。

二、老年人用药注意事项

由于老年人特有的生理、生化与心理等特点，故老年患者的药物治疗不同于一般病人，再加上老年人的生活环境、家庭、经济条件等因素的影响，使得老年患者的药物治疗显得更为复杂。

1. 选用尽可能少的药物

明确诊断后，根据患者体重、健康状况、用药史以及肝、肾功能等实际情况，以缓解症状、减轻痛苦或纠正病理过程为目的，选择不良反应少或轻的药物。若需联用药物，则不宜超过3～4种，否则极有可能导致不良反应的发生或加剧。如抗胆碱药、抗组胺药、抗抑郁药、抗精神病药都具有抗胆碱作用，合用后其口干、视物模糊、便秘、尿潴留等不良反应具有相加性；镇静剂、抗抑郁药、血管扩张药、抗高血压药、利尿药均可加重体位性低血压，合用则可引起低血压。

2. 合理选择药物

可参考老年人合理用药的辅助工具，如Beers标准。

🔖 知识链接

Beers标准

1991年，由美国老年医学会(AGS)、药学、护理学及精神药理学专家在文献回顾的基础上形成专家共识，建立了判断老年患者潜在不适当用药的Beers标准。Beers标准几经修订，已广泛应用于世界各国养老院、门诊和住院老年人的药物使用调查，在识别潜在不适当用药问题、降低不合理用药引起的相关问题和治疗费用等方面发挥了积极作用。AGS发布了最新的2015年版Beers标准，提供了更新更实用的循证医学依据，对医师及药师在选择药物方面具有指导意义，成为保障老年患者用药安全的有效工具之一。

第四节　肝功能不全者用药

肝脏是许多药物代谢的主要场所，当肝功能不全时，药物代谢必然受到影响，药物的生物转化减慢，血中游离型药物增多，从而影响药物的使用效果并增加毒性。因此，必须减少用药剂量及用药次数，特别是使用肝毒性的药物时更需慎重。

一、肝功能不全时的药动学和药效学

1. 药动学

（1）吸收　肝功能不全时，肝脏血流减少、肝脏清除率下降，导致肝脏首关效应下降，使有些经肝脏代谢的药物生物利用度增加，从而使药效增加或不良反应增加。

（2）分布　肝功能不全时，肝脏蛋白合成功能减退，白蛋白减少；肝功能受损时，血胆汁酸、胆红素升高，与药物竞争蛋白结合，使游离药物浓度增加，从而使药效增加或不良反应增加。

（3）代谢　肝脏是药物代谢最重要的器官。发生肝脏疾病时，肝细胞的数量减少，肝细胞功能受损，肝细胞内的多数药物酶，特别是细胞色素 P450 酶系的活性和数量均有不同程度的减少，使主要通过肝脏代谢清除的药物的代谢速度和程度降低，清除半衰期延长，血药浓度增高，长期用药还可引起蓄积性中毒。对于某些在肝脏高摄取的药物，如阿司匹林、普萘洛尔等，在肝脏摄取后由于生物转化速率降低，口服药物后大量原形药通过肝脏进入血液循环，血药浓度上升，生物利用度增强。另外，某些需要在体内代谢后才具有药理活性的前体药，如可待因、依那普利、环磷酰胺等则由于肝脏的生物转化功能减弱，这些药物的活性代谢产物生成减少，使其药理效应也降低。

2. 药效学

肝病时药物药效的改变，是继发于药动学的改变而引起的。慢性肝功能损害患者由于肝功能损害而影响药物的吸收、分布、血浆蛋白结合率、肝药酶数量和活性以及排泄，结果导致药物作用和药理效应发生改变。也就是说，在慢性肝功能损害时，由于药代动力学发生改变而使药效学改变。临床上在慢性肝病患者中给予巴比妥类药物往往诱发肝性脑病，即与肝功能损害时药效学的改变有关。

二、肝功能不全患者的给药方案调整

> **知识链接**
>
> ### Child-Turcotte-Pugh(CTP)评分
>
> 1954 年 Child 首先提出肝功能分级的概念,见下表:
>
> | Child 分级(1954 年) | | | |
> | --- | --- | --- | --- |
> | 项目 | A | B | C |
> | 血清胆红素/(μmol/L) | <34.2 | 34.2～51.3 | >51.3 |
> | 血浆白蛋白/(g/L) | >35 | 30～35 | <30 |
> | 腹水 | 无 | 易控制 | 难控制 |
> | 一般状态 | 好 | 中等 | 差 |
> | 营养 | 好 | 良好 | 差 |
>
> 在此基础上，Child-Turcotte 于 1964 年提出 Child-Turcotte 分级，即通常所称的 Child 分级。它以血清胆红素、血浆白蛋白、腹水、肝性脑病和营养为指标，估计肝功能状况，具有经典、简单、实用的优点。见下表:

Child-Turcotte 分级（1964 年）			
项目	A	B	C
血清胆红素/(μmol/L)	＜34.2	34.2～51.3	＞51.3
血浆白蛋白/(g/L)	＞35	30～35	＜30
腹水	无	易控制	难控制
脑病	无	轻度	重度
营养	好	良好	差

但是，在应用中，该方法具有以下缺陷：①营养状况及腹水为非量化指标，评价较为困难，受主观因素影响较大。②将相关指标分别列出，独立对待，以一项指标确定整个肝功能分级不够全面。白蛋白、腹水及营养状况是并存和相关的，不宜简单重复。③缺乏凝血酶原时间这一影响手术预后的重要指标。④血浆白蛋白、血清胆红素不敏感，白蛋白半衰期为 2～3 周，不能及时反映肝功能变化，同时，血浆制品的广泛应用易造成临床上的假象，影响了肝功能的准确评价。

1973 年，Pugh 在 Child-Turcotte 分级的基础上，以凝血酶原时间延长代替营养状况，并以综合评分的方式评价肝功能；同时将肝性脑病的程度也予以分期，部分克服了 Child-Turcotte 分级的缺点。Child-Turcotte-Pugh 分级的最大优点在于采用评分法估计肝功能的状况，使原来独立的指标得以全面考虑，从而不至于受到一个指标过大的影响。其缺点是不够简便。

1. 肝功能的评估方法

肝脏的生理功能复杂，目前尚无用于评价肝脏消除药物能力并作为药物剂量调整依据的内源性指标。由于生化检查简单可行，临床常用生化指标评价肝功能损害，常用的指标有丙氨酸氨基转移酶（ALT）、天冬氨酸氨基转移酶（AST）、碱性磷酸酶（ALP）、胆红素（BIL）。临床可以用 Child-Turcotte-Pugh（CTP）评分作为肝功能不全分级的评估系统，以腹水、肝性脑病、营养状况、血清胆红素和血清白蛋白 5 项指标为依据（表 8-3）。

表 8-3　CTP 的评分计分标准

项目	1 分	2 分	3 分
血清白清蛋白/(g/L)	＞35	28～35	＜28
血清总胆红素/(μmol/L)	＞34.2	34.2～51.3	＞51.3
凝血酶原时间/s	＜4	4～6	＞6
肝性脑病/级	0	Ⅰ/Ⅱ	Ⅲ/Ⅳ
腹水	无	少量/中量	大量

注：5～6 分为 CTP A 级或轻度肝功能不全，7～9 分为 CTP B 级或中度肝功能不全，10～15 分为 CTP C 级或重度肝功能不全。

2. 肝功能不全患者用药原则

明确诊断，合理选药；避免或减少使用对肝脏毒性大的药物；注意药物相互作用，特别应避免与有肝毒性的药物合用；肝功能不全而肾功能正常的患者可选用对肝毒性小并且从肾脏排泄的药物；初始剂量宜小，必要时进行 TDM，做到给药方案个体化；定期监测肝功能，及时调整治疗方案。

3. 肝功能不全调整剂量的方法

（1）根据生化指标调整剂量　一般认为，当 ALT＞8～10ULN（ULN：正常范围上限）或 ALT＞3ULN 且 BIL＞2ULN 时，表明出现了肝功能损害。基于生化检验结果，查阅相关文献对药物进行剂量调整。

（2）根据 CTP 评分调整剂量　根据 CTP 评分，查阅相关文献对药物进行剂量调整。对于未经研究的药物，属于肝功能 CTP 分类 A 级的患者用正常患者 50％ 的维持剂量，对于肝功能 CTP 分类 B 级的患者用维持剂量的 25％，且根据药效和毒性调整剂量。对 CTP 分类 C 级的患者应使用经临床试验证实安全性好或药动学不受肝病影响或可进行有效监测的药物。

4. 肝功能不全者给药方案调整

见图 8-1。

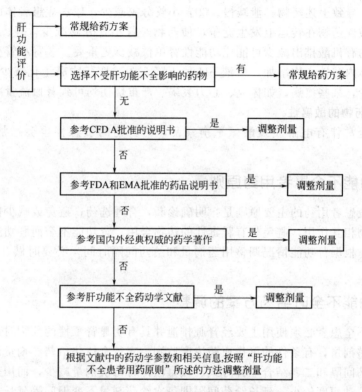

图 8-1　肝功能不全时制定给药方案的流程示意图

第五节　肾功能不全者用药

一、肾功能不全时的药动学与药效学

1. 吸收

肾功能不全或肾病患者的肾单位数量减少，易造成肾小管酸中毒。有些维生素 D 羟化不足，可导致肠道钙吸收减少。慢性尿毒症患者常伴有胃肠功能紊乱，出现腹泻、呕吐、药物吸收减少。

2. 分布

肾功能不全的肾病患者，血浆蛋白结合率会发生改变，酸性药物血浆蛋白结合率下降，而碱性药物一般不变。需要说明的是，这种改变的临床意义很难预测。一方面，药物蛋白结合率下降，游离血药浓度增高，作用增强，毒性增加；但另一方面会造成药物的分布容积增加，消除加快，半衰期缩短。

3. 代谢

肾脏含有多种具有生物活性的酶，许多药物的氧化、水解以及结合均是在这些酶的作用下完成。如果肾脏受损或功能不全的患者，药物的代谢将会发生很大的变化。

4. 排泄

肾功能损害时，主要经肾脏排泄的药物消除减慢、血浆半衰期延长，药物在体内的蓄积作用加强，甚至诱发毒性反应，其原因如下。①肾小球滤过减少，如地高辛、普鲁卡因胺、氨基糖苷类抗生素都主要经肾小球滤过而排出体外。急性肾小球肾炎及严重肾缺血患者肾小球滤过率下降，导致上述药物排泄减慢。②肾小管分泌减少，尿毒症患者体内蓄积的内源性有机酸可与弱酸性药物在转运上发生竞争，使药物经肾小管分泌减少，轻、中度肾衰竭时，这种竞争所致的有机酸排出减少可能比功能性肾单位减少更重要。③肾小管重吸收增加，肾功能不全患者体内酸性产物增加，尿液 pH 值下降，弱酸性药物离子化减少，重吸收增加。④肾血流量减少，某些疾病，如休克、心力衰竭、严重烧伤均可致肾血流量减少。

5. 机体对药物的敏感性

肾功能不全常伴有电解质及酸碱平衡紊乱，对药物的敏感性也会增加，临床上应予考虑。

二、肾功能不全患者用药原则

肾功能不全患者用药的主要原则是：明确诊断，合理选药；避免或减少使用肾毒性大的药物；注意药物相互作用，避免与有肾毒性的药物合用；肾功能不全而肝功能正常者选双通道排泄的药物；根据肾功能情况调整用药剂量和给药间隔时间，必要时做 TDM，设计个体化给药方案。

三、肾功能不全时给药方案的调整

当肾功能不全患者必须使用主要经肾脏排泄并具有明显肾毒性的药物时，应按肾功能损害程度严格调整剂量，有条件的可作血药浓度监测，实行个体化给药。剂量调整通常采用减量法、延长给药间隔和二者结合三种方式。减量法即将每次剂量减少，而用药间隔不变，该法的血药浓度波动幅度较小。延长给药间隔即每次给药剂量不变但间隔延长，本法血药浓度波动大，可能影响疗效。

（1）按肾功能试验结果估计肾功能损害程度调整剂量。其中内生肌酐清除率最具有参考价值（参见本书第三章），血肌酐（Scr）其次，血尿素氮的影响因素较多。肾功能轻度、中度和重度损害时，抗菌药的每日剂量分别减低至正常剂量的 $2/3 \sim 1/2$、$1/2 \sim 1/5$、$1/5 \sim 1/10$。

（2）其他可按药品说明书上介绍的各种图、表、公式确定用药剂量与给药间期。

（3）个体化给药。使用治疗窗窄的药物时有条件的应进行血药浓度监测，使峰浓度与谷浓度控制在有效且安全的范围内。

四、肾功能不全病人的药物选择

下面列出了对肾脏有损伤作用的常用药物，在临床应用于肾功能不全患者时，应尽量避免使用。

1. 抗生素

如氨基糖苷类抗生素、四环素类、氯霉素、喹诺酮类、呋喃妥因、利福平、磺胺类、两性霉素 B、氟康唑、伊曲康唑、特比萘芬、多黏菌素、替考拉宁、万古霉素等。其实，大家经常使用的青霉素 G、氨苄西林、羧苄西林、先锋霉素 V、先锋霉素 VI 等，如剂量过大，亦可发生肾损害。由于抗生素的广泛使用，其引起的肾脏损害也最为常见。

2. 抗肿瘤药

如环磷酰胺、噻替哌、卡莫氟、卡培他滨、顺铂、司莫司汀、美法伦、甲氨蝶呤、门冬酰胺酶、丝裂霉素等。

3. 心血管药

如卡托普利、普萘洛尔、拉贝洛尔、尼群地平、硝苯地平、硝酸甘油、可乐定、利血平、硝普钠、甲基多巴、哌唑嗪、果糖二磷酸钠、莫雷西嗪、门冬氨酸钾镁、酚妥拉明、酚苄明、丁咯地尔、依达拉奉、法舒地尔、吉非罗齐等。

4. 解热镇痛药

包括阿司匹林、吡罗昔康、布洛芬、吲哚美辛、托美丁、舒林酸、甲氯芬那酸、非那西丁、非诺洛芬、保泰松及含非甾体类消炎药的常用复方制剂如散利痛、泰诺、白加黑等。解热镇痛药肾损害的发生常与长期大剂量服用有关。

5. 造影剂

在血管造影、增强 CT 造影、静脉尿路造影中使用的造影剂，可因其高渗性直接损伤肾小管致肾缺血、肾小球滤过率下降而发生急性肾功能衰竭。造影剂所致急性肾功能衰竭尤其常见于原本肾功能不全、糖尿病、高血压或年老、脱水的病人。

6. 抗病毒药

如利巴韦林、拉米夫定、齐多夫定、阿德福韦酯等。

7. 其他

如甘露醇、右旋糖酐-40、西咪替丁、雷尼替丁、环孢素、抗凝血药、阿普唑仑、甲苯达唑等，以及某些中药，如木通、马兜铃等。

第六节 驾驶员用药

在日常各项工作中，驾驶员（包括驾驶飞机、车船，操作机械、农机具和高空作业人员）会因服药而影响其正常反应，出现不同程度的疲倦、嗜睡、困乏和精神不振、视物模糊、辨色困难、多尿、平衡力下降等，影响其反应能力，容易出现危险和人身事故。应指导驾驶员了解这方面的知识，以确保驾驶员的安全。医师、药师在指导驾驶员用药过程中，既要保证治疗效果，又要保证驾驶安全，必须采取必要的防范措施，坚持合理用药。

① 开车前 4h 慎用会造成驾驶危险的药物（具体药物的作用见表 8-4～表 8-7），或服后休息 6h 再开车。

② 注意复方制剂中有无对驾驶能力有影响的成分。

③ 对易产生嗜睡的药物，服用的最佳时间为睡前半小时，既能减少对日常生活带来的不便，还能促进睡眠。有些感冒药分为日片和夜片，如日夜百服宁片、白加黑感冒片，日片不含抗过敏药，极少引起嗜睡，如需开车宜尽量服用日片。

④ 改用替代药，如过敏时尽量选用对中枢神经抑制作用小的抗过敏药如咪唑斯汀、氯雷他定、地洛他定。

⑤ 如患糖尿病，在注射胰岛素和服用降糖药后稍事休息，如血糖过低或头晕、眼花、手颤，可进食少量食物或巧克力、水果糖。

⑥ 千万不要饮酒或饮用含酒精饮料，乙醇是一种中枢神经抑制剂，可增强催眠药、镇静药、抗精神病药的毒性。

　　⑦ 注意药品的通用名和商品名，有时同一药物有不同的商品名，医师和药师要注意辨认，并向患者交代清楚。

表 8-4　可引起驾驶员嗜睡的药物

药品	会引起的不良反应
抗感冒药	多采用复方制剂,组方有解热药、鼻黏膜血管收缩药或抗过敏药,后两者可缓解鼻塞、打喷嚏、流鼻涕和流泪等症状,但服药后易使人嗜睡
抗过敏药	可拮抗致敏物组胺,同时也抑制大脑的中枢神经,引起镇静,服药后表现为神志低沉、嗜睡,其强度因个人的敏感性、品种和剂量而异
镇静催眠药	所有的镇静催眠药对中枢神经都有抑制作用,可诱导睡眠
抗偏头痛药	苯噻啶服后可有嗜睡和疲乏
质子泵抑制剂	奥美拉唑、兰索拉唑、泮托拉唑服用后偶有疲乏、嗜睡的反应

表 8-5　可使驾驶员出现眩晕或幻觉的药物

类别	药品名称	会引起的不良反应
镇咳药	右美沙芬、那可丁	可引起嗜睡、眩晕;喷托维林(咳必清)于服后 10min 可出现头晕、眼花、全身麻木,并持续 4～6h
解热镇痛药	双氯芬酸	服后可出现腹痛、呕吐、眩晕,发生率约 1%,极个别人可出现感觉或视觉障碍、耳鸣
抗病毒药	金刚烷胺	可刺激大脑与精神有关的多巴胺受体,服后有幻觉、精神错乱、眩晕、嗜睡、视力模糊
抗血小板药	双嘧达莫	服后约 25% 的人出现头痛、眩晕
周围血管扩张药	氟桂利嗪	常使人有抑郁感、嗜睡、四肢无力、倦怠或眩晕
降糖药		可以引起低血糖反应,出现眩晕、心悸和大汗等表现

表 8-6　可使驾驶员视物模糊或辨色困难的药物

类别	药品名称	会引起的不良反应
解热镇痛药	布洛芬	偶见头晕、头昏、头痛,少数人可出现视力降低和辨色困难
	吲哚美辛	可出现视力模糊、耳鸣、复视
解除胃肠痉挛药	东莨菪碱	可扩大瞳孔,持续 3～5 天,出现视物不清
	阿托品	可使睫状肌调节麻痹,导致驾驶员视近物不清或模糊,约持续 1 周
扩张血管药	二氢麦角碱	除偶发呕吐、头痛外,还使视力模糊而看不清路况
抗心绞痛药	硝酸甘油	可出现视力模糊
抗癫痫药	卡马西平、苯妥英钠	在发挥抗癫痫病作用的同时,可引起视力模糊、复视或眩晕使驾驶员看路面或视物出现重影
抗精神病药	利培酮	偶见头晕、视力模糊、注意力下降等反应

表 8-7　可使驾驶员出现定向力障碍的药物

类别	药品名称	会引起的不良反应
镇痛药	哌替啶	注射后偶致定向力障碍、幻觉
避孕药		长期服用可使视网膜血管发生异常,出现复视、对光敏感、疲乏、精神紧张,并使定向能力发生障碍左右不分

学习小结

学习本章，应掌握临床上面对特殊用药人群该如何选择正确的药物治疗方案，进行合适的用药指导，包括妊娠期药动学特点、药物对不同孕期胎儿的影响及药物妊娠毒性分级；不同年龄儿童的药动学特点、给药途径及儿童用药选择；老年人常用药物的注意事项，老年人用药原则；肝、肾功能不全患者用药原则和临床用药方案的调整等内容。药师只有知晓特殊人群的用药特点，才能指导患者合理用药。

思考与练习

一、A1 型题（请选择一个最佳答案）。

1. 老年人服用普萘洛尔时应（　　　）。

A. 注意减量　　　　　　B. 延长间隔时间　　　C. 注意减量或延长间隔时间

D. 注意增量　　　　　　E. 缩短间隔时间

2. 老年患者使用洋地黄时比年轻人更易出现毒副作用的原因是（　　　）。

A. 循环系统功能降低　　　　　　　　　B. 肾脏功能降低

C. 肝脏代谢功能降低　　　　　　　　　D. 神经系统功能降低

E. 心输出量减少

3. 老年人服用地高辛临床应引起重视是因为（　　　）。

A. 分布容积增大　　　　B. 半衰期延长　　　　C. 血浓度下降

D. 肾排泄加快　　　　　E. 吸收减慢

4. 对新生儿可引起急性中毒需医生配合静脉给药的药物是（　　　）。

A. 戊巴比妥　　　　　　B. 地西泮　　　　　　C. 氯霉素

D. 磺胺　　　　　　　　E. 戊巴比妥和地西泮

5. 对新生儿来说较一般药物更易引起危险，故给药应更慎重的是（　　　）。

A. 普萘洛尔　　　　　　B. 维拉帕米　　　　　C. 普萘洛尔和维拉帕米

D. 四环素　　　　　　　E. 磺胺

6. 对婴幼儿易引起呼吸抑制，不宜应用的药物是（　　　）。

A. 阿司匹林等解热镇痛药　　　　　　　B. 吗啡、哌替啶等麻醉药品

C. 维生素类药物　　　　　　　　　　　D. 喹诺酮类抗生素

E. 补锌制剂

7. 以下对婴幼儿有兴奋神经系统作用，使用应谨慎的药物是（　　　）。

A. 阿司匹林　　　　　　B. 泰诺　　　　　　　C. 氨茶碱

D. 泰利必妥　　　　　　E. 环丙沙星

8. 小儿发烧宜选用的解热镇痛药是（　　　）。

A. 激素　　　　　　　　B. 阿司匹林　　　　　C. 扑热息痛

D. 双氯灭痛　　　　　　E. 安乃近

9. 妊娠晚期需用解热镇痛药时，应选用（　　　）。

A. 阿司匹林　　　　　　B. 对乙酰氨基酚　　　C. 四环素

D. 微量元素　　　　　　E. 喹诺酮类抗生素

10. 妊娠后期，可以导致胎儿严重出血，甚至死胎的药物是（　　　）。

A. 双香豆素类抗凝药和长期服用阿司匹林治疗

B. 大剂量苯巴比妥和双香豆素类抗凝药

C. 长期服用阿司匹林和大剂量苯巴比妥

D. 双香豆素类抗凝药、大剂量苯巴比妥或长期服用阿司匹林治疗

E. 长期服用阿司匹林治疗

11. 肝病患者应用氯霉素治疗应慎重是因其合并有（　　）。

A. 风湿性心脏病　　　　B. 结核　　　　C. 肠炎、痢疾、伤寒

D. 肝硬化　　　　E. 肝昏迷

12. 一些药物的副作用是嗜睡、眩晕、视力模糊或定向力障碍等，为安全起见驾驶员应该（　　）。

A. 开车前 2h 服用　　　　　　　　　B. 开车前 2h 慎用

C. 开车前 4h 服用　　　　　　　　　D. 开车前 4h 慎用

E. 开车前 6h 勿用

二、B1 型题（请从中选择一个与问题关系最密切的答案）

第 1～3 题

A. 女性生殖系统发育迟缓　　　　　　B. 中枢神经系统发育迟缓

C. 几乎见不到药物的致畸作用　　　　D. 可产生形态或功能的异常而造成畸形

E. 叶酸拮抗剂可导致颅面部畸形、腭裂等

1. 妊娠 3～5 周（　　）。

2. 受精后半个月以内（　　）。

3. 受精后 3 周至 3 个月（12 周末之前）（　　）。

第 4～7 题

A. 明确诊断　　　　　B. 密切监护　　　　C. 严格掌握适应证

D. 严格掌握用药剂量　　　E. 根据儿童特点选择合适的给药方案

4. 禁用或慎用氟喹诺酮类、四环素类、氯霉素、氨基糖苷类，是指（　　）。

5. 使用年龄折算法、体重折算法、体表面积折算法等计算，是指（　　）。

6. 应急能力较差、较敏感、极易产生药品不良反应，是指（　　）。

7. 幼儿用糖浆、水剂、冲剂等较合适，是指（　　）。

三、X 型题（从五个备选答案中选出两个或两个以上的正确答案）

1. 以下所列药物中，老年人对其药理作用敏感性降低的是（　　）。

A. 利尿药　　　　　B. 抗凝血药　　　　C. 抗高血压药

D. 肾上腺素 β 受体拮抗剂　　　　　　E. 肾上腺素 β 受体激动药

2. 以下药物中，哺乳期妇女不应使用的消化系统药物是（　　）。

A. 地芬诺酯　　　　B. 西沙必利　　　　C. 雷尼替丁

D. 雷贝拉唑　　　　E. 米索前列醇

3. 常用药物对乳儿的影响有（　　）。

A. 卡托普利含巯基，对乳儿骨髓有抑制作用

B. 格列喹酮等能分泌至乳汁中，引起新生儿黄疸

C. 抗肿瘤药具有抗 DNA 活性，并可抑制新生儿的造血功能

D. ^{131}I 和 ^{125}I 在乳汁中仍具有放射活性，新生儿肝肾功能不健全更易受损

E. 口服避孕药降低乳汁中吡哆醇含量，使乳儿出现易激惹、惊厥等神经系统症状

四、问答题

1. 简述 FDA 颁布的有关药物对胎儿的危险性的等级分类标准。

2. 简述新生儿药代动力学特点。

3. 肝、肾不全患者给药方案的调整。

实训九 妊娠期妇女用药指导训练

一、实训目标

1. 掌握妊娠期妇女用药注意事项及为妊娠期妇女选择正确的药物。

2. 了解妊娠期妇女用药国内外发展状况。

二、实训条件

1. 模拟药房。

2. 中国期刊网数据库。

三、考核要点

1. 能说出妊娠期妇女用药注意事项。

2. 能简单叙述妊娠期妇女用药国内外发展状况。

四、实训内容

（一）妊娠期妇女用药指导

在模拟药房对妊娠期妇女进行模拟用药指导，具体实施如下：让学生通过案例根据案例中妊娠期妇女所患疾病选择对母婴都安全的药物，并进行正确的用药指导，培养学生的药学服务理念。

【案例 8-1】 一女士患有癫痫症多年，长期服用抗癫痫药物苯妥英钠，近日发觉本人已意外怀孕 8 周，该女士十分希望能生育一个孩子，但是担心自己服用的药物对胎儿有影响。请模拟该场景，进行药学服务咨询。

【案例 8-2】 一位女士 1 个月前发生上呼吸道感染，遵医嘱服用阿莫西林胶囊一周，痊愈。近日发觉本人已意外怀孕 12 周，该女士十分担心自己服用的药物会对自己的胎儿造成影响。请模拟该场景，进行用药咨询服务。

【案例 8-3】 一位女士已经怀孕 10 周，近日出现阴道瘙痒症状。该女士曾患有滴虫性阴道炎，家中还有尚未过期的甲硝唑栓剂，欲自行使用，但又担心药物会对自己的胎儿有影响，所以前来进行药物咨询。请模拟该场景，进行用药咨询服务。

【案例 8-4】 某女士，患有类风湿关节炎，已经怀孕 10 周，近日因症状加重，来药店购买糖皮质激素以缓解疼痛。假如你是驻店药师，如何为患者提供咨询服务？

（二）资料检索与阅读

在中国期刊网数据库中，查阅一篇介绍国外妊娠期妇女用药的文章，并组织同学交流阅读心得。

五、实训提示

1. 通过对妊娠期妇女进行模拟用药指导，加深学生对妊娠期妇女用药的知识点理解。

2. 实训后，学生能加强对妊娠期妇女进行用药指导的能力。

六、实训思考

1. 请复习妊娠期妇女用药指导相关理论内容，学生能就如何正确地进行妊娠期妇女用药指导阐述自己的观点。

2. 请检索一篇关于妊娠期妇女用药的文献。

（黄逸）

第九章

常用医学检查指标

1. 掌握主要医学检查指标的正常值参考范围及检查结果的临床意义。

2. 学会分析判断血常规、尿常规、肝功能、肾功能、血生化检测报告，提高疗效和减少药品不良反应的发生。

3. 培养学生养成严谨的工作态度，树立良好的药学服务意识。

医学检查指标是疾病治疗中需要监控的指标，亦是诊断疾病的重要依据。药师在参与药学服务、用药方案设计和调整时，要善于学习和掌握常用医学检查的指标，并了解其主要的临床意义，以便于与医师沟通，观察疾病的病理状态和进程，对药物治疗方案和疾病的监测指标作出判断，提高疗效和减少药品不良反应的发生率。

第一节　血常规检查

血液是在中枢神经系统的调节下流动在心脏和血管内的不透明红色液体。血液具有输送营养、氧气、抗体、激素和排泄废物及调节水分、体温、渗透压、酸碱度等功能。一般成人的血液占体重的 8%～9%，总量为 5000～6000ml，血液的 pH 为 7.35～7.45，相对密度为 1.05～1.06。血液由血浆（无形成分）和血细胞（有形成分）组成。血浆为去细胞后的液体部分，占血液总量的 55%～60%。血浆中除去 91%～92% 的水分外，还包括蛋白质、葡萄糖、无机盐、酶、激素等；而血细胞在正常情况下主要包括红细胞、白细胞、粒细胞、淋巴细胞、血小板等。血液检查的内容通常包括红细胞、白细胞、血红蛋白及血小板等参数的检查。

一、白细胞计数

1. 概述

白细胞计数（white blood cell count，WBC）指计数单位体积血液中所含的白细胞数目。白细胞是血液中有形成分的重要组成部分，是无色有核的球形细胞。白细胞一般有活跃的移动能力，可以从血管内迁移到血管外，或从血管外组织迁移到血管内，是机体抵御病原微生物等异物入侵的重要防线。正常的外周血液中常见的白细胞有中性粒细胞、嗜酸性粒细胞、嗜碱性粒细胞、淋巴细胞和单核细胞。

【正常参考范围】

成人末梢血　$(4.0 \sim 10.0) \times 10^9 / L$

成人静脉血　$(3.5 \sim 10.0) \times 10^9 / L$

新生儿　$(15.0 \sim 20.0) \times 10^9 / L$

6个月～2岁婴幼儿　$(11.0 \sim 12.0) \times 10^9 / L$

2. 临床意义

白细胞总数高于正常值称为白细胞增多，低于正常值称为白细胞减少。白细胞总数的增多或减少主要受中性粒细胞数目的影响，淋巴细胞等数量上的改变也会引起白细胞总数的变化。

白细胞的临床意义详见白细胞分类计数中临床意义的相关内容。

二、白细胞分类计数

白细胞是一个"大家族"，白细胞分类计数（white blood cell differential count；differential count，DC）是指对不同类型的白细胞分别计数并计算其百分比。正常血液中白细胞以细胞质内有无颗粒而分为有粒和无粒两大类，前者粒细胞根据颗粒被瑞士染料染色的特点分为中性、嗜酸性、嗜碱性三种；后者包括单核细胞、淋巴细胞。每类细胞的形态、功能、性质各异。

【正常参考范围】

中性分叶核粒细胞（中性粒细胞）　$0.50 \sim 0.70$（50%～70%）

中性杆状核粒细胞　$0.01 \sim 0.06$（1%～6%）

嗜酸性粒细胞　$0.01 \sim 0.05$（1%～5%）

儿童　$0.005 \sim 0.05$（0.5%～5%）

嗜碱性粒细胞　$0 \sim 0.01$（0～1%）

淋巴细胞　$0.20 \sim 0.40$（20%～40%）

单核细胞　$0.03 \sim 0.08$（3%～8%）

（一）中性粒细胞（中性分叶核粒细胞）

中性粒细胞（neutrophil，N）为血液中的主要吞噬细胞，细胞体呈圆形，直径 $10 \sim 14 \mu m$。在白细胞中占的比例最高，在急性感染中起重要作用，具有吞噬和杀灭病毒、病原虫、隐球菌、结核分枝杆菌等作用。

1. 生理变化

（1）年龄　新生儿白细胞较高，通常3～4天后降至 $10 \times 10^9 / L$ 左右，约保持3个月，然后逐渐降至成人水平。初生儿外周血白细胞主要为中性粒细胞，到第6～9天下降至与淋巴细胞大致相等，以后淋巴细胞逐渐增加，整个婴儿期淋巴细胞均较高，可达70%。到2～3岁后淋巴细胞又逐渐下降，中性粒细胞逐渐上升，到4～5岁二者基本相等，形成中性粒细胞和淋巴细胞变化曲线的两次交叉，至青春期与成人基本相同。

（2）日间变化　一般安静松弛时较低，活动和进食后较高；早晨较低，下午较高；一日之间最高值与最低值之间可相差1倍。

（3）运动、疼痛和情绪影响　一般脑力和体力活动，冷热水浴、日光或紫外线照射均可使白细胞轻度增加，而剧烈运动、剧痛和激动可使中性粒细胞显著增高。当运动结束后迅速恢复至原来水平。

（4）妊娠与分娩　妊娠后期及分娩时，中性粒细胞暂时性升高。

2. 病理变化

（1）中性粒细胞增加　由于中性粒细胞在白细胞中所占百分率高（50%～70%），因此它的数值增减是影响白细胞总数的关键。中性粒细胞增加常见于以下情况。①急性感染和化脓性炎症：为中性粒细胞增多最常见的原因，尤其是各种球菌感染最为明显。病毒及立克次体增多程度则与病原种类，感染部位和程度，年龄和机体反应性有关。②中毒：代谢性中毒如尿毒症、糖尿病酸中毒；急性化学药物中毒如汞中毒、铅中毒等。③急性大出血。④白血病、骨髓增殖性疾病及恶性肿瘤等。⑤严重的组织损伤及大量红细胞破坏：严重外伤、大手术、大面积烧伤、心肌梗死及严重的血管内溶血后。

（2）中性粒细胞减少

① 特殊感染如革兰阴性菌感染（伤寒、副伤寒）、结核分枝杆菌感染、病毒感染（风疹、肝炎）、寄生虫感染（疟疾）及流行性感冒。

② 物理化学损害，如X射线、γ射线、放射性核素等物理因素，化学物质如苯及其衍生物、铅、汞等，应用化学药物如磺胺药、解热镇痛药、部分抗生素、抗甲状腺制剂、抗肿瘤药等。

③ 血液病如再生障碍性贫血、白细胞减少性白血病、粒细胞缺乏症等。

④ 过敏性休克、重度恶病质。

⑤脾功能亢进和自身免疫性疾病。

（3）中性粒细胞异常改变

① 核象变化，包括核左移、核右移。核左移现象：即杆状核增多或见晚幼粒甚至出现更早期的粒细胞。若白细胞总数不增高而核左移，常见于严重感染或患者机体抵抗力低下，如中毒性休克等。核右移现象：即五叶核增多，超过5%是骨髓功能减退的表现，核右移出现于感染如肺炎、败血症等急性细菌性感染，巨幼细胞贫血及造血功能衰退，也可见于应用抗代谢药（如阿糖胞苷或6-巯基嘌呤等）。

② 毒性变化与退行性变，在严重感染或中毒时，中性粒细胞胞浆中可出现中毒颗粒，或胞浆内出现空泡、核膨胀或核固缩等变性。

（二）嗜酸性粒细胞

嗜酸性粒细胞（eosinophil，E）呈圆形，直径为13～15μm，具有变形运动和吞噬功能，可吞噬抗原抗体复合物或细菌。嗜酸性粒细胞可释放组胺酶，抑制嗜酸性粒细胞及肥大细胞中活性物质的合成与释放，或灭活上述物质。其临床意义如下。

1. 嗜酸性粒细胞增多

（1）过敏性疾病　支气管哮喘、荨麻疹、药物性皮疹、血管神经性水肿、食物过敏、热带嗜酸性粒细胞增多症、血清病、过敏性肺炎等。

（2）皮肤病与寄生虫病　牛皮癣、湿疹、天疱疮、疱疹样皮炎、真菌性皮肤病、肺吸虫病、钩虫病、包囊虫病、血吸虫病、丝虫病、绦虫病等。

（3）血液病　慢性粒细胞性白血病、嗜酸性粒细胞性白血病等。

（4）药物　应用头孢拉定、头孢氨苄、头孢呋辛、头孢哌酮等抗生素等。

（5）恶性肿瘤　某些上皮系肿瘤如肺癌等。

（6）传染病猩红热。

（7）其他疾病　风湿性疾病、肾上腺皮质功能减低症等。

2. 嗜酸性粒细胞减少

（1）疾病或创伤　见于伤寒、副伤寒，大手术后、严重烧伤等应激状态。

（2）长期应用肾上腺皮质激素、坎地沙坦、甲基多巴等。

（三）嗜碱性粒细胞

嗜碱性粒细胞（basophilia，B）胞体呈圆形，直径为 $10 \sim 12 \mu m$，无吞噬功能，颗粒中有许多生物活性物质，其中主要为肝素、组胺、慢反应物质、血小板激活因子等，在免疫反应中与 IgG 具有较强的结合力，结合了 IgG 的碱性粒细胞再次接触相应的过敏原时，发生抗原抗体反应，细胞发生脱颗粒现象。继而引起毛细血管扩张、通透性增加、平滑肌收缩、腺体分泌增加等变态反应。

1. 嗜碱性粒细胞增多

（1）过敏性疾病　过敏性结肠炎、药物、食物、吸入物超敏反应等。

（2）血液病　慢性粒细胞白血病，常伴嗜碱性粒细胞增多，可达 10% 以上；或淋巴网状细胞瘤、红细胞增多症，罕见嗜碱性粒细胞白血病、骨髓纤维化。

（3）恶性肿瘤　特别是转移癌，机制不清楚。

（4）创伤及中毒　脾切除术后，铅中毒、铋中毒以及注射疫苗后也可见增多。

2. 嗜碱性粒细胞减少

（1）疾病　速发型过敏反应，如荨麻疹、过敏性休克等。

（2）药物　见于促皮质素、肾上腺皮质激素应用过量及应激反应。

（四）淋巴细胞

淋巴细胞（lymphocyte，L）胞体呈圆形或椭圆形，可分为大淋巴细胞和小淋巴细胞，前者直径在 $10 \sim 15 \mu m$，占 10%；后者直径为 $6 \sim 10 \mu m$，占 90%。在免疫过程中具有重要作用，B 淋巴细胞在抗原刺激下转化为浆细胞，分泌特异性抗体，参与体液免疫。

1. 淋巴细胞增多

（1）传染病　百日咳、传染性单核细胞增多症、传染性淋巴细胞增多症、结核病、水痘、麻疹、风疹、流行性腮腺炎、传染性肝炎、结核及许多传染病的恢复期。

（2）血液病　急、慢性淋巴细胞白血病，白血病性淋巴肉瘤等，可引起淋巴细胞计数绝对性增多；再生障碍性贫血、粒细胞缺乏症也可引起淋巴细胞百分率相对性增多。

（3）移植排斥反应。

2. 淋巴细胞减少

多见于传染病的急性期、放射病、细胞免疫缺陷病、长期应用肾上腺皮质激素后或接触放射线等。此外，发生各种中性粒细胞增多症时，淋巴细胞相对减少。

（五）单核细胞

单核细胞（monocyte，M）胞体大，直径为 $14 \sim 30 \mu m$，呈圆形或不规则形。单核细胞具有活跃的变形运动和强大的吞噬功能，其进入组织后转化为巨噬细胞，除了能吞噬一般细菌、组织碎片、衰老的红细胞、细胞内细菌（结核分枝杆菌）外，尚可通过吞噬抗原，传递免疫信息，活化 T、B 淋巴细胞，在特异性免疫中起重要的作用。

单核细胞增多可见于以下方面。

（1）血液病　单核细胞性白血病、粒细胞缺乏症恢复期。

（2）传染病或寄生虫病　如结核、伤寒、急性传染病的恢复期、疟疾、黑热病。

（3）其他疾病　亚急性细菌性心内膜炎。

三、红细胞计数

（一）概述

红细胞计数（red blood cell count，RBC）是指单位体积血液中所含的红细胞数目。红细胞是血液中数量最多的有形成分，为双凹圆盘形，在正常情况下几乎占血容量的 1/2，因其含有血红蛋白，故使血液呈红色黏稠的混悬液。红细胞能通过血红蛋白携带和释放氧气至全身各个组织，而组织中新陈代谢的二氧化碳也通过红细胞运输到肺部并排出体外。此外，红细胞还有协同调节维持酸碱平衡和免疫黏附的作用。免疫黏附作用可增强吞噬性白细胞对微生物的吞噬作用，消除抗原抗体复合物的作用，防止复合物在易感区域形成可能有害的沉淀物。红细胞在骨髓内生成，释放入血液后寿命为 120 天左右，衰老的红细胞在单核吞噬系统破坏，分解为铁、球蛋白和胆色素。

【正常参考范围】

新生儿 $(6.0\sim7.0)\times10^{12}/L$

婴儿 $(5.2\sim7.0)\times10^{12}/L$

儿童 $(4.2\sim5.2)\times10^{12}/L$

成人 男 $(4.0\sim5.5)\times10^{12}/L$

女 $(3.5\sim5.0)\times10^{12}/L$

(二) 临床意义

1. 生理变化

(1) 时间的影响 红细胞和血红蛋白在一天内不同的时间存在着波动。研究表明上午 7 时出现高峰，随后下降。

(2) 年龄的影响 随年龄的增长，红细胞和血红蛋白可以升高或降低。新生儿红细胞和血红蛋白均高于成人。约 30 岁时达到最高峰，30 岁以后逐渐下降，至 60 岁时尚有下降倾向。

(3) 采血部位 静脉血比毛细血管血的结果低 10%～15%，这可能与静脉血的流速较快有关。

(4) 精神因素 精神兴奋、感情冲动、恐惧、冷水浴刺激，均可使肾上腺素分泌增多继而红细胞和血红蛋白暂时增多。

(5) 气压 高山地区居住人群和登山运动员体内红细胞和血红蛋白高于正常，这是因为当气压低时，因缺氧刺激，红细胞代偿性增生。

(6) 献血 长期多次献血者红细胞也可代偿性增多。

(7) 特殊人群 6 个月～2 岁婴幼儿生长发育迅速，造血原料相对不足；某些老年人造血功能减退，均可导致红细胞和血红蛋白下降；妊娠中后期，孕妇血浆量明显增多，血液被稀释。

2. 病理变化

(1) 红细胞增多

① 相对增多 因大量失水使血浆减少，血液浓缩，血中各种有形成分包括红细胞相对增多，见于严重呕吐、腹泻、大量出汗、大面积烧伤等，仅为一种暂时的现象。

② 继发性增多 常继发于慢性肺心病、肺气肿、高原病和肿瘤（肾癌、肾上腺肿瘤）患者，可引起红细胞代偿性增生。

③ 原发性增多 又称真性红细胞增多，为原因未明的慢性骨髓功能亢进，目前认为是多能造血干细胞受累所致，红细胞计数可达 $(7.0\sim12.0)\times10^{12}/L$。

(2) 红细胞减少 见于各种贫血，病因如下。

① 红细胞生成减少 包括造血干细胞的数量减少，如再生障碍性贫血；红系祖细胞、幼红细胞或红细胞生成素免疫性破坏，如单纯红细胞再生障碍性贫血；骨髓被异常细胞或组织所浸润，如骨髓病性贫血；维生素 B_{12} 和叶酸缺乏导致脱氧核糖核酸合成障碍，如巨幼细

胞性贫血；红细胞生成素产生减少和作用迟钝，如慢性病贫血、肾性贫血。

②　红细胞破坏过多　包括红细胞内在异常，如膜结构缺陷，导致的遗传性球形红细胞增多症等；酶活性缺陷，导致的葡萄糖-6-磷酸脱氢酶缺陷等；珠蛋白肽链量改变及分子结构变异导致的血红蛋白病等。红细胞外在异常，如血清中存在红细胞抗体或补体导致的自身免疫性溶血性贫血；机械性、化学、物理及生物因素、脾功能亢进等导致红细胞破坏过多。

③　急、慢性红细胞丢失过多　常由消化道溃疡、痔疮、十二指肠钩虫病等原因的出血引起。

四、血红蛋白

（一）概述

血红蛋白（hemoglobin，Hb）是红细胞的主要成分，又称血色素。每个血红蛋白分子由 4 个血红素基团与珠蛋白构成，每个血红素又由 4 个吡咯环组成，在环中央有一个铁原子。血红蛋白中的铁在二价状态时，可与氧呈可逆性结合（氧合血红蛋白），如果铁氧化为三价状态，血红蛋白则转变为高铁血红蛋白，就失去了载氧能力。血红蛋白在体内的作用主要为运输氧和二氧化碳，携带氧的血红蛋白称为氧合血红蛋白，携带二氧化碳的称为还原血红蛋白。血红蛋白除能与氧结合形成氧合血红蛋白外，尚可与某些物质作用形成多种血红蛋白衍生物，在临床上可用于诊断某些变性血红蛋白症和血液系统疾病。

【正常参考范围】

男性　120～160g/L

女性　110～150g/L

新生儿　170～200g/L

（二）临床意义

Hb 增减的临床意义基本上与红细胞增减的意义相同，但血红蛋白能更好地反映贫血的程度。贫血按严重程度可分为：轻度贫血，Hb 量在＞90g/L 与低于正常参考的下限之间；中度贫血，Hb 量在＞61～90g/L；重度贫血，Hb 量在 31～60g/L；极重度贫血，Hb 量＜30g/L。

五、血小板计数

（一）概述

血小板（platelet，PLT）是哺乳动物血液中的有形成分之一，是从骨髓成熟的巨核细胞胞质裂解脱落下来的具有生物活性的小块胞质，每个巨核细胞可以产生 2000～3000 个血小板。血小板体积小，无细胞核，呈双面微凹的圆盘状，生存期为 8～11 天，具有黏附、聚集、释放等多种功能。

血小板在正常血液中有较恒定的数量，在止血、伤口愈合、炎症反应、血栓形成及器官移植排斥等生理和病理过程中有重要作用。血小板计数（platelet count）是研究止血和凝血障碍的重要指标之一，是出血性疾病必不可少的检测项目。

【正常参考范围】

（100～300）×10⁹/L

（二）临床意义

1. 生理变化

（1）正常人每天血小板数有 6%～10% 的波动，一般晨间较低，午后略高。春季较低，冬季略高，平原居民较低，高原居民略高。静脉血平均值较周围血稍高。

（2）新生儿较婴儿为低，出生 3 个月后才达到成人水平。

（3）妇女月经前血小板降低，经期后逐渐上升。妊娠中晚期升高，分娩后 1～2 天降低。

（4）剧烈活动和饱餐后血小板升高，休息后可恢复到原来水平。

2. 病理变化

（1）血小板数减低

① 血小板生成减少，见于造血功能损伤（再障、贫血、急性白血病）、遗传性血小板减少症、周期性血小板减少症、新生儿风疹、促血小板生成素缺乏以及母亲服用噻嗪类利尿剂导致婴儿血小板减少症等。

② 血小板破坏过多，见于免疫性或继发性血小板减少性紫癜，变态反应，新生儿血小板减少性紫癜、体外循环及脾功能亢进等。

③ 血小板消耗过多，如弥漫性血管内凝血。

④ 血小板分布异常，如脾肿大。

⑤ 药物中毒或过敏引起，如氯霉素、甲砜霉素有骨髓抑制作用，可引起血小板减少；抗血小板药噻氯匹定、阿司匹林、阿加曲班、抗凝血药肝素钠、依诺肝素、磺达肝癸钠也可引起血小板减少；应用某些抗肿瘤药、抗生素、磺胺药、细胞毒性药亦可引起血小板减少。

（2）血小板数增多

① 常见于慢性粒细胞白血病、真性红细胞增多症、急性化脓性感染、急性出血及溶血后，脾切除手术后等，溃疡性结肠炎，多发性骨髓瘤以及许多慢性肿瘤的早期。

② 创伤、急性失血性贫血，脾摘除术后、骨折、出血后，可见一过性血小板增多。

六、红细胞沉降率

（一）概述

红细胞沉降率（erythrocyte sedimentation rate，ESR）也称血沉，是指红细胞在一定条件下的沉降速率。红细胞的密度大于血浆密度，在地心引力的作用下产生自然向下的沉力。ESR 受多种因素影响：①血浆中各种蛋白的比例改变，如血浆中纤维蛋白原或球蛋白增加或清蛋白减少；②红细胞数量和形状，红细胞减少时血沉加快，球形红细胞增多血沉减慢。一般来说，除一些生理性因素外，凡体内有感染或坏死组织的情况，血沉就可加快，提示有病变的存在。

【正常参考范围】

男性　0～15mm/h

女性　0～20mm/h

（二）临床意义

1. ESR 增快

（1）生理性增快　见于女性月经期、妊娠 3 个月以上（至分娩后 3 周内）。

（2）病理性增快

① 各种炎症性疾病　急性细菌性感染、结核病所致的炎症，活动期血沉常增快，当病情好转或稳定，血沉也逐渐恢复正常。

② 组织损伤及坏死　心肌梗死患者血沉明显增快，心绞痛时血沉多正常。较大的手术或创伤可致血沉加速，多于 2～3 周恢复正常。

③ 恶性肿瘤　迅速增长的恶性肿瘤血沉增快，而良性肿瘤血沉多正常。

④ 各种原因造成的血浆球蛋白相对或绝对增高　如慢性肾炎、肝硬化、系统性红斑狼疮、巨球蛋白血症、亚急性细菌性心内膜炎。多发性骨髓瘤的血浆中出现大量异常球蛋白，

血沉加速非常显著，因而血沉为重要诊断指标之一。

　　⑤ 其他　部分贫血患者血沉增快与贫血程度相关，贫血越严重，血沉增快越明显，但是当发生低色素性贫血时，因红细胞体积较小，血红蛋白量不足而血沉缓慢；遗传性球形细胞增多症、镰形细胞性贫血时，红细胞形态不利于聚集，血沉反而减慢。动脉粥样硬化、糖尿病、肾病综合征、黏液性水肿患者，血中胆固醇高，血沉亦增快。

2. 血沉减慢

一般临床意义较小。

课堂活动

病例分析

请阅读下面病例内容，分析患儿死亡的原因。

患儿，5月龄，罹患急性蜂窝织炎，血常规 WBC 3.01×10^9/L，中性粒细胞 0.10，淋巴细胞 0.67，单核细胞 0.19，RBC 6.0×10^{12}/L，Hb 180g/L，PLT 158×10^9/L。短期内不治夭折。

第二节　尿常规检查

尿液是血液经过肾小球滤过、肾小管和集合管重吸收和分泌所产生的终末代谢产物，尿液的组成和性状可反映机体的代谢状况，并受机体各系统功能状态的影响。正常尿液常为黄色或淡黄色，清澈透明，新鲜尿液呈弱酸性。正常人每日排出尿 1000～3000ml；儿童每小时 3～4ml/kg。其中 97% 为水分，而在 3% 的固体物质中，主要含有有机物（尿素、尿酸、肌酐等蛋白质代谢产物）和无机物（氯化钠、磷酸盐、硫酸盐、铵盐等）。尿液检测不仅对泌尿系统疾病的诊断、疗效观察有重要意义，而且对其他系统疾病的诊断、预后判断也有重要参考价值。

知识链接

尿常规检查时留取尿液的注意事项

1. 尿常规检查时，留取尿液不少于 10ml。

2. 一般要求女性留取尿标本时应避开经期，以防止阴道分泌物混入尿液中，影响检查结果。

3. 最好留取中段尿。按排尿的先后次序，可将尿液分为前段、中段、后段。因前段尿和后段尿容易被污染，因此，做尿常规和尿细菌学检查时，一般都留取中段尿。

4. 留取尿液应使用清洁干燥的容器，即医院提供的一次性尿杯和尿试管。

5. 所留尿液应尽快送实验室检查，因为时间过长会有葡萄糖被细菌分解、管型破坏、细胞溶解等问题出现，影响检查结果的准确性。

1. 协助泌尿系统疾病的诊断和疗效观察

泌尿系统感染、结石、结核、肿瘤、血管及淋巴管病变、肾移植等疾病相关的代谢物可直接进入尿液，因此，尿液可作为泌尿系统疾病诊治检测项目中的首选。

2. 协助血液及代谢系统疾病的诊断

糖尿病、胰腺炎、肝炎、溶血性疾病等，在尿液中的代谢物也有所改变。

3. 协助职业病的诊断

急性汞、四氯化碳中毒，慢性铅、镉、铋、钨中毒，均可引起肾功能损害，尿液中出现异常改变。

4. 药物安全性监测

某些具有肾毒性或治疗安全窗窄的药物，如庆大霉素、卡那霉素、多黏菌素 B、磺胺药等，可引起肾功能损害，尿液检查可指导药品不良反应的防范和治疗。

一、尿液酸碱度

（一）概述

肾小管上皮细胞分泌的 H^+ 与肾小管滤液中的 NH_3 或 HPO_4^{2-} 结合，形成 NH_4^+ 或可滴定酸随尿排出。正常的尿液呈中性或弱酸性，尿液值受饮食、用药和疾病的影响而变化，肾小球滤过率及肾血流量可影响尿的酸碱度。

【正常参考范围】

晨尿　pH5.5～6.5

随机尿　pH4.5～8.0

（二）临床意义

1. 尿 pH 增高

（1）疾病　见于代谢性或呼吸性碱中毒、高钾血症、感染性膀胱炎、长期呕吐、草酸盐和磷酸盐结石症、肾小管性酸中毒等。

（2）药物　应用碱性药物，如碳酸氢钠、乳酸钠、氨丁三醇等，使尿液 pH 增高。

2. 尿 pH 降低

（1）疾病　见于代谢性或呼吸性酸中毒、糖尿病酮症酸中毒、痛风、尿酸盐和胱氨酸结石、尿路结核、肾炎、失钾性的代谢性碱中毒、严重腹泻及饥饿状态等。

（2）药物　应用酸性药物，如维生素 C、氯化铵等，使尿液 pH 降低。

二、尿比重

（一）概述

尿比重（urine specific gravity，SG）系指在 4℃时尿液与同体积纯水的重量之比。尿比重受尿中所含可溶性物质的数量、质量及尿量的影响，即取决于尿液中溶解物质（尿素、氯化钠）的浓度，其中尿素主要反映食物中蛋白质的含量，氯化钠反映盐的含量。

【正常参考范围】

成人晨尿　1.015～1.025

成人随机尿　1.003～1.030（一般为 1.010～1.025）

新生儿　1.002～1.004

（二）临床意义

1. SG 增高

见于急性肾小球肾炎、心力衰竭、糖尿病、蛋白尿、脱水、高热、休克、腹水、周围循环衰竭、泌尿系统梗阻、妊娠高血压综合征等。

2. SG 降低

见于慢性肾炎、慢性肾功能不全、慢性肾盂肾炎、肾小球损害性疾病、急性肾衰竭多尿期、尿毒症多尿期、结缔组织病、尿崩症、蛋白质营养不良、恶性高血压、低钙血症，以及肾性或原发性、先天性或获得性肾小管功能异常等。

三、尿蛋白

（一）概述

尿中蛋白质（urine protein，PRO）是尿液检查的核心项目之一，正常情况下，由于肾小球基底膜滤过膜的孔径屏障及电荷屏障和肾小管的重吸收作用，正常人24h尿液中的尿蛋白含量极微，应用一般定性方法常检测不出。但当人体肾脏的肾小球滤过膜通透能力增加（肾炎）或血浆中低分子蛋白质过多时，蛋白质进入尿液中，超过肾小管的重吸收能力，便会出现蛋白尿。此外，当近曲小管上皮细胞受损，重吸收能力降低或丧失时，也会产生蛋白尿。

【正常参考范围】

尿液蛋白质定性试验　阴性

尿液蛋白质定量试验　<100mg/L，<150mg/24h 尿

（二）临床意义

蛋白尿大体上可分为生理性蛋白尿（physiologic proteinuria）和病理性蛋白尿（pathological proteinuria）。

1. 生理性蛋白尿

又称为功能性蛋白尿，指泌尿系统无器质性病变，尿内暂时出现蛋白尿，程度较轻，持续时间短，诱因解除后消失。如机体在剧烈运动、高热、严寒、精神过度紧张等情况下出现的蛋白尿，常见于青少年。妊娠期妇女也会有轻微蛋白尿。

2. 病理性蛋白尿

因各种肾脏及肾脏外疾病所致的蛋白尿，多为持续性蛋白尿。

（1）肾小球性蛋白尿　这是最常见的一种蛋白尿。各种原因导致肾小球滤膜通透性及电荷屏障受损，血浆蛋白大量滤入原尿，超过肾小管重吸收能力所致。见于急性和慢性肾小球肾炎、肾盂肾炎、肾病综合征、肾肿瘤、糖尿病肾小球硬化症、狼疮性肾炎、过敏性紫癜性肾炎、肾动脉硬化、肾静脉血栓形成、心功能不全等。尿蛋白通常<3g/24h，但严重时也可达到20g/24h（肾病综合征）。但蛋白量的多少不能反映肾脏病变的程度及预后。

（2）肾小管性蛋白尿　炎症或因中毒因素引起近曲小管对低分子量蛋白质的重吸收减弱所致，通常以 α_1、β_2-微球蛋白等小分子量蛋白增多为主，尿液蛋白一般不超过 1g/24h 尿。常见于活动性肾盂肾炎、间质性肾炎、肾小管性酸中毒、肾小管重金属（汞、镉、铅）损伤及肾移植后排斥反应等。

（3）混合性蛋白尿　肾小管和肾小球同时受损所致的蛋白尿。高、低分子量的蛋白质都大量增加，在临床上较为多见，见于慢性肾炎、慢性肾盂肾炎、肾病综合征、糖尿病肾病、狼疮性肾炎等。

（4）溢出性蛋白尿　因血浆中出现异常增多的低分子量蛋白，超过肾小管重吸收阈值所致的蛋白尿。多见于急性溶血、肌肉损伤、多发性骨髓瘤、原发性巨球蛋白症、骨骼肌严重损伤及大面积心肌梗死等。不伴有肾小管、肾小球病变，但可引起肾脏损害。此种蛋白尿以血红蛋白、免疫球蛋白为主。

（5）组织性蛋白尿　由于肾组织破坏或肾小管分泌蛋白增多所致的蛋白尿。多见于肾脏炎症、中毒时排出。

（6）假性蛋白尿　由于尿中混有大量血、脓、黏液等成分而导致蛋白质定性试验阳性。一般不伴有肾本身的损害，经治疗后很快恢复正常。见于膀胱炎、肾盂肾炎等。

（7）药物　应用氨基糖苷类抗生素（庆大霉素）、多肽类抗生素（多黏菌素）、抗肿瘤药（甲氨蝶呤）、抗真菌药（灰黄霉素）、抗精神病药（氯丙嗪）等药物，可引发肾毒性蛋白尿。

四、尿葡萄糖

(一) 概述

一般尿糖检查均指尿液葡萄糖（urine glucose，GLU）检查。正常人 24h 尿液中可有微量的葡萄糖，用一般检测方法呈阴性反应。尿液中出现葡萄糖取决于血糖水平、肾小球滤过葡萄糖速度、近端肾小管重吸收葡萄糖速度和尿流量。当血糖阈值超过肾阈值或肾小管重吸收葡萄糖阈值下降时，肾小球滤过葡萄糖量超过肾小管重吸收的最大能力时，将导致尿中出现大量葡萄糖。

【正常参考范围】

定性： 阴性

定量： 成人 0.56～5.0mmol/24h 尿

新生儿 1.11mmol/L

儿童 ＜0.28mmol/L

(二) 临床意义

尿糖定性试验出现阳性，称为糖尿（glycosuria），一般指葡萄糖尿。

1. 血糖增高性糖尿

主要原因为血糖超过肾糖阈。

(1) 内分泌疾病 糖尿病可出现高血糖和糖尿，尿糖除作为糖尿病的诊断依据外，还可作为病情严重程度及疗效监测的指标；其他使血糖升高的内分泌疾病还有：垂体和肾上腺疾病如肢端肥大症，肾上腺皮质功能亢进，功能性 α、β 细胞胰腺肿瘤，甲状腺功能亢进。

(2) 其他 肥胖、心肌梗死、肝脏疾病、糖原累积症、胰腺炎、肿瘤、膀胱囊性纤维化等也可见。

2. 血糖正常性糖尿

血糖浓度正常，由于肾小管病变导致葡萄糖重吸收能力降低所致，肾阈值下降产生的糖尿，也称肾性糖尿。主要见于肾性肾小球肾炎、肾病综合征、间质性肾炎等。

3. 暂时性糖尿

包括两种情况，生理性糖尿：如进食大量碳水化合物或静脉注射大量的葡萄糖后一时性血糖升高，尿糖阳性；应激性糖尿：见于剧烈运动后、头部外伤、脑出血、癫痫发作、各种中毒、肾上腺皮质激素用量过大等。

4. 其他

感染、烧伤、骨折、脑血管意外、应用药物（肾上腺糖皮质激素、口服避孕药、蛋白同化激素）也可引起尿糖阳性。

5. 特殊人群

妊娠期妇女肾小球滤过增加，肾小管重吸收能力降低，出现妊娠性糖尿；曾一过性生理性糖尿。新生儿肾小管重吸收功能发育不全出现新生儿糖尿。

6. 假性糖尿

是指尿液中含有还原性物质引起尿糖定性出现阳性反应。如含维生素 C、尿酸、阿司匹林、异烟肼等。

五、尿胆红素

(一) 概述

胆红素是血红蛋白的降解产物，非结合胆红素不能通过肾小球屏障，因此不能在尿中出现；而结合胆红素为水溶性，能够通过肾小球基底膜在尿中出现。在正常尿液中含有微量胆红素，通常的检验方法不能发现。当血中结合胆红素浓度超过肾阈时，可自尿中排出。尿胆红素（urine bilirubin，BIL）的检出是显示肝细胞损伤和鉴别黄疸的重要指标，在诊断和预后上有重要意义。

【正常参考范围】

定性：阴性

（二）临床意义

尿胆红素检测仅作为黄疸实验室鉴别的一个项目，实际应用时，尚需与血清胆红素、尿胆原、粪胆原等检测结果一起综合分析。尿胆红素阳性见于以下情况。

（1）阻塞性黄疸　如化脓性胆管炎、胆囊结石、胆道肿瘤、胰腺肿瘤、原发性肝癌、手术创伤所致的胆管狭窄等。

（2）肝细胞性黄疸　如病毒性肝炎、肝硬化、酒精性肝炎、药物性肝损伤。急性病毒性肝炎或药物性诱导的胆汁淤积，尿胆红素阳性常出现于黄疸之前。

六、尿胆原

（一）概述

在胆红素肝肠循环的过程中，仅有极少量的尿胆原逸入血液循环，从肾脏排出。尿中尿胆原为无色不稳定物质，可与苯甲醛发生醛化反应，生成紫红色化合物，从而可进行定性和定量的检查。

【正常参考范围】

定量　$0.84 \sim 4.2 \mu mol/(L \cdot 24h)$

定量　阴性或弱阳性

（二）临床意义

尿内尿胆原在生理情况下仅有微量，但受进食和尿液酸碱度的影响，在餐后或碱性尿中，由于肾小管对尿胆原重吸收减少和肠道尿胆原生成增加，故尿中尿胆原稍增加；相反在酸性尿中则减少。

1. 尿胆原增多

① 肝细胞受损，如病毒性肝炎、药物或中毒性肝损害及某些门脉性肝硬化患者。

② 循环中红细胞破坏增加及红细胞前体细胞在骨髓内破坏增加，如溶血性贫血及巨幼细胞性贫血。

③ 内出血时由于胆红素生成增加，尿胆原排出随之增加；充血性心力衰竭伴肝瘀血时，影响胆汁中尿胆原转运及再分泌，进入血中的尿胆原增加。

④ 其他，如肠梗阻、顽固性便秘，使肠道对尿胆原回吸收增加，使尿中尿胆原排出增加。

2. 尿胆原减少

① 胆道梗阻，如胆石症、胆管肿瘤、胰头癌等，完全梗阻时尿胆原缺如，不完全梗阻时则减少，同时伴有尿胆红素增加。

② 新生儿及长期服用广谱抗生素时，由于肠道细菌缺如或受到药物抑制，使尿胆原生成减少。

七、尿液隐血

（一）概述

尿液中如混合有 0.1% 以上血液时，肉眼可观察到血尿，血液量在 0.1% 以下时，仅能通过潜血反应发现。尿液隐血（urine latent blood，BLD）反映尿液中存在血红蛋白和肌红蛋白，正常人尿液中不能测出。

【正常参考范围】

尿血红蛋白（urine hemoglobin）：试管法 阴性

尿肌红蛋白（urine myoglobin）：试管法 阴性

（二）临床意义

1. 尿血红蛋白阳性

红细胞被大量破坏，产生过多的游离血红蛋白，经肾由尿液排出。

① 阵发性睡眠性血红蛋白尿及引起血尿的疾病如肾炎、肾结石、肿瘤、感染、疟疾。

② 创伤心瓣膜手术、严重烧伤、剧烈运动、肌肉和血管组织严重损伤、经尿道前列腺切除术等。

③ 微血管性溶血性贫血、溶血性尿毒症、肾皮质坏死。

④ 应用阿司匹林、磺胺药、伯氨喹、硝基呋喃类、万古霉素、卡那霉素、吲哚美辛、他汀类调节血脂药、秋水仙碱、吡罗昔康等药物。

2. 尿肌红蛋白阳性

① 原发性肌肉疾病如肌肉萎缩、皮肌炎及多发性肌炎、肌营养不良。

② 创伤挤压综合征、电击伤、烧伤、手术创伤及痉挛。

③ 局部缺血性肌红蛋白尿：心肌梗死、动脉阻塞。

④ 代谢性疾病如肌糖原累积病、糖尿病酮症酸中毒。

⑤ 药物（两性霉素 B、海洛因、巴比妥类）、酒精中毒。

八、尿沉渣白细胞

（一）概述

正常成人的尿液中可有少数白细胞，超过一定数量时则为异常，尿中白细胞多为中性粒细胞，也可见到少量淋巴细胞和单核细胞。脓细胞系指在炎症过程中破坏和死亡的中性粒细胞。尿沉渣白细胞（urine leukocytes，LEU）是检测离心尿沉淀物中白细胞的数量。结果以白细胞数/高倍视野（WBC/HPF）或白细胞数/微升（WBC/μl）表示。

【正常参考范围】

干化学试带法：阴性

镜检法：正常人混匀一滴尿 WBC＜0～3/HPF，离心尿 WBC＜0～5/HPF

混匀尿全自动尿有形成分分析仪法：男性 WBC＜0～12/μl，女性 WBC＜0～26/μl

（二）临床意义

尿中若有大量白细胞，多见于泌尿系统感染、慢性肾盂肾炎、膀胱炎、前列腺炎。女性白带混入尿液时，也可发现较多的白细胞。另外由药品所致的过敏反应，尿中会出现多量嗜酸性粒细胞。

九、尿肌酐

（一）概述

肌酐是人体肌肉组织代谢的产物，每 20g 肌肉代谢可产生 1mg 肌酐。肌酐绝大部分由肾小球滤出，肾小管不重吸收，排泄至尿液中，成为尿肌酐（urine creatinine）。人体每日的尿肌酐排出量较为恒定。尿液肌酐检测是判断肾小球滤过功能的一项指标。

【正常参考范围】

婴儿　88～177μmol/(kg·24h 尿)

儿童　71～195μmol/(kg·24h 尿)

成人　男 7.1～17.7mmol/24h 尿

　　　女 5.3～15.9mmol/24h 尿

（二）临床意义

1. 尿肌酐病理性增加

（1）内分泌与代谢系统疾病　肢端肥大症、糖尿病、甲状腺功能减退等。

（2）消耗性疾病　伤寒、斑疹伤寒、破伤风等。

2. 尿肌酐病理性减少

（1）疾病　严重进行性肌萎缩、进行性肌营养不良、贫血、瘫痪、急性肾小球肾炎、慢性肾小球肾炎失代偿期、急性或慢性肾功能不全、硬皮病、甲状腺功能亢进等。

（2）其他　碱中毒、重度充血性心功能不全等。

十、尿尿酸

（一）概述

尿酸为体内嘌呤类代谢分解产物，人体尿酸来自体内细胞核蛋白分解代谢（内源性占 80%）和食物的分解代谢（外源性占 20%）过程，尿酸具有酸性，以钾、钠盐的形式从尿液中排出。尿尿酸（uric acid urine）是检测尿液中的尿酸含量。

【正常参考范围】

磷钨酸还原法　1.5～4.4mmol/24h

（二）临床意义

1. 尿酸增高

（1）生理性　食用高嘌呤食物、木糖醇摄入过多、剧烈运动、禁食。

（2）疾病　痛风，或组织大量破坏、核蛋白分解过度，如肺炎、子痫等。

（3）核蛋白代谢增强　如粒细胞性白血病、骨髓细胞增生不良、溶血性贫血、恶性贫血、红细胞增多症、甲状腺功能亢进、一氧化碳中毒、牛皮癣等。

（4）肾小管重吸收障碍　如肝豆状核变性，或使用促皮质素与肾上腺皮质激素，此类疾病血尿酸减少，尿尿酸增多。

2. 尿酸减少

（1）饮食　高糖、高脂肪饮食。

（2）疾病　肾功能不全、痛风发作前期。

十一、尿淀粉酶

（一）概述

淀粉酶主要由胰腺分泌，称为胰淀粉酶；另一种由唾液腺分泌，称为唾液淀粉酶。淀粉酶对食物中多糖化合物的消化起重要作用，很容易从肾脏排出。

【正常参考范围】

0～1200U/L，80～300 苏氏单位/h

（二）临床意义

1. 尿淀粉酶增高

（1）见于急性胰腺炎、慢性胰腺炎急性发作、胰腺癌、胰腺囊肿、胰腺导管阻塞、急性胆囊炎、胃溃疡、腮腺炎等。急性胰腺炎发作期尿淀粉酶活性上升稍晚于血清淀粉酶，且维持时间稍长。

（2）胰头癌、流行性腮腺炎、胃溃疡穿孔也可见尿淀粉酶上升。如患者伴有急性肾功能衰竭时，尿液淀粉酶不能作为诊断的依据。

2. 尿淀粉酶减少

见于重症肝炎、肝硬化、严重烧伤、糖尿病等。

第三节 肝功能检查

肝脏是人体内最大的实质性腺体器官，在机体代谢、生物转化、分泌、排泄中发挥着非常重要的作用，是机体的一个巨大的"化工厂"。首先肝脏具有强大的代谢功能。肝细胞能摄取葡萄糖，并将其合成为肝糖原储存起来，当血糖浓度降低时，肝糖原迅速分解生成葡萄糖补充血糖，还能通过糖异生将非糖物质转化为糖原或葡萄糖。肝脏在脂类的消化、吸收、分解、合成及运输等代谢过程中均起着重要作用。其次，肝脏还有生物转化和解毒功能，所有进入人体的药物或毒物等，都会在肝脏发生氧化、还原、水解、结合等化学反应，不同程度地被代谢，最后以原形药或代谢物的形式排出体外。再次，肝脏还有分泌和排泄功能。肝细胞分泌胆汁，在脂类消化吸收和维持胆汁中胆固醇的溶解状态方面起着重要作用。肝内代谢产物及药物，解毒产物可以随胆汁分泌排入肠腔，随粪便排出体外。

由于肝细胞不断地从血液中吸取原料，难以避免遭受有毒物质或病毒、毒素和寄生虫的感染或损害，轻者丧失一定的功能，重者造成肝细胞坏死，最后发展为肝硬化、肝癌及肝衰竭，甚至发生肝性脑病。肝功能检查指标在临床上具有十分重要的意义。

一、血清氨基转移酶

（一）概述

血清氨基转移酶（aminotransferases）简称转氨酶（transaminase），是一组催化氨基酸与-酮酸之间的氨基转移反应的酶类，用于肝功能检查的主要是丙氨酸氨基转移酶（alanine transaminase，ALT）和天冬氨酸氨基转移酶（asparta tetransaminase，AST）。ALT 催化L-丙氨酸与 α-酮戊二酸之间的氨基转移反应，主要分布在肝脏，其次是骨骼肌、肾脏、心肌等组织中。AST 同样是体内最重要的氨基转移酶之一，催化 L-天冬氨酸与 α-酮戊二酸间的氨基转移反应。AST 主要存在于心肌、肝、肾、骨骼肌、胰腺、脾、肺、红细胞等组织细胞中，同时也存在于正常人血浆、胆汁、脑脊液及唾液中。在肝细胞中，ALT 主要存在于非线粒体中，而大多数的 AST 存在于线粒体内。正常时 ALT 和 AST 含量很低，但当肝细胞受损时，肝细胞膜通透性增加，胞浆内的 ALT 和 AST 释放入血浆，致使血清 ALT 与 AST 的酶活性升高，在中度肝细胞受损时，ALT 漏出率远大于 AST，ALT 测定肝损伤的灵敏度较 AST 为高。但在严重肝细胞损伤时，线粒体膜亦受损伤，可导致线粒体内 AST 的释放，血清中 AST/ALT 比值升高。

【正常参考范围】

速率法	ALT	成人＜40U/L
	AST	成人＜40U/L
	ALT/AST	成人≤1

（二）临床意义

（1）急性病毒性肝炎 ALT 和 AST 均显著升高，可达正常上限的 20～50 倍，甚至

100 倍，而 ALT 升高更明显，ALT/AST＞1，是诊断病毒性肝炎的重要检测指标。在肝炎病毒感染后 1～2 周，转氨酶达高峰，在第 3～5 周逐渐下降，ALT/AST 比值逐渐恢复正常。

（2）慢性病毒性肝炎　转氨酶轻度上升（100～200U）或正常，ALT/AST＞1，若 AST 升高较 ALT 显著，即 ALT/AST＜1，提示慢性肝炎进入活动期可能。

（3）酒精性肝病、药物性肝病、脂肪肝、肝癌等非病毒性肝病　转氨酶轻度升高或正常，且 ALT/AST＜1。酒精性肝病 AST 显著升高，ALT 几近正常，可能与酒精具有线粒体毒性相关。

（4）肝硬化　转氨酶活性取决于肝细胞进行性坏死程度，终末期肝硬化转氨酶活性正常或降低。

（5）肝内外胆汁淤积　转氨酶活性正常或轻度升高。

（6）其他疾病　急性心肌梗死、心肌炎、心力衰竭所致肝脏瘀血，以及骨骼肌病、传染性单核细胞增多症、胰腺炎、外伤、严重烧伤、休克等。

（7）用药与接触化学品　服用有肝毒性的药物或接触某些化学物质，如氯丙嗪、异烟肼、奎宁、水杨酸、氨苄西林、利福平、四氯化碳、乙醇、汞、铅、有机磷等亦可使 ALT 活力上升。可致 ALT 活力上升的其他药物主要如下。

① 抗生素　利福平、林可霉素、克林霉素、羧苄西林、苯唑西林、氯唑西林、多黏菌素、头孢呋辛、头孢美唑、头孢曲松、头孢哌酮、头孢他啶、拉氧头孢、头孢地嗪、亚胺培南/西司他丁钠等均偶可引起血清 AST 或 ALT 升高。尤其红霉素类的酯化物可致肝毒性，常在用药后 10～12 天出现肝肿大、黄疸、AST 或 ALT 升高等胆汁淤积表现。其中依托红霉素对肝脏的损害比红霉素大，主要表现为 AST 或 ALT 升高。

② 抗真菌药　氟康唑、伊曲康唑等可致血清 AST 一过性升高。灰黄霉素大剂量时有肝毒性，可见 AST 或 ALT 升高，个别人出现胆汁淤积性黄疸。酮康唑偶可发生肝毒性，表现为乏力、黄疸、深色尿、粪色白、疲乏、AST 及 ALT 一过性升高，另有引起急性肝萎缩而致死的报道。

③ 抗病毒药　阿昔洛韦、泛昔洛韦可致 ALT 及 AST 升高。

④ 血脂调节药　应用羟甲戊二酰辅酶 A 还原酶抑制剂（他汀类药物）连续 1 年以上者有 2%～5% 可观察到无症状的 AST 及 ALT 异常。

二、血清 γ-谷氨酰转移酶

(二) 概述

血清 γ-谷氨酰转移酶（γ-glutamyltransferase，GGT），其作用是催化谷胱甘肽上的 γ-谷氨酰基转移至另一个肽或氨基酸上。GGT 主要存在于细胞膜和微粒体上。血清及肾、胰、肝、大肠、心肌组织等除肌肉外的所有组织中均有 GGT，其中以肾脏最高。GGT 在肝脏中广泛分布于肝细胞的毛细胆管一侧和整个胆管系统，当肝内合成亢进或胆汁排出受阻时，血清中 GGT 增高。

【正常参考范围】

男性：11～50U/L；女性：7～32U/L

(二) 临床意义

GGT 升高见于以下疾病。

（1）肝胆疾病

① 胆道阻塞性疾病　肝内或肝后胆管梗阻者血清 GGT 上升最高，可达正常水平的 5～30 倍，GGT 对阻塞性黄疸性胆管炎、胆囊炎的敏感性高于碱性磷酸酶，原发性或继发性肝炎患者的 GGT 水平也会升高，且较其他肝脏酶类上升显著；慢性肝炎、肝硬化患者 GGT

持续升高，提示病情不稳定或有恶化趋势；而逐渐下降，则提示肝内病变向非活动区域移行。发生原发性肝癌时，血清GGT活性显著升高，特别在判断恶性肿瘤患者有无肝转移和肝癌术后有无复发时，阳性率可达90%。

② 急慢性病毒性肝炎、肝硬化 急性肝炎时，GGT呈中度升高；慢性肝炎、肝硬化的非活动期，酶活性正常，若GGT持续升高，提示病变活动或病情恶化。

③ 急、慢性酒精性肝炎、药物性肝炎 GGT可呈明显或中度以上升高（300～1000U/L），ALT和AST仅轻度增高，甚至正常。酗酒者当其戒酒后GGT可随之下降。

（2）胰腺疾病 急、慢性胰腺炎，胰腺肿瘤时可达参考上限的5～15倍。囊纤维化（胰纤维性囊肿瘤）伴有肝脏并发症时GGT值可升高。

（3）其他疾病 脂肪肝、心肌梗死、前列腺肿瘤。

（4）药物抗惊厥药 苯妥英钠、镇静药苯巴比妥或乙醇常致GGT升高。

三、血清碱性磷酸酶

（一）概述

碱性磷酸酶（alkaline phosphates，ALP）在碱性环境中能水解磷酸酯产生磷酸，并有转移磷酸基的作用。ALP广泛存在于人体组织和体液中，其中以骨、肝、乳腺、小肠、肾脏的浓度较高。当上述器官病变时，此酶的活性增强。

【正常参考范围】

女性：1～12岁<500U/L，大于15岁 40～150U/L

男性：1～12岁<500U/L，12～15岁<750U/L，大于25岁 40～150U/L

（二）临床意义

碱性磷酸酶增高可见于以下情况。

（1）肝胆系统疾病 各种肝内、外胆管阻塞性疾病，如胰头癌、胆道结石引起的胆管阻塞、原发性胆汁性肝硬化、肝内胆汁淤积等，ALP明显升高，且与血清胆红素升高相平行；累及肝实质细胞的肝胆疾病（如肝炎、肝硬化），ALP轻度升高。

（2）骨骼疾病 骨损伤、骨疾病、变形性骨炎症（Paget病），使成骨细胞内有高度的ALP释放入血，如纤维骨炎、骨折恢复期、佝偻病、骨软化症、成骨不全等，因为ALP生成亢进，血清ALP或活性升高。

（3）药物 羟甲戊二酰辅酶A还原酶抑制剂（他汀类药）的不良反应，可导致ALP升高。

四、血清总蛋白、白蛋白和球蛋白

（一）概述

血清总蛋白（total protein）为白蛋白（albumin）和球蛋白（globulin）之和，白蛋白由肝脏细胞合成。球蛋白又分为α_1-球蛋白、α_2-球蛋白、β-球蛋白和γ-球蛋白。血清白蛋白具有维持正常的血浆胶体渗透压、运输及营养等生理功能。球蛋白与机体免疫、血液黏度密切相关。根据白蛋白与球蛋白的量，可计算出白蛋白和球蛋白的比值（A/G）。当肝脏受损时，血清蛋白减少，在炎症性肝细胞破坏和抗原性改变时，可刺激免疫系统致γ-球蛋白比例增高，此刻总蛋白量变化不大，但白蛋白和球蛋白比值（A/G）会变小，甚至发生倒置。为了反映肝脏功能的实际情况，在做血清总蛋白测定的同时，尚需要测定A/G比值。

【正常参考范围】

总蛋白（TP） 双缩脲法：新生儿46～70g/L，成人60～80g/L

白蛋白 溴甲酚氯法：新生儿28～44g/L，成人35～55g/L

球蛋白　20～30g/L

A/G 比值　(1.5～2.5)∶1

(二) 临床意义

1. 总蛋白

(1) 总蛋白增高

① 主要由于血清水分减少，使单位容积总蛋白浓度增加，而全身总蛋白量并未增加，如各种原因脱水所致的血液浓缩，如呕吐、腹泻、休克、高热、肾上腺皮质功能减退等。

② 血清蛋白合成增加，如多发性骨髓瘤、巨球蛋白血症等。

(2) 总蛋白降低

① 各种原因引起的血清蛋白丢失和摄入不足　营养不良、消化吸收不良。

② 血液稀释　可导致总蛋白浓度相对减少，如水钠潴留或静脉应用过多的低渗溶液。

③ 疾病　患有多种慢性消耗性疾病，如结核、肿瘤、急性大出血、严重烧伤、甲状腺功能亢进、慢性肾脏病变、肾病综合征、胸腹腔积液、肝功能障碍、蛋白质合成障碍。

血清总蛋白的参数常与白蛋白、球蛋白及血清蛋白电泳等指标综合分析。

2. 白蛋白

白蛋白在肝脏合成，属于非急性时相蛋白，在维持血浆胶体渗透压、体内运输、营养方面均起着非常重要的作用。

(1) 白蛋白浓度降低

① 营养不良　摄入不足、消化吸收不良。

② 消耗增加　多种慢性疾病，如结核、恶性肿瘤、甲状腺功能亢进；或蛋白质丢失过多，如急性大出血、严重烧伤、慢性肾脏病变。

③ 合成障碍　主要是肝功能障碍，若持续低于 30g/L，则提示有慢性肝炎或肝硬化。

(2) 白蛋白浓度增高　见于严重失水而致的血浆浓缩。

3. 球蛋白

球蛋白是多种蛋白质的混合物，增高主要以 γ-球蛋白增高为主。

(1) 球蛋白增高　当球蛋白＞35g/L 称为高球蛋白血症。可见于以下情况。

① 慢性肝脏疾病　包括自身免疫性慢性肝炎、慢性活动性肝炎、肝硬化、慢性酒精肝病、原发性胆汁性肝硬化等。

② 慢性炎症或慢性感染性疾病：如结核、疟疾、黑热病、麻风病、血吸虫病、亚急性心内膜炎。

③ 自身免疫性疾病　风湿热、系统性红斑狼疮、类风湿关节炎、肝硬化。

④ 骨髓瘤和淋巴瘤、原发性巨球蛋白血症。

(2) 球蛋白减少　可见于以下情况。

① 生理性减少　出生后至 3 岁。

② 免疫功能抑制　如长期应用肾上腺皮质激素和免疫抑制剂。

③ 先天性低 γ-球蛋白血症。

4. A/G 比值

(1) A/G 比值小于 1，提示有慢性肝炎、肝硬化、肝实质性损害、肾病综合征。

(2) 肝炎早期，白蛋白量可不变或稍低，γ-球蛋白量轻度增多，所以血清总蛋白量可以不变。此时白蛋白量仍高于球蛋白，因此 A/G 比值仍可正常。A/G 比值的动态变化，有助于观察病情的发展与预后，如病情恶化时，白蛋白逐渐减少，A/G 比值下降，A/G 比值持续倒置提示预后较差。肝硬化和慢性肝炎时，血清白蛋白量减少，总蛋白量则视球蛋白量的改变而异。若球蛋白量正常，则总蛋白量减少，A/G 比值正常或减少；若球蛋白量增多，则总蛋白量可正常或增加，A/G 比值减少或低于 1。

知识链接

乙肝"大三阳"和"小三阳"

如在血液中检出乙型肝炎病毒表面抗原（HBsAg）、e 抗原（HBeAg）、核心抗体（HB-cAb）三者均为阳性，在临床上称为"大三阳"；在其血液中检测出乙型肝炎病毒表面抗原、e 抗体（HBeAb）、核心抗体同为阳性，在临床上称为"小三阳"。

"大三阳"说明 HBV 在人体内复制活跃，带有传染性，如同时见 AST 及 ALT 升高，为最具有传染性的一类肝炎，应尽快隔离。"小三阳"说明 HBV 在人体内复制减少，传染性小，如肝功能正常，又无症状，称为乙型肝炎病毒无症状携带者，传染性小，不需要隔离。

有人说，"小三阳"要比"大三阳"好，且没有传染性。这是个错误的观念。"小三阳"照样有传染性，只不过血液中病毒含量相对低一些而已。乙肝病毒感染者情况好不好，与是否为"小三阳"或"大三阳"无关，而与感染者是否有肝功能受损有关。

课堂活动

病例分析

张先生，40 岁，无抽烟、饮酒等不良嗜好，单位体检报告中肝功能生化检查 ALT 152U/L，AST 65U/L，乙肝两对半阴性，其余指标都正常。张先生前来咨询该体检报告中异常指标的含义，还需要进一步检查什么项目，如何进行治疗？你作为一名药师，请给予解答。

第四节　肾功能检查

肾脏是一个重要的生命器官，其功能主要是分泌和排泄尿液、废物、毒物和药物，维持体内水、电解质、蛋白质和酸碱等代谢平衡。同时也兼有内分泌的功能，如产生肾素、红细胞生成素、活性维生素 D 等，调节血压、钙磷代谢和红细胞生成。变态反应、感染、肾血管病变、代谢异常、先天性疾病、全身循环和代谢性疾病、药物、毒素对肾脏的损害，均可影响肾功能，主要表现为肾功能检查指标的异常，在临床诊断和治疗上具有重要的意义。

一、血清尿素氮

（一）概述

血清尿素氮（blood urea nitrogen，BUN）是蛋白质代谢的终末产物，体内氨基酸脱氨基分解成 α-酮基和 NH_3，NH_3 在肝脏内与 CO_2 生成尿素，因此尿素的生成量取决于蛋白质摄入量、组织蛋白分解代谢及肝功能状况。体内尿素氮 90％以上经肾小球滤过而随尿液排出体外。当肾实质受到损害时，肾小球滤过率降低，致使血清尿素氮浓度增加，因此目前临床上常通过测定尿素氮，粗略了解肾小球的滤过功能。

【正常参考范围】

成人　3.2～7.1mmol/L

婴儿、儿童　1.8～6.5mmol/L

(二) 临床意义

1. 血清尿素氮增高

(1) 器质性肾功能损害　见于肾盂肾炎等。肾功能轻度受损时，尿素氮可无变化，当肾小球滤过率下降至50%以下，BUN才能升高。当BUN值高于正常时，说明有效肾单位的60%～70%已受损害。因此，血清尿素氮测定不能作为早期肾功能指标。但对肾衰竭，尤其是氮质血症的诊断有特殊的价值。

(2) 肾前性少尿　重脱水、大量腹水、心脏循环功能衰竭、肝肾综合征等所致的血容量不足，肾血流量减少灌注不足致少尿时，可造成BUN升高，但肌酐升高不明显，称为肾前性氮质血症。

(3) 泌尿系统疾病　泌尿道结石、肿瘤、前列腺增生、前列腺疾病使尿路梗阻等引起尿量显著减少或尿闭时，可造成血清尿素氮检测值增高（肾后性氮质血症）。

2. 血清尿素氮降低

急性肝萎缩、中毒性肝炎、类脂质肾病等。

二、血肌酐

(一) 概述

血肌酐（blood creatinine，Cr）由外源性和内源性两类组成，外源性肌酐是肉食类食物在体内代谢的产物，内源性肌酐是体内肌肉组织代谢的产物。血肌酐主要由肾小球滤过排出体外，肾小管基本不重吸收且分泌量也较少。在外源性肌酐摄入量稳定，体内肌酐生成量恒定的情况下，其浓度取决于肾小球滤过功能。

当肾实质损害，肾小球滤过率降低至正常人的1/3时，血肌酐浓度就会明显上升，故测定血肌酐浓度可作为肾小球滤过率受损的指标。敏感性较BUN好，但并非早期诊断指标。

【正常参考范围】　酶法　成年男性59～104μmol/L；成年女性45～84μmol/L

儿童：0～7天，53～97μmol/L

1周～1月，27～62μmol/L

1月～1岁，18～35μmol/L

1～16岁，18～62μmol/L

(二) 临床意义

血肌酐增高见于以下情况。

(1) 急慢性肾小球肾炎、肾硬化、多囊肾、肾移植后的排斥反应等，造成肾小球滤过功能减退时，早期或轻度损害时，由于肾的储备力和代偿力还很强，血肌酐浓度可以表现正常，仅当肾小球滤过功能下降到正常人的30%～50%时，血肌酐数值才会明显上升。血肌酐和尿素氮同时测定更有意义，如两者同时增高，提示肾功能已受到严重的损害。

(2) 其他　见于休克、心力衰竭、肢端肥大症、巨人症、失血、脱水、剧烈活动。

第五节　常用血生化检查

一、淀粉酶

(一) 概述

淀粉酶（amylase，AMY）是一种水解淀粉、糊精和糖原的酶，对食物中的多糖类化合物的消化有重要作用。血清淀粉酶主要来自胰腺和唾液腺，分子量较小，可从肾小管滤过直接排出。

【正常参考范围】

速率法　血清 80～220U/L

(二)　临床意义

1. 淀粉酶增高

(1) 胰腺炎　急性胰腺炎是 AMY 增高最常见的原因，AMY 活性测定可以用于其诊断。血清 AMY 一般于发病 2～12h 开始升高，12～72h 达到高峰，3～4 天恢复正常。虽然 AMY 活性升高程度不一定与胰腺组织的损伤程度有相关性，但 AMY 增高越明显，其损伤越严重。

(2) 胰腺癌　胰腺癌早期 AMY 增高，其原因是：①肿瘤压迫造成胰腺导管阻塞，并使其压力增高，使 AMY 逸入血液中。②短时间内大量胰腺组织破坏，组织中的 AMY 进入血液中。

(3) 非胰腺疾病　见于腮腺炎、消化性溃疡穿孔、肾功能不全、肠梗阻、腹膜炎、急性阑尾炎、异位妊娠破裂、创伤性休克、大手术后、酮症酸中毒、肾移植后、肺炎、急性酒精中毒等。

2. 淀粉酶降低

可见于肝癌、肝硬化、糖尿病等。

淀粉酶、血清脂肪酶、胰凝乳蛋白酶的联合测定可提高对急性胰腺炎诊断的特异性和准确性。同时测定淀粉酶清除率及肌酐清除率并计算其比值可提高对急性胰腺炎诊断的敏感性和特异性。

知识链接

什么叫高脂血症?

　　高脂血症是由于脂类代谢异常或脂类运转异常使血浆中的脂类浓度高于正常，可分为高胆固醇血症、高三酰甘油血症、混合型高脂血症、低高密度脂蛋白血症四种类型。根据病因，高脂血症又分为原发性和继发性两种，前者与环境、家庭遗传有关,后者由糖尿病、甲状腺功能低下、肥胖症、胰腺疾病等引起。高脂血症是导致动脉粥样硬化和冠心病的主要因素之一，对肾脏、胰腺、末梢循环、免疫系统、血液系统也会产生不容忽视的影响。合理的饮食与生活方式对预防高脂血症有着重要意义，尤其是对于有遗传性倾向的高脂血症患者，药物治疗无明显改善时，主要通过调节饮食结构来改善。

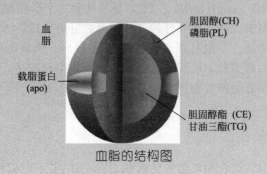

血脂的结构图

二、血清总胆固醇

(一) 概述

人体胆固醇 (cholesterol, CHO) 中 70% 为胆固醇酯 (cholesterol esterase, CE)、30% 为游离胆固醇 (free cholesterol, FC), 总称为总胆固醇 (total cholesterol, TC)。胆固醇的来源有两种: 一种是从食物中获取; 另一种是机体以乙酰辅酶 A 为原料自身合成的。食物的主要来源是动物的内脏、蛋黄、奶油及肉等动物性食品。人体内含胆固醇约 140g, 其中 25% 分布于脑和神经组织中, 在肾、脾、皮肤、肝和胆汁中含量也高。肝脏是合成、储藏和供给胆固醇的主要器官。胆固醇是合成胆汁酸、肾上腺皮质激素、性激素及维生素 D 的重要原料, 也是构成细胞膜的主要成分之一。胆固醇的合成具有昼夜节律变化, 此外, 胆固醇的水平易受饮食、年龄、性别等多种因素的影响。

【正常参考范围】

<5.2mmol/L

(二) 临床意义

1. 胆固醇升高

(1) 主要疾病　粥样硬化斑块、动脉硬化、冠状动脉粥样硬化性心脏病及高脂血症等。

(2) 其他疾病　肾病综合征、慢性肾炎肾病期、类脂性肾病、糖尿病、甲状腺功能减退、胆道梗阻、饮酒过量、急性失血及家族性高胆固醇血症。糖尿病特别是并发糖尿病昏迷时, 几乎都有总胆固醇升高。胆总管阻塞时, 总胆固醇增高且伴有黄疸, 但胆固醇酯与总胆固醇的比值仍正常。

(3) 药物　服用避孕药、甲状腺激素、肾上腺糖皮质激素、抗精神病药 (如氯氮平) 可影响胆固醇水平。

2. 胆固醇降低

(1) 疾病　甲状腺功能亢进、严重肝衰竭、溶血性贫血、感染和营养不良、严重的肝脏疾病、急性肝坏死、肝硬化时, 血清总胆固醇降低, 胆固醇酯与总胆固醇的比值也降低。

(2) 贫血　如再生障碍性贫血、溶血性贫血、缺铁性贫血等, 因骨髓及红细胞合成胆固醇的功能受到影响, 血清总胆固醇降低。

血清中总胆固醇的浓度可以作为脂类代谢的指标, 但脂类代谢又常与糖类及激素等其他物质的代谢密切相关, 所以, 其他物质代谢异常时也可以影响血清总胆固醇的浓度。

三、三酰甘油酯

(一) 概述

三酰甘油 (甘油三酯) (triglyceride, TG) 是甘油和 3 个脂肪酸所形成的酯, 是人体储存能量的形式, 主要来源于食物。内源性的 TG 主要在肝脏合成; 人体的小肠黏膜在类脂吸收后也合成大量的三酰甘油。三酰甘油大约占总脂的 25%, 为乳糜微粒和极低密度脂蛋白的主要成分, 并直接参与胆固醇和胆固醇酯的合成。在正常情况下, 人的三酰甘油水平保持在正常值范围内, 伴随年龄的增长而逐渐增高。

【正常参考范围】

0.56~1.70mmol/L

(二) 临床意义

血清 TG 受生活习惯、饮食和年龄等的影响, 在个体内及个体间的波动较大。由于 TG 的半衰期短 (5~15min), 进食高脂、高糖和高热量饮食后, 外源性 TG 可明显增高, 且以乳糜微粒的形式存在。由于乳糜微粒的分子较大，能使光线散射而使血浆浑浊，甚至呈乳糜样，故称为饮食性脂血。因此，必须在空腹 12～16h 后静脉采集 TG 测定样本，以排除和减少饮食的影响。

1. TG 增高

（1）动脉硬化及高脂血症　动脉粥样硬化、原发性高脂血症、家族性高三酰甘油血症。

（2）其他疾病　胰腺炎、肝胆疾病（脂肪肝、胆汁淤积）、阻塞性黄疸、皮质增多症、肥胖、糖尿病、糖原累积症、严重贫血、肾病综合征、甲状腺功能减退等疾病都有三酰甘油升高的现象。

（3）生理性　长期饥饿也可造成三酰甘油升高；大量饮酒可使三酰甘油出现假性升高。

（4）药物　应用雌激素、避孕药可出现三酰甘油升高。

2. TG 减少

见于甲状腺功能亢进、甲状旁腺功能亢进、肾上腺皮质功能减退、肝功能严重障碍等。

四、低密度脂蛋白

（一）概述

低密度脂蛋白（low density lipoprotein，LDL）是富含胆固醇的脂蛋白，其中 21% 为蛋白质、79% 为酯质。LDL-C（low density lipoprotein cholesterol，LDL-C）是 LDL 中的胆固醇。LDL-C 是在血浆中由极低密度脂蛋白胆固醇（VLDL-C）转变而来的，其合成部位主要在血管内，降解部位在肝脏。LDL-C 是空腹血浆中的主要脂蛋白，约占血浆脂蛋白的 2/3。其是运输胆固醇到肝外组织的主要运载工具。LDL 经过化学修饰后，蛋白质部分变性，被吞噬细胞摄取，形成泡沫并停留在血管壁内，导致大量胆固醇沉积，促使动脉壁形成动脉粥样硬化斑块，故 LDL-C 的含量与心血管疾病的发病率以及病变程度相关，被认为是动脉粥样硬化的主要致病因子。

【正常参考范围】

2.1～3.1mmol/L

（二）临床意义

1. LDL 增多

主要是胆固醇增高可伴有 TG 增高，临床表现为Ⅱa 型或Ⅱb 型高脂蛋白血症，常见于高胆固醇饮食、甲状腺功能减退、肾病综合征、慢性肾衰竭、肝脏疾病、糖尿病、血卟啉症、妊娠等。

2. LDL 降低

见于营养不良、慢性贫血、肠吸收不良、骨髓瘤、严重肝脏疾病、甲状腺功能亢进、急性心肌梗死等，临床常与其他 TC、TG、VLDL、HDL 等脂蛋白参数综合分析。

五、极低密度脂蛋白

（一）概述

极低密度脂蛋白（very low density lipoprotein，VLDL）大小为 30～80nm，含有甘油三酯、胆固醇、胆固醇酯和磷脂，甘油三酯（TG）占 60%，胆固醇（TC）占 20%，载脂蛋白占 10%，其他成分占 10%。VLDL 在肝脏合成，利用来自脂库的脂肪酸作为合成材料，其中胆固醇来自 CM 残粒及肝自身合成的部分。

【正常参考范围】

2.1～3.1mmol/L

（二）临床意义

VLDL 增多见于高脂蛋白血症、胰腺炎、糖尿病、肾病综合征、禁食及妊娠等。VLDL 测定需与其他 TC、TG、LDL、HDL 等脂蛋白参数综合分析，才具有诊断价值。

六、高密度脂蛋白

（一）概述

高密度脂蛋白（high density lipoprotein，HDL）主要在肝脏合成，是血清中颗粒密度最大的一组脂蛋白，其主要作用是将肝脏以外组织中的胆固醇转运到肝脏进行分解代谢，由胆汁排出体外。其在限制动脉壁胆固醇的积存速度和促进胆固醇的清除上起着一定的积极作用，故 HDL 被认为是抗动脉粥样硬化因子。

【正常参考范围】

直接遮蔽法　1.2～1.65mmol/L

（二）临床意义

1. HDL 增高

HDL 增高对防止动脉粥样硬化、预防冠心病的发生有重要作用。HDL 与 TG 呈负相关，也与冠心病的发病呈负相关。HDL 增高还可见于慢性肝炎、原发性胆汁性肝硬化等。

2. HDL 减少

HDL 减少常见于动脉粥样硬化及高脂血症、急性感染、重症肝硬化、重症肝炎、肾病综合征、尿毒症等，吸烟、肥胖、严重营养不良、静脉内高营养治疗及应激反应后也可以出现。

七、凝血酶原时间

（一）概述

凝血酶原时间（prothrombin time，PT）测定：在受检血浆中加入组织凝血活酶和 Ca^{2+}，使凝血酶原转变为凝血酶，后者使纤维蛋白原转变为纤维蛋白，观察血浆凝固所需要的时间。PT 是检查外源性凝血因子的一种过筛试验，是用来证实先天性或获得性纤维蛋白原及凝血酶原及凝血因子Ⅴ、Ⅶ、Ⅹ的缺陷或抑制物的存在，同时用于监测口服抗凝剂的用量，是监测口服抗凝剂的首选指标。据报道，在口服抗凝剂的过程中，维持 PT 在正常对照的 1～2 倍最为适宜。

【正常参考范围】

12～16s

（二）临床意义

1. PT 延长

见于先天性因子Ⅱ、Ⅴ、Ⅶ、Ⅹ缺乏症和低（无）纤维蛋白原血症；后天维生素 K 缺乏、肝脏疾病、弥散性血管内凝血（DIC）、原发性纤溶症；血循环中有抗凝物质如口服抗凝剂华法林、利伐沙班等抗因子Ⅱ、Ⅴ、Ⅶ和Ⅹ的抗体。

2. PT 缩短

先天性因子Ⅴ增多症、口服避孕药、高凝状态和血栓性疾病。

3. 口服抗凝药物的监测

凝血酶原时间是监测口服抗凝剂（例如华法林）应用是否安全有效的常用指标。但 PT 的结果受不同凝血酶试剂活性的影响，不同国家、地区和单位使用的凝血活酶的来源和促凝活性各不相同，同一患者的同一份血标本在不同医院使用不同试剂可能得到不同的 PT 值，这使得 PT 检测结果缺乏可比性，不利于指导患者的抗凝治疗。因此推荐采用国际标准化比值（INR）进行抗凝药物治疗监测。

八、国际标准化比值

（一）概述

国际标准化比值（INR）＝患者 PT/正常对照 PT，是从凝血酶原时间（PT）和测定试剂的国际敏感指数（ISI，商品试剂与 WHO 试剂的敏感性比值）推算出来的。同一份血浆样本在不同的实验室、使用不同的仪器或凝血活酶，测得的 INR 值相同，因此其结果具有可比性，有利于确保抗凝疗效，减少和避免出血合并症或抗凝无效。临床依据不同疾病状态和临床治疗需求，根据 INR 检测的数据，作为调整治疗药物剂量的依据。

【正常参考范围】

0.8～1.5

（二）临床意义

目前 INR 测定主要用于维生素 K 拮抗剂（如华法林）抗凝效果的监测。应用华法林治疗时必须监测 INR，并根据 INR 数值调整华法林用量。国人用华法林进行抗凝治疗时，INR 的安全有效范围通常为 2.0～3.0。INR 最高警戒点为 3.0，超过 3.0 时出血的发生率增加，小于 1.5 时则血栓的发生率增加。我国华法林的起始剂量一般从每日 3mg 开始，用药前必须测定基线 INR，用药的第一和第二天可以不测定 INR，第三天必须测定 INR，根据 INR 值确定下次服用的华法林剂量。

对于接受口服抗凝剂治疗的患者，其服药剂量的安全范围与不良事件及并发症的发生概率有直接关系，定期监测 INR 值并相应调整服药剂量，可使患者的服药剂量维持在安全有效的范围内，使并发症的发生率降低 76％。

学习小结

学习本章，应掌握主要医学检查指标的正常值参考范围及检查结果的临床意义，包括血常规检查、尿常规检查、肝功能、肾功能、常用血生化检查指标的正常值参考范围及检查结果的临床意义。在反复进行实践训练的基础上学会分析血常规、尿常规、肝功能、肾功能、血生化检测报告。只有具备这些专业知识以及专业技能再加上良好的职业道德，才能为服务对象提供优质药学服务。

思考与练习

一、A1 型题（请从中选择一个最佳答案）

1. 以下不同人群中，白细胞或红细胞计数正常值参考范围的数值最高的是（   ）。

A. 儿童   B. 新生儿   C. 成人女性

D. 成人男性   E. 6 个月～2 岁儿童

2. 正常情况下，人血白细胞群体中占比例最小的分类细胞是（   ）。

A. 淋巴细胞   B. 单核细胞   C. 嗜酸性粒细胞

D. 嗜碱性粒细胞   E. 中性粒细胞

3. 在人体血中白细胞群体中，中性粒细胞的正常比例范围是（   ）。

A. 0.50～0.70   B. 0.20～0.40   C. 0.03～0.08

D. 0.01～0.05   E. 0～0.01

4. "嗜酸性粒细胞增多"可能提示的疾患是（　　）。

A. 感染性疾病如肺结核　　　　　　　B. 过敏性疾病如荨麻疹

C. 病毒感染性腹泻　　　　　　　　　D. 铅、铋中毒

E. 严重烧伤

5. 成年女性红细胞（RBC）正常的参考区间是（　　）。

A. $(6.0 \sim 7.0) \times 10^{12}/L$　　　　　　B. $(3.5 \sim 5.0) \times 10^{12}/L$

C. $(4.2 \sim 5.2) \times 10^{12}/L$　　　　　　D. $(4.0 \sim 5.5) \times 10^{12}/L$

E. $(5.2 \sim 7.0) \times 10^{12}/L$

6. 下列药物中，一般不会改变血红蛋白正常值的是（　　）。

A. 伯氨喹　　　　　　B. 维生素 K　　　　　　C. 硝酸甘油

D. 维生素 B　　　　　E. 对氨基水杨酸钠

7. 以下所列药物中，最可能引起血小板减少的是（　　）。

A. 呋塞米　　　　　　B. 硝酸甘油　　　　　　C. 维生素 E

D. 阿司匹林　　　　　E. 对乙酰氨基酚

8. 对于男性成人而言，下列红细胞沉降率检查值属于正常的是（　　）。

A. 16mm/h　　　　　　B. 20mm/h　　　　　　C. 14mm/h

D. 18mm/h　　　　　　E. 22mm/h

9. 尿液蛋白质定量试验正常参考区间是（　　）。

A. <100mg/L 尿　　　　B. <150mg/24h 尿　　C. <150mg/L 尿

D. <100mg/L 尿，<150mg/24h 尿　　　　E. <150mg/L 尿，<150mg/24h 尿

10. 尿隐血检查阳性的病人中，最可能导致尿血红蛋白阳性的药物是（　　）。

A. 海洛因　　　　　　B. 巴比妥类　　　　　　C. 酒精中毒

D. 阿司匹林　　　　　E. 两性霉素 B

11. 血糖正常、尿葡萄糖阳性提示患者可能（　　）。

A. 伴心肌梗死　　　　B. 伴肾性肾小球肾炎　　　C. 伴甲状腺功能亢进

D. 伴活动性肢端肥大症　　E. 伴肾上腺皮质功能亢进

12. 以下粪便细胞显微镜检出物中，能提示患者大量或长期应用广谱抗生素的是（　　）。

A. 真菌　　　　　　　B. 红细胞　　　　　　　C. 上皮细胞

D. 白细胞增多　　　　E. 吞噬细胞增多

13. 以下肝功能检查项目的标识中，代表血清碱性磷酸酶的是（　　）。

A. γ-GT　　　　　　　B. AST　　　　　　　　C. ALT

D. ASP　　　　　　　E. ALP

14. 以下所列病症中，依据"血淀粉酶超过正常值"可以诊断的是（　　）。

A. 高血压　　　　　　B. 高脂血症　　　　　　C. 肾病综合征

D. 急性胰腺炎　　　　E. 消化系统溃疡

15. 血栓性疾病患者实施抗凝治疗，应该控制国际标准化比值为（　　）。

A. 2.0　　　　　　　　B. >1.5　　　　　　　　C. <0.8

D. 0.8～1.5　　　　　　E. 0.8～2.0

二、B1 型题（请从中选择一个与问题关系最密切的答案）

第 1～5 题

A. 淋巴细胞增多

B. 单核细胞增多

C. 中性粒细胞增多

D. 嗜酸性粒细胞增多

E. 嗜碱性粒细胞增多

1. 急性感染和化脓性炎症可呈现（　　）。

2. 结核病、水痘、麻疹等传染病可呈现（　　）。

3. 过敏性疾病、皮肤病与寄生虫病可呈现（　　）。

4. 血液病、创伤及铅、铋中毒可呈现（　　）。

5. 急性传染病的恢复期可呈现（　　）。

第 6～8 题

A. 红细胞生成过多

B. 红细胞生成减少

C. 红细胞丢失过多

D. 血红蛋白生成减少

E. 红细胞生成素产生减少和作用迟钝

6. 再生障碍性贫血可导致（　　）。

7. 慢性病贫血、肾性贫血可导致（　　）。

8. 缺铁性贫血、铅中毒贫血是由于（　　）。

第 9～11 题

A. 尿蛋白

B. 尿葡萄糖

C. 尿液隐血

D. 尿胆红素

E. 尿液的酸碱度改变

9. 氨丁三醇可能引起（　　）。

10. 多黏菌素可能引起（　　）。

11. 肾上腺皮质激素可能引起（　　）。

第 12～14 题

A. 成人＜40U/L

B. 成人＜50U/L

C. 男性＜40U/L

D. 男性≤50U/L

E. 女性＜500U/L

12. 血清 γ-谷氨酰转移酶正常参考区间是（　　）。

13. 血清丙氨酸氨基转移酶正常参考区间是（　　）。

14. 血清天冬氨酸氨基转移酶正常参考区间是（　　）。

三、X 型题（从五个备选答案中选出两个或两个以上的正确答案）

1. 下列药物中，可能引起中性粒细胞减少的是（　　）。

A. 磺胺类药　B. 抗肿瘤药　C. 调节血脂药　D. 解热镇痛药　E. 抗甲状腺制剂

2. 以下所列药物中，可能引起血小板减少的是（　　）。

A. 氯霉素　　B. 磺胺类药　　C. 头孢菌素　D. 甲砜霉素　　E. 氯吡格雷

3. 下列药物可能引起尿液酸碱度变化的是（　　）。

A. 氯化钠　　　B. 乳酸钠　　C. 氯化铵　　　D. 维生素 C　　　E. 氨丁三醇

4. 以下药物中，可能引起药物肾毒性蛋白尿的药物是（　　）。

A. 异丙嗪　　　B. 多黏菌素　　　C. 甲氨蝶呤　　　D. 灰黄霉素　　　E. 庆大霉素

5. 影响糖代谢、致使尿糖异常升高的药物有（　　）。

A. 复方炔诺酮片　　B. 奥曲肽　　C. 抗精神病药　　D. 糖皮质激素　　E. 蛋白同化激素

6. 以下医学检查项目中，表述其正常参考区间正确的有（　　）。

A. 血清淀粉酶（速率法）80～220U/L

B. 肌酸激酶（总活性）男性 75～200U/L

C. 肌酸激酶（总活性）女性 75～170U/L

D. 尿尿素（磷钨酸还原法）1.5～4.4mmol/24h

E. 尿尿素（磷钨酸还原法）2.5～5.4mmol/24h

实训十　血常规检测报告分析训练

一、实训目标

1. 熟悉血常规检查报告中常用指标的正常值范围。

2. 能正确分析血常规检查报告。

二、实训条件

1. 模拟药房。

2. 模拟药店。

三、考核要点

1. 是否收集到 3 张以上血常规检测报告单。

2. 是否能在不看报告单正常值范围的前提下，迅速指出哪些指标异常。

3. 是否能够正确分析异常指标提示的意义，初步分析服务对象所罹患的疾病。

四、实训内容

1. 每人查找 3 张以上血常规检测报告单，班级统一汇总。

2. 每人随机抽取 2～3 张血常规检测报告单。

3. 两人一组，一人扮演药师，一人扮演服务对象，由药师向服务对象指出异常指标，解释异常指标的意义，分析可能罹患的疾病。

五、实训提示

1. 通过对血常规检测报告阅读训练，加深学生对血常规知识点的理解。

2. 实训后，学生能迅速发现血常规检测报告指标异常值，并能说出这些异常值可能提示的临床疾病。

六、实训思考

1. 请检索一篇关于医学检查指标的文献。

2. 某患者，男，血常规检测报告数据如下：红细胞 5.24×10^{12}/L；血红蛋白 90g/L；

红细胞压积 31.5％；红细胞平均体积 60.1fl；红细胞平均血红蛋白 17.2pg，红细胞平均血红蛋白浓度 286g/L；红细胞分布宽度变异系数 25.2％；中性粒细胞比例 46.3％；单核细胞比例 13.6％；其他数据正常，请分析该患者可能罹患何种疾病？

（梁睿）

第十章

常见病症的自我药疗

1. 了解发热、消化不良、腹泻、视疲劳、急性结膜炎、荨麻疹、口腔溃疡、便秘等常见病症的一般临床表现，掌握其药物治疗和用药注意事项。

2. 初步学会发热、消化不良、腹泻、视疲劳、急性结膜炎、荨麻疹、口腔溃疡、便秘等常见病症的非处方药和处方药的选择、用药指导。

3. 培养学生树立药学服务意识，保障用药安全。

　　自我药疗是指在没有医师或其他医务工作者指导的情况下，恰当地使用非处方药物，用以缓解轻度的、短期的症状及不适，或者用以治疗轻微的疾病。我国实施公费医疗制度改革、处方药与非处方药分类管理制度以及社会医疗保险体制改革后，自我药疗作为自我医疗体系中的一个重要组成部分已逐渐被人们所接受，尤其是正在普及的社区健康保健服务体系，为社会公众实施自我药疗创造了良好的条件。

第一节　发　热

一、概述

　　人体正常体温一般维持在36～37℃，可因测量部位的不同而略有差异。如直肠温度平均为37.2℃，口腔温度比直肠低0.3～0.5℃，而腋窝下的温度又比口腔低0.3～0.5℃。一天之中，清晨2～6时体温最低，7～9时逐渐上升，下午4～7时最高，继而下降，昼夜温差不会超过1℃。体温在性别、年龄上也略有不同，如女性体温略高于男性，妇女月经前及妊娠期体温略高于正常。新生儿体温略高于小儿，老年人因代谢率低，体温相对低于青壮年。

　　当机体在致热原作用下或各种原因引起体温调节中枢功能障碍时，体温升高超出正常范围，称为发热（fever）。当直肠温度超过37.7℃、口腔温度超过37.2℃、腋下温度超过

37.0℃，昼夜体温波动超过1℃时即为发热。

二、临床表现

1. 发热的分度

以口腔温度为标准，发热可分为：低热（37.3～38℃）、中等度热（38.1～39℃）、高热（39.1～41℃）和超高热（41℃以上）。

2. 发热的临床过程和特点

发热的临床过程一般分为三个阶段。

（1）体温上升期　常有疲乏无力、皮肤苍白、肌肉酸痛、畏寒或寒战等现象。

体温上升有如下两种方式。①骤升型：体温在几小时内达39～40℃或以上，常伴有寒战。小儿易发生惊厥。见于大叶性肺炎、疟疾、流行性感冒、败血症、急性肾盂肾炎、输液或某些药物反应等。②缓升型：体温逐步上升在数日内达高峰，多不伴寒战。如结核病、伤寒、布氏杆菌病等所致的发热。

（2）高热期　是指体温上升达高峰之后保持一定时间，持续时间的长短可因病因不同而有差异。

（3）体温下降期　由于病因的消除，致热源的作用逐渐减弱或消失，体温中枢的体温调节点逐渐降至正常水平，产热相对减少，散热大于产热，使体温降至正常水平。此期表现为汗多、皮肤潮湿。

体温下降有如下两种方式。①骤降：指体温于数小时内迅速下降至正常，甚至略低于正常，常伴有大汗淋漓。常见于急性肾盂肾炎、疟疾、输液反应和大叶性肺炎等。②渐降：指体温在数天内逐渐降至正常，如风湿热和伤寒等。

三、药物治疗

1. 非处方药

《国家非处方药目录》中收录的解热镇痛药的活性成分有对乙酰氨基酚、阿司匹林、布洛芬、贝诺酯等。

（1）对乙酰氨基酚　解热作用强，镇痛作用较弱，作用缓和且持久，对胃肠道刺激小，正常剂量下对肝脏无损害，较为安全有效，可作为退热药的首选，尤其适宜老年人和小儿服用。

（2）布洛芬　镇痛作用较强，比阿司匹林和对乙酰氨基酚弱；退热作用与阿司匹林相似但较持久；其胃肠道的不良反应较轻，易于耐受，为此类药物中对胃肠刺激性最低的。布洛芬长期使用可能造成肾损伤、心脏病发作和卒中。

（3）阿司匹林　口服吸收迅速且完全，解热镇痛作用较强，能降低发热者的体温，对正常体温则几乎无影响。虽阿司匹林退热作用明显，但与其他退热剂（对乙酰氨基酚、布洛芬）相比副作用大，有严重的胃肠道反应，同时可影响血小板功能，增加出血率；儿童患者使用会增加发生瑞氏综合征的风险，故不推荐应用于儿童退热。

2. 处方药

安乃近可致中性粒细胞减少，儿童不推荐应用。

3. 复方制剂

包含解热镇痛抗炎药、抗组胺药、减充血剂、镇咳祛痰药的完全组方或不完全处方，如含盐酸伪麻黄碱或氯苯那敏的制剂：酚麻美敏（泰诺、新帕尔克）、酚麻美敏（美扑伪麻）（儿童泰诺、奥多、祺尔百服宁）、美息伪麻片（白加黑）等。右美沙芬制剂：美酚伪麻、美敏伪麻溶液（惠菲宁）、美尔伪麻溶液（桑克令）、双伪麻（海王银得菲、使力克）。

四、用药注意事项

① 身体发热是机体的防御机制。因此必须弄清发热原因，诊断明确后，在治疗病因的同时，适当用些解热镇痛药。解热镇痛药用于退热时仅仅是对症治疗，并不能解除发热原因，而且由于用药后改变了患者体温，可能会掩盖病情，影响疾病的诊断，应当予以重视。

② 对高热患者应当及时就医，并用冰袋和凉毛巾冷敷，或用50％的酒精擦拭四肢、胸背、头颈部以帮助退热。

③ 解热镇痛药用于解热一般不超过3日，如3日后症状未缓解应及时向医师或药师咨询，不得长期使用。如发热持续3日不退，或伴有寒战、胸痛、咳嗽；小儿发热超过39℃，并且神志不清；发热同时伴有严重疼痛、频繁呕吐；长期反复发热或有不明原因的发热时，应及时去医院就诊。

④ 发热会消耗体力，感觉不适，影响休息，甚至可诱发惊厥，小儿、年老体弱者在高热骤降时，有可能引起虚脱。故在应用解热镇痛药时，应严格掌握用量，避免滥用，老年人应适当减量，并注意两次用药应间隔4～6h。注意：对乙酰氨基酚和布洛芬等退热剂不能有效预防高热惊厥发生。在解热的同时，需多饮水和及时补充电解质。

⑤ 为避免药物对胃肠道的刺激，多数解热镇痛药（肠溶制剂除外）宜在餐后服药，不宜空腹服药。老年人、肝肾功能不全者、血小板减少症患者，以及有出血倾向、上消化道出血或穿孔病史者应慎用或禁用。特异体质者使用后可能发生皮疹、血管性神经性水肿、哮喘等反应，应当慎用。胃、十二指肠溃疡患者慎用或禁用。

⑥ 阿司匹林可透过胎盘屏障引起胎儿缺陷；在妊娠后3个月长期大量使用可使妊娠期延长，有增加产期综合征及产前出血的危险；在妊娠的最后2周使用，可增加胎儿或新生儿出血的危险；在妊娠后期长期用药也有可能使胎儿动脉导管收缩或早期闭锁，导致新生儿持续性肺动脉高压及心力衰竭。因此，妊娠及哺乳期妇女，禁用阿司匹林。对乙酰氨基酚可通过胎盘屏障，孕妇使用本品后可能会对胎儿造成不良影响。布洛芬用于妊娠后期可使孕期延长，孕妇及哺乳期妇女不宜使用。对阿司匹林过敏的哮喘患者禁用。

⑦ 如患者对解热镇痛药或复方制剂中某一成分有过敏史，则不宜再次使用其他同类解热镇痛药，因为此类药物中大多数彼此之间有交叉过敏反应。

⑧ 不宜同时应用两种以上解热镇痛药，以免引起肝、肾、胃肠道的损害。对于严重持续性高热建议采用退热剂交替使用方法。

⑨ 发热期间要戒烟戒酒，适当休息，保证充足的睡眠和保持乐观的情绪。使用解热镇痛药时，不宜饮酒或饮用含有酒精的饮料。

⑩ 注射给药除能迅速降低体温外，并无其他优点，还易引起过敏等不良反应，所以除非必需，凡能口服者均应口服给药，或使用栓剂。

⑪ 发热时宜注意控制饮食，多喝水、果汁，补充能量、蛋白质和电解质。

> **知识链接**
>
> ## 儿童发热的治疗
>
> 发热是儿童最常见的症状之一，这是由于小儿中枢神经系统调节功能差，皮肤汗腺发

育还不完善，以及易受病毒、细菌等微生物的感染等。虽然发热是一种人体防御机制适应内外环境的代偿性反应，但发热过久或高热，对小儿健康威胁很大，因此，应正确处理好小儿发热。小儿发热主要处理措施如下。

（1）物理降温　发热病儿宜衣着宽松，以便于散热；可在小儿腋窝、腹股沟等部位使用35%～45%的酒精或温水进行擦浴；也可给小儿洗温水澡。

（2）药物退热　当孩子体温低于38.5℃时，可以不用退热药，但体温超过38.5℃时，可以服用退热药，对乙酰氨基酚与布洛芬为患儿最常用的退热剂，两种药物每天服用最多4次。鉴于缺乏糖皮质激素作为退热剂的任何国内外研究证据和文献报道，因此反对使用糖皮质激素作为退热剂用于儿童退热。

（3）一般治疗　应让病儿好好休息，鼓励孩子多饮水，饮食宜清淡，吃一些米汤、稀粥、豆浆等流质饮食，西瓜水、绿豆粥等也有利于退热。

第二节　消化不良

一、概述

消化不良（dyspepsia）是胃肠道不适的总称，可发生于任何年龄和性别。导致消化不良的原因很多，主要有：①慢性胃炎（萎缩性胃炎）、胃溃疡、十二指肠溃疡、慢性十二指肠炎、慢性胆囊炎、慢性胰腺炎等；②偶发的消化不良，可能与进食过饱、进食油腻食物、饮酒过量有关；③药物因素，如使用阿司匹林、红霉素、抗恶性肿瘤药等；④精神因素，如抑郁、疼痛、失眠等也可能会影响消化功能；⑤胃动力不足，老年人由于年龄增大而胃肠动力降低，食物在胃内停留时间过长，胃内容物排空的速度缓慢，也会引起功能性消化不良；⑥全身性疾病在胃肠方面的表现，如感染、月经期、小儿缺乏锌元素、发热、贫血、食物中毒、尿毒症、甲状腺功能减低及慢性肝炎等消耗性疾病。

二、临床表现

进食或食后有腹部不适、腹胀、嗳气、上腹部或胸部钝痛或烧灼样痛、恶心，并常常伴有舌苔厚腻及上腹部压痛。进食、运动或平卧后上腹正中有烧灼感或反酸，并可延伸至咽喉部。食欲下降，对油腻食品尤为反感。经常感觉饱胀或有胃肠胀气感，打嗝、排气增多，有时可出现轻度腹泻。

三、药物治疗

1. 非处方药

《国家非处方药目录》收载的助消化药的活性成分和制剂有：干酵母、胰酶、乳酶生、胃蛋白酶、复合消化酶胶囊、双歧三联杆菌胶囊、地衣芽孢杆菌活菌胶囊、口服双歧杆菌胶囊、复合乳酸菌胶囊、龙胆碳酸氢钠；胃动力药有多潘立酮、西沙必利等。

（1）对食欲缺乏者可服用增加食欲药，如口服维生素B_1、维生素B_6、干酵母片，也可选用中成药如香砂枳术丸、人参健脾丸等。

（2）对胰腺外分泌功能不足或由于胃肠、肝胆疾病引起的消化酶不足者可选用胰酶片，餐前或进餐时服用。

（3）对偶然性消化不良或进食蛋白质食物过多者可选乳酶生、胃蛋白酶合剂。

（4）中成药选用大山楂丸或冲剂，可开胃消食，用于食欲缺乏、消化不良、脘腹胀闷。对功能性消化不良、肠易激综合征以及习惯性便秘者，可口服六味安消散。

（5）对中度功能性消化不良或餐后伴有上腹痛、上腹胀、嗳气、胃灼热、恶心、呕吐、早饱症状者及暴饮暴食或老年人因胃肠功能障碍引起的恶心、呕吐等可选用多潘立酮。

2. 处方药

（1）胃动力药　莫沙必利、伊托必利对功能性消化不良伴胃灼热、嗳气、恶心、呕吐、早饱、上腹胀者可选用。

（2）抗酸药和胃黏膜保护药　常用抑酸剂包括 H_2 受体拮抗剂（H_2RA）和质子泵抑制剂（PPI）两大类。H_2RA 可有效治疗消化不良，常用药物有西咪替丁、雷尼替丁及法莫替丁等。小剂量 PPI 能有效治疗消化不良，常用的 PPI 制剂有奥美拉唑、兰索拉唑、泮托拉唑、雷贝拉唑和埃索美拉唑等。

（3）红霉素　具有胃动素样作用，静脉给药可促进胃排空，主要用于胃轻瘫的治疗，不推荐作为治疗消化不良的首选药物

> **⊙ 知识链接**
>
> ### 功能性消化不良和继发性消化不良
>
> 功能性消化不良是最常见的一种功能性胃肠病，它是指具有上腹痛、上腹胀、早饱、嗳气、食欲不振等上腹不适症状经检查排除了引起这些症状的胃肠道、肝胆道及胰腺等器质性疾病的临床综合征。临床上将功能性消化不良分为溃疡型（上腹痛及反酸为主）、动力障碍型（早饱、食欲不振及腹胀为主）和非特异型。继发性消化不良由消化性溃疡病、胃癌等胃部病变，胆囊（慢性胆囊炎）、胰腺（慢性胰腺炎）、肝（肝炎、脂肪肝、肝硬化）等腹腔器官病变，以及全身性疾病（甲减、儿童缺锌、贫血、糖尿病、抑郁）等所致。对于中老年人应排除器质性病变。短期、偶然的消化不良可能与饱餐、饮酒、药物、油腻食物、上感、早孕反应等有关，可以寻找病因、对症处理、等待观察。

四、用药注意事项

① 助消化药多为酶或活菌制剂，性质不稳定，不耐热或易于吸湿，应置于冷暗处储存，超过有效期后不得再用。另外，服用时不宜用热水送服。

② 抗菌药可抑制或杀灭助消化药中活菌制剂的活性，使后者效价降低；吸附剂可吸附药物，降低疗效，如必须药物合用，应间隔 2～3h。

③ 酸和碱均可降低助消化药的效价，故服用助消化药时不能同时服用酸、碱性较强的药物和食物。胃蛋白酶在中性、碱性及强酸性环境中作用减弱，在弱酸性环境中作用最强。胃蛋白酶不宜与抗酸药同服。

④ 干酵母和乳酶生的不良反应较少，但过量使用亦可发生腹泻；胰酶偶见腹泻、便秘、恶心及皮疹等不良反应。

⑤ 急性胰腺炎早期患者、对蛋白质及制剂过敏者禁用胰酶。胰酶在酸性条件下易被破坏，故须用肠溶衣片，口服时不可嚼碎，应整片吞下，以免药物残留于口腔内，发生口腔溃疡。忌与稀盐酸等酸性药同服。胰酶与阿卡波糖、吡格列酮合用，可降低降糖药的疗效；与等量碳酸氢钠同服，可增强疗效；与西咪替丁合用，由于后者抑制胃酸的分泌，增加胃肠的 pH，可防止胰酶失活，增强疗效。

⑥ 多潘立酮对乳腺癌、嗜铬细胞瘤、机械性肠梗阻、胃肠道出血等患者禁用；对心律失常、接受化疗的肿瘤患者、妊娠期妇女慎用。在用药期间，排便次数可能增加。合用酮康唑口服制剂、红霉素或其他可能会延长 QTc 间期的 CYP3A4 酶强效抑制剂，例如氟康唑、伏立康唑、克拉霉素、胺碘酮、泰利霉素，会导致多潘立酮血药浓度增加。

⑦ 为防治消化不良，应饮食均衡规律，少吃油炸、腌制、生冷刺激的食物，用餐要定时定量，细嚼慢咽；生活要规律，定时入睡，作好自我心理调理，消除思想顾虑，注意控制情绪，心胸宽阔；适当进行运动，如快速行走及体操均有益于消化；生活中常进食大麦及大麦芽、山楂、酸奶、苹果、西红柿等食物均有利于消化。

⑧ 胃肠器质性疾病引起的消化不良多是一些慢性疾病，在短时间内难以治愈，因此，改变不良的饮食起居习惯，改善消化功能及提高患者的营养状况，亦有利于本病的治疗。

课堂活动

案例分析

案例：郑某，男，42 岁。长期炒股，就餐不规律，近期在股市大跌后，出现上腹胀（进餐后加重）、早饱、嗳气、食欲不振等症状，还经常出现便秘。

分析：长期工作精神紧张降低胃肠血液供应，严重影响胃肠功能，特别是减少消化液分泌，减慢胃肠蠕动。针对该类患者，宜使用多潘立酮、莫沙比利等胃动力药促进胃肠道的蠕动，不仅可以减轻腹胀，还可以治疗便秘；同时可以服用消化酶类制剂如胃蛋白酶，以补充机体本身的分泌不足，促进消化。为防治消化不良，应饮食均衡规律，常食大麦、山楂、酸奶等利于消化的食物，少吃油炸、生冷刺激的食物；生活要规律，注意劳逸结合；适当进行体育锻炼，例如快速行走及体操均有益于消化。

第三节　腹　泻

一、概述

腹泻（diarrhea）指排便次数增多，粪便性质稀薄，或带有黏液、脓血或未消化食物。如液状便，每日 3 次以上，或每日粪便总量大于 200g，其中粪便含水量大于 80%，则可认为是腹泻。腹泻的病因复杂，一般按病因分为 8 种类型。①感染性腹泻：由细菌（大肠杆菌、金黄色葡萄球菌、痢疾杆菌、沙门菌属、副溶血弧菌、艰难梭菌）、真菌（肠道念珠菌）、病毒（轮状病毒、柯萨奇病毒）、寄生虫（阿米巴原虫、肠梨形鞭毛虫、血吸虫）感染或食物中毒而造成。②消化性腹泻：由消化不良、吸收不良或暴饮暴食引起。③炎症性肠病：由直肠或结肠溃疡、炎症或肿瘤引起。④菌群失调性腹泻：由于肠道正常细菌的数量或比例失去平衡所致，一般多因长期使用广谱抗生素、糖皮质激素而诱发。⑤功能性腹泻：由精神因素，如紧张、激动、惊吓或结肠过敏等引起。⑥肠易激综合征：类似于腹泻，为伴有腹痛和结肠功能紊乱的常见病，其特征是没有感染或炎症的存在，原因不明，饮食、生活方式等被认为是潜在的致病因素。⑦激素性腹泻：由变态反应或由肠肿瘤产生过多的激素所致。⑧激惹性或旅行者腹泻：常由外界的各种刺激所致，如受凉、水土不服，过食海鲜、油腻或辛辣食物刺激等。

二、临床表现

腹泻分为急性、慢性两种类型。急性腹泻起病急骤，病程较短，多见于肠道感染、食物中毒、出血性坏死性肠炎、急性局限性肠炎、肠型紫癜等。急性感染性腹泻常有不洁饮食史，于进食后24h内发病，每天排便数次甚至数十次，多呈糊状或水样便，少数为脓血便。腹泻超过两个月者为慢性腹泻，多见于消化系统疾病、内分泌及代谢障碍疾病、神经功能紊乱等，每天排便次数增多，可为稀便，亦可带黏液、脓血。可根据腹泻起病及病程、腹泻次数及粪便性质、腹泻与腹痛的关系作出相应判断。

（1）腹泻伴发热者　多见于急性细菌性痢疾、肠结核、伤寒、副伤寒、溃疡性结肠炎急性发作期等。

（2）腹泻伴有明显消瘦　多提示病变部位为小肠，多见于胃肠道恶性肿瘤、肠结核、吸收不良综合征等。

（3）腹泻伴有里急后重　多提示病变部位为直肠、乙状结肠，如细菌性痢疾、直肠炎症或肿瘤等。

（4）腹泻伴有皮疹或皮下出血　多见于败血症、伤寒或副伤寒、麻疹、糖皮病、过敏性紫癜等。

（5）腹泻伴有腹部包块　多见于胃肠恶性肿瘤、肠结核、血吸虫肉芽肿及 Crohn 病。

（6）腹泻伴有重度失水　多见于分泌性腹泻，如霍乱、细菌性食物中毒和尿毒症等。

（7）腹泻伴关节肿胀或疼痛者　多见于溃疡性结肠炎、Crohn 病、系统性红斑狼疮、肠结核、Whipple 病等。

三、药物治疗

1. 非处方药

《国家非处方药目录》收载的止泻药的活性成分和制剂有药用炭、鞣酸蛋白、盐酸小檗碱（黄连素）、口服补液盐、乳酸菌素、双歧三联活菌制剂、地衣芽孢杆菌活菌制剂、复方嗜酸乳杆菌片、复合乳酸菌胶囊、口服双歧杆菌活菌制剂等。

（1）感染性腹泻　对痢疾、大肠杆菌感染的轻度急性腹泻首选盐酸小檗碱，或口服药用炭或鞣酸蛋白。

（2）消化性腹泻　因胰腺功能不全引起的消化不良性腹泻，应服用胰酶；对摄食脂肪过多者可服用胰酶和碳酸氢钠；对摄食蛋白质过多而致消化不良者宜服胃蛋白酶；对同时伴腹胀者可选用乳酶生。

（3）肠道菌群失调性腹泻　可补充微生态制剂，如双歧三联活菌胶囊含有双歧杆菌、乳酸杆菌和肠球菌，在肠内补充正常的生理细菌，维持肠道正常菌群的平衡，达到止泻的目的。

2. 处方药

（1）口服补液盐Ⅲ　由氯化钠、氯化钾、枸橼酸钠和无水葡萄糖按一定比例组成，用于治疗腹泻引起的轻、中度脱水，并可用于补充钠、钾、氯。通过调节肠道水、电解质代谢平衡，补液又止泻，用于各种病因和各年龄患者的腹泻治疗，也是 WHO 要求各国使用的腹泻病治疗首选药物。

（2）锌剂　主要用于儿童腹泻的治疗，补锌的剂量根据儿童的年龄和体重而定，应补充10~14 日。

（3）抗生素　感染性腹泻患者选用。对细菌感染的急性腹泻应选口服庆大霉素、诺氟沙星、左氧氟沙星、环丙沙星等。

（4）阿昔洛韦、泛昔洛韦　病毒性腹泻患者可选用抗病毒药。病毒性腹泻患者应用抗生素或微生态制剂基本无效。

（5）山莨菪碱片或颠茄浸膏片　腹痛较重或反复呕吐腹泻者，当腹痛剧烈时可口服。

（6）洛哌丁胺　急、慢性功能性腹泻患者首选，具有抑制肠蠕动，延长肠内容物的滞留时间，抑制大便失禁和便急，减少排便次数，增加大便的稠度等作用。

（7）匹维溴铵　为胃肠道钙通道阻滞剂，对以腹泻为主要症状的肠易激综合征可选用，具有缓解平滑肌过度收缩而解除平滑肌痉挛，降低肠腔内压力和促进结肠的水钠吸收，止痛且止泻等作用

（8）阿洛司琼　$5-HT_3$ 受体拮抗剂，可显著降低直肠扩张或受损，缓解腹痛或不适。

四、用药注意事项

① 腹泻是由多种不同病因所致，在应用止泻药治疗的同时，应采取相应的对因治疗措施。凡病因不明者，尽管经对症治疗后症状已有好转，但绝不可放松或取消应有的检查步骤，对尚未排除恶性疾病的病例尤其如此。选择药物时，应避免成瘾性药物（如地芬诺酯），必要时也只能短暂使用。

② 口服补液盐Ⅲ，临用前，将一袋量溶解于 250ml 温开水中，随时口服。开始时 50ml/kg，4～6h 内服完，以后根据患者脱水程度调整剂量直至腹泻停止。重度脱水或严重腹泻应以静脉补液为主，直至腹泻停止。

③ 在针对病因治疗的同时，还应及时补充水、电解质，以维持机体水、电解质的平衡。长期或剧烈腹泻时，会引起机体脱水和水、电解质紊乱，严重者可危及生命。由于胃肠液中钾离子浓度较高，腹泻常可导致钾离子的过量丢失，低血钾可影响心脏功能。腹泻时由于排出大量水分可导致脱水，使机体血容量下降，血液黏稠度增加和流动缓慢，导致脑血液循环障碍，诱发脑动脉栓塞和脑梗死。

④ 盐酸小檗碱不宜与鞣酸蛋白合用。鞣酸蛋白大量服用可能会引起便秘，也不宜与铁剂同服。

⑤ 微生态制剂可以在应用抗菌药和抗病毒药后期辅助给予，以帮助恢复菌群的平衡。对由细菌或病毒引起的感染性腹泻早期不宜使用；微生态制剂多为活菌制剂，不宜与抗生素、盐酸小檗碱、药用炭、鞣酸蛋白同时应用，以避免降低药物的疗效。如需合用，至少应间隔 3h。

⑥ 药用炭不宜与维生素、抗生素、生物碱、乳酶生及各种消化酶同时服用，因药用炭能吸附上述药物，影响疗效。另外，药用炭也可影响小儿的营养吸收，3 岁以下小儿如患长期腹泻或腹胀应禁用药用炭。

⑦ 对消化和吸收不良综合征，因胰腺功能不全引起的消化不良性腹泻患者，应用胰酶替代疗法。

⑧ 治疗分泌性腹泻易致严重脱水和电解质丢失，除消除病因，还应积极由口服和静脉补充盐类和葡萄糖溶液，纠正脱水；治疗胆汁酸缺乏所致的脂肪泻，可用中链脂肪代替日常食用的长链脂肪；乳糖不耐受症和麦胶性乳糜泻所致的腹泻在饮食中分别剔除乳糖或麦胶类成分；高渗性腹泻应停食或停用造成高渗的食物或药物。

⑨ 饮食治疗也是腹泻治疗的重要方式。慢性腹泻者：宜以低脂少渣和高蛋白高热量饮食为主，可食用瘦肉、鸡、虾鱼、挂面、粥等；烹调方法上，应以蒸、煮、烧等为主，禁用油煎炸、爆炒、滑溜等；禁忌粗粮、生冷瓜果、冷拌菜等。急性腹泻者：急性水泻期需要暂

时禁食，脱水过多者需要输液治疗；不需禁食者宜给清淡流质饮食，如果汁、米汤、薄面片汤等；腹泻停止后宜以细、软、少渣、易消化食物为宜。

> ### 🔖 知识链接
>
> #### 婴儿腹泻及其治疗
>
> 　　婴儿腹泻(也称消化不良)是由不同病因引起的胃肠道综合征。常发生于2岁内小儿，患儿每天腹泻数次至十余次，粪便呈蛋花汤样或水样便，偶有溢乳及呕吐、低热等，严重者可出现高热、昏迷、惊厥、脱水、电解质紊乱等症状。婴儿腹泻如处理不当，可导致脱水和电解质紊乱、病毒性心肌炎、肠套叠等并发症。婴儿腹泻的治疗包括以下几方面。①饮食调节：母乳/非母乳喂养患儿在纠正脱水和维持治疗期间应继续母乳/非母乳喂养。这样可降低患儿脱水的风险、减少大便量，并加快恢复。早期喂养（包括含乳糖的配方奶）不会导致腹泻加重或持续时间延长，也不会增加乳糖不耐受的发生率。对已断奶的患儿要早期给予与年龄相适应的饮食。②加强护理：注意观察呕吐及腹泻物的性质、次数和量以及排尿时间和尿量，应勤换尿布、勤洗臀部。③益生菌：是一类由活的微生物组成的可能有益于健康的食品添加剂，是治疗腹泻患儿脱水的一种有效的辅助治疗。④液体疗法:主要纠正失水、酸中毒、电解质紊乱等，可以采取口服补液盐（ORS），或根据病情采取静脉补液。⑤控制感染:应在医生指导下，根据肠道感染的情况应用抗生素或抗病毒药物。

📖 课堂活动

案例分析

　　案例：张某，女，25岁。中午与3位同事外出午餐，下班回家后感觉脐周疼痛，伴有腹胀或肠鸣，腹泻多次，且有呕吐。粪便量多呈稀水便，混有泡沫及末消化食物残渣，便后腹痛可减轻或消失而有舒适感。电话联系聚餐同事，三位中有两位出现类似情况。

　　分析：张某为急性细菌性腹泻，应尽量卧床休息，口服葡萄糖盐水以补充体液的丢失。另可选择以下口服抗菌药中的一种或两种进行治疗：①氟哌酸；②盐酸小檗碱；③环丙沙星；④新诺明；⑤泻痢停(甲氧苄啶)。

第四节　视疲劳

一、概述

　　视疲劳又称眼疲劳，是指视物时出现视觉障碍，且有眼部紧张感及压迫感等不适，严重者可伴有头晕、头痛、胃肠功能障碍、健忘等全身症状。本病是由于视器官缺陷、过度用眼、体质因素、社会环境及心理情绪等共同作用的结果。

二、临床表现

　　眼部症状：泪液减少，眼球干涩、发胀及异物感，有眼眶周围疼痛或酸胀感，眼睑沉重、痉挛，无法持久阅读等症状。视觉障碍：近距离用眼时出现视力模糊，伴有复视，远视力尚正常或接近正常。全身症状：容易出现头痛或偏头痛，乏力，眩晕，注意力难以集中，记忆力减退；部分患者可出现恶心、呕吐等胃肠道不适症状；有时也会出现烦躁、焦虑等情绪障碍。

三、药物治疗

由于视疲劳是由多种因素共同作用的结果，因此治疗主要包括局部因素（眼部调节）、内在因素（体质问题、生活节奏失调）、外界环境、精神心理因素等方面的调节。

1. 药物治疗

（1）七叶洋地黄双苷滴眼液　改善睫状肌功能和增加睫状肌血流量以改善眼的调节功能，减轻眼部不适。使用方法：局部使用。

（2）人工泪液　玻璃酸钠滴眼液、羟甲基纤维素钠滴眼液、聚乙醇滴眼液等，主要用于改善眼部干燥症状。

（3）抗胆碱能滴眼液　山莨菪碱滴眼液，能减轻眼部平滑肌及血管痉挛、改善局部微循环。

2. 非药物治疗

（1）物理疗法　远眺法、雾视法、眼保健操并配合眼周穴位按摩，能放松眼部肌肉，改善眼周循环，消除眼肌疲劳，改善视力。

（2）内在因素的调节　及时检查和治疗因糖尿病、高血压、肾病及肿瘤性压迫等疾病所致的眼部损害。

（3）外界因素的调节　改善学习工作和生活环境，使周围有合适的光线。减少乘车及卧床看书时间，端正读写姿势；避免长时间直视手机、电脑等；矫正屈光不正、佩戴合适眼镜；专科矫正视轴、进行眼外肌训练。

（4）精神心理因素的调节　由于目前生活节奏加快，工作压力增大，减轻精神压力有助于减轻视疲劳；对于出现心理疾病的患者可就诊于心理专科。抗老防衰、体育锻炼，保持心情愉快有助于减轻视疲劳，同时能防止眼部机能衰退。

四、用药注意事项

健康饮食，避免高糖、高盐和高脂饮食；阅读和工作时坐姿端正，避免长时间近距离接触视频终端；保持眼部较为湿润的微环境；对于眼部不适逐渐加重者应及时就医；尽量保持乐观放松的心情，适量户外活动有助于减轻视力疲劳。

课堂活动

案例分析

案例：赵某，男，21岁。暑假在家每日上网玩游戏，半个月后出现眼部疼痛、酸胀、视物模糊，伴有流泪、畏光、头痛。

分析：该患者是用眼过度导致的视疲劳。视疲劳患者眼球经常处于紧张状态，眼外肌和睫状肌代谢增加，造成代谢废物和氧自由基积累增加，进一步导致视疲劳加重。根据具体情况使用抗视疲劳的滴眼液。赵某的视疲劳是由用眼过度引起的，建议平时多增加一些户外的活动或运动，在促进血液循环的同时，眼睛会有更多的远眺时间，可以帮助放松眼部肌肉和神经。

第五节　急性结膜炎

一、概述

急性结膜炎是发生于结膜上的一种急性感染，常见有急性卡他性结膜炎（肺炎双球菌、流感杆菌、葡萄球菌感染等）、过敏性结膜炎（过敏）、流行性结膜炎（腺病毒感染）及流行性出血性结膜炎（腺病毒 70 型），后两者感染的为病毒。急性结膜炎易在春、夏或秋季流行，传染性极强，通过与患眼接触的毛巾，公共浴池、游泳池里的水或玩具而相互传染，易在家庭、学校和公共场所流行。但急性结膜炎的预后良好，炎症在几日后可消退。

二、临床表现

1. 急性卡他性结膜炎

发病急剧，常累及双眼伴有大量的黏液性分泌物（眼屎），于夜间分泌较多，在晨起时常会被分泌物糊住双眼。轻症者在眼内有瘙痒和异物感；重症者眼睑坠重、灼热、畏光和流泪，结膜下充血、水肿或杂有小出血点，眼睑异常红肿，角膜受累，则有疼痛及视物模糊。

2. 流行性结膜炎

一般局限于单眼，少数患者对侧眼数天后累及。流泪较多或伴有少量分泌物，分泌物最初为黏液性，后为脓性。传染性强，发病急剧。

3. 流行性出血性结膜炎

为暴发流行，临床表现除与流行性结膜炎类似外，同时可能有结膜下出血。

4. 过敏性结膜炎

一般较轻，结膜可充血和水肿，瘙痒且伴有流泪，一般无分泌物或稍有黏液性分泌物。

5. 春季卡他性结膜炎

其季节性强，多发生于春夏季节，可反复发作，以男性儿童及青年多见，双眼奇痒，治疗以抗过敏为主。

三、药物治疗

治疗结膜炎的制剂主要有：磺胺醋酰钠、红霉素、庆大霉素等制剂。白天可选择滴眼液，宜反复多次使用，睡前则可选择眼膏剂。

（一）非处方药

（1）四环素、金霉素、红霉素、利福平、杆菌肽眼膏、酞丁安、磺胺醋酰钠针滴眼液，主要用于由细菌感染引起的急性卡他性结膜炎。用法：滴眼，一次 1～2 滴，一日 3～5 次。

（2）酞丁安（0.1％）或阿昔洛韦滴眼液，使用抗病毒药。主要用于流行性结膜炎的局部治疗。用法：一次 1～2 滴，每隔 2h 给予 1 次。

（3）醋酸可的松、醋酸氢化可的松或色甘酸钠滴眼液和眼膏，主要用于过敏性结膜炎的治疗。不仅可抑制炎症过程的早期表现，还能降低毛细血管膜通透性，减少炎症的渗出。用法：一次 1～2 滴，一日 3～4 次，用前摇匀，眼膏涂敷于眼睑内，每晚睡前 1 次，连续应用不得超过 2 周。

（4）色甘酸钠滴眼液（2％），主要用于春季卡他性结膜炎。用法：一次 1～2 滴，1 日 4 次，重症可适当增加到一日 6 次。

（二）处方药

1. 多黏菌素 B、磺苄西林滴眼液

主要用于铜绿假单胞菌结膜炎的治疗。该结膜炎一般病情比较严重，病变进展迅速，短期内可致角膜溃破、穿孔和失明。因此，必须及早治疗。对真菌性角膜炎可选用两性霉素 B、克霉唑滴眼液。

2. 阿昔洛韦滴眼液

主要用于流行性和流行性出血性结膜炎。

四、用药注意事项

① 重视预防。虽然急性结膜炎不会造成明显的视力障碍，但其传染性极强，易感人群多为青少年儿童，往往造成广泛流行。

② 培养良好个人卫生习惯，避免用手拭眼，不与别人共享毛巾、脸盆和眼部用品。

③ 治疗急性结膜炎的眼药水配制后，一周内即逐渐失效，需重新配制。使用时注意药品的使用期限。如果需要同时使用两种或两种以上眼药水，应隔开 5～10min 再使用，或先用刺激性小的再用刺激性大的眼药水。

④ 老人及婴儿使用眼药水的用量和用药次数遵医嘱或说明书，不要随意增减用量。

⑤ 根据情况选用适当的眼药水和眼药膏。眼药水应滴在结膜囊内，而不是直接滴在"眼睛中央"（即角膜上），每次滴一滴，因为角膜囊的容积为 5～9μl，一滴眼药水约 30μl，滴 1 滴就可以使结膜囊充满，已足够用于整个结膜囊的眼组织和角膜组织广泛接触，达到治疗效果，滴 2 滴或 3 滴的效果更差。眼药膏在眼内停留的时间较眼药水长，可以延长药效，大多数在睡觉前使用。

⑥ 阿昔洛韦滴眼剂应用时偶有一过性烧灼感、疼痛、皮疹、荨麻疹。应用眼膏后极少数患者可出现一过性轻度疼痛，可出现浅表斑点状角膜病变，但无须中止治疗，愈后亦无明显后遗症。

⑦ 应用抗菌药物制剂中加入糖皮质激素，虽具有抗菌、抗炎、加速治愈过程的优点，但有诱发真菌或病毒感染、延缓创伤愈合、升高眼压和导致晶状体浑浊等风险，因此不应随意使用，除非患者是在眼科专科医师的密切监护下。特别是不能给尚未确诊的"红眼"患者开具这类药物，因为这种情况有时是由于难以诊断的单纯性疱疹病毒感染所致。如必须使用此类制剂，用药不应超过 10 天，并在使用期间定期测量血压。

⑧ 早期结膜炎，可采用热敷的方法，以热毛巾或茶壶的热气熏蒸，一次 10min，一日 3 次；对过敏性结膜炎宜用冷毛巾湿敷。

课堂活动 📖

案例分析

案例：某女，38 岁。眼睛起初表现为有异物感、怕光、流泪等刺激症状，随后出现分泌物增多、视物模糊、眼睑肿胀、睑结膜充血、穹隆部有少量滤泡。3 天后出现结膜下点状片状出血，遍及整个球结膜。

分析：该患者为流行性急性结膜炎，俗称"红眼病"。当结膜囊内积聚分泌物多时，可用生理盐水或 3% 硼酸水冲洗结膜囊，起到杀菌、清洁的作用。局部用抗病毒药物：如 0.1% 阿昔洛韦、0.5%利巴韦林或 0.1%羟苄唑等眼液，根据病情的轻重，每 2～3h 滴眼 1 次，甚至 1h 或 30min 滴眼 1 次。睡前涂抗生素眼膏如四环素眼膏，以免分泌物封住睑缘，禁用眼罩，以避免分泌物滞留，加重病情。待病情好转后仍须继续用药数日，以免复发。若病情较为严重者，应及时到医院就诊。

第六节　荨 麻 疹

一、概述

荨麻疹俗称"风疹块"、"风疙瘩"或"风团"，是一种过敏性皮肤病，常表现在皮肤或黏膜上，为一种局限性、暂时性或瘙痒性的潮红块和风团为特征的皮肤病。

荨麻疹多与变态反应有关，大多数属于 I 型（速发型）变态反应，少数属于 II 型（细胞毒性）、III 型（免疫复合物型）反应，但通常所说的荨麻疹为 I 型变态反应。

二、临床表现

荨麻疹的主要临床表现为突发、风团疹，有 4 个特点：①突然发作，迅速出现红斑，继而形成淡红色风团，形状不一，大小不等，有时可融合成一片，常有反射性红晕。②伴瘙痒，有时有烧灼感。③时起时消，多于 24h 内消退不留痕迹。④严重时可伴有发热、头痛，胃肠道症状如恶心、呕吐、腹痛、腹泻、喉头黏膜水肿，严重者可有胸闷、呼吸困难或窒息。发生在眼睑时可引起局部高度水肿，发生在四肢末端有肿胀感觉。

三、药物治疗

基本治疗原则：去除病因，治疗原发病，对症治疗。

1. 二代抗组胺药

一线用药，为第二代无镇静作用的抗组胺药，相比较于第一代抗组胺药（不作为首选），更有效且安全性好，有些还有抗炎性介质的作用。如果效果不明显，可以加量到常规剂量的 4 倍，如增加剂量疗效不明显的，建议加用二线药物（见表 10-1）。

表 10-1　慢性荨麻疹症状控制用药选择

用药	药物
一线用药	二代抗组胺药 二代抗组胺药加倍（2～4 倍）或合用（不同类型） 二代抗组胺药＋一代抗组胺药物
二线用药	二代抗组胺药＋H_2 受体拮抗剂 二代抗组胺药＋白三烯受体拮抗剂
其他	糖皮质激素、环孢素 A、血浆置换、免疫球蛋白

2. H_1 受体拮抗剂

与 H_1 受体联合应用对于部分顽固慢性自发性荨麻疹有效，单用无效。

3. 白三烯受体拮抗剂

慢性荨麻疹单用抗组胺药治疗效果不好，孟鲁司特是一种白三烯受体拮抗剂，与抗组胺药联合可提高疗效。对于阿司匹林及其他非甾体抗炎药物（NSAIDs）所致荨麻疹或慢性自身免疫性荨麻疹，孟鲁司特的效果更佳。

4. 糖皮质激素

急性荨麻疹及慢性自发性荨麻疹急性发作时，短期应用糖皮质激素有助于缩短病程。

5. 环孢素 A

选择性作用于 T 淋巴细胞，使炎症反应减轻或消失，还可抑制肥大细胞及嗜碱细胞脱颗粒。

6. 光疗（phototherapy）

可使真皮上层肥大细胞数目减少，是治疗肥大细胞增多症的有效方法之一，顽固性病例可以试用。

7. 其他

肿瘤坏死因子（TNF-α）抑制剂治疗迟发压力性荨麻疹、静脉注射用免疫球蛋白（IVIG）治疗慢性自发性荨麻疹等均有病例报道，对一些特殊的病例可以作为最后的用药选择。

四、用药注意事项

（1）第一代抗组胺药　不建议作为首选，因为其止痒效果持续仅 4～6h 而中枢镇静作用持续 24h 以上；与酒精及作用于中枢神经系统的其他药物如止痛药、催眠药、镇静药等有相互作用；此外，第一代抗组胺药可干扰快速眼动（REM）睡眠，对学习和工作能力有一定影响。

（2）服用氯雷他定时，同时服用酮康唑、大环内酯类抗生素、西咪替丁、茶碱等药物，会提高氯雷他定在血浆中的浓度，应慎用。

（3）糖皮质激素　由于不良反应明显，不建议长期应用糖皮质激素作为慢性荨麻疹治疗用药。

（4）环孢素 A　由于其具有减少肾血流量，降低肾小球滤过压，肾毒性强，容易引起高血压等不良反应，因此不推荐作为常规治疗用药。

> **知识链接**
>
> ### 特殊人群荨麻疹
>
> 儿童荨麻疹：英国 4.5%～15% 的儿童罹患急性荨麻疹，慢性荨麻疹发病率为 0.1%～3%，约 50%～80% 荨麻疹患儿同时有血管性水肿症状。儿童控制症状的用药原则同成人。
>
> 孕妇及哺乳期妇女荨麻疹：大剂量羟嗪和氯雷他定在动物实验中有致畸的报道。但临床研究表明 1769 例服用氯雷他定的孕妇中，胎儿畸形未见增加。210 例服用氯雷他定的孕妇(78% 在前 3 个月服药)，胎儿畸形发生率为 2.3%，对照组为 3%。在美国食品药品管理局(FDA)妊娠用药安全性分类中，氯雷他定和西替利嗪均属于 B 类，但有研究表明氯雷他定的安全性略高。故在极为必要情况下，孕妇可慎重选择最小可控制症状剂量的氯雷他定。

课堂活动

案例分析

案例：阮某，女，13 岁。因周日躺草地半小时后，在颜面、躯干、四肢等部位出现以毛囊为中心的小风团，伴轻痒，大概半小时后皮损自行消退。无嘴唇肿胀、呼吸困难或腹泻等胃肠道症状。有荨麻疹家族史。

分析：患者为荨麻疹，治疗上建议使用第二代抗组胺药氯雷他定等。避免与易致过敏原接触。

第七节　口腔溃疡

一、概述

口腔溃疡又称为"口疮"，是慢性的口腔黏膜小溃疡。口腔溃疡具有周期性、复发性及自限性等特点，常因维生素缺乏、免疫功能低下、胃肠功能紊乱、体内缺乏锌铁、微循环障碍、精神紧张、睡眠不足、肠道寄生虫病、口腔局部创伤等原因诱发。

二、临床表现

口腔溃疡好发于唇、颊、软腭或齿龈等处，深浅不等，表现为单个或者多个大小不等的圆形或椭圆形溃疡，表面覆盖灰白或黄色假膜，中央凹陷，边缘整齐，周围红晕，有烧灼痛。口腔溃疡有自愈性，病程7～10日，严重者此起彼伏，连绵不断。

三、药物治疗

口腔溃疡的治疗以外用药物为主。

1. 非处方药

《国家非处方药目录》收载的治疗口腔溃疡的药物活性成分和制剂有甲硝唑、氯己定含漱剂、西地碘含片、甲硝唑口颊片、地塞米松粘贴片、甲硝唑含漱剂、碘甘油等。

（1）维生素类药物　因维生素缺乏所引起的口腔溃疡患者可口服维生素 B_2 和维生素C。

（2）抗菌防腐药

① 西地碘含片　杀菌力强，对细菌繁殖体、芽孢和真菌也有较强的杀菌作用。

② 葡萄糖氯己定含漱剂　对金黄色葡萄球菌、链球菌、厌氧丙酸杆菌、白色念珠菌有杀灭作用。

③ 碘甘油　对细菌、病毒、真菌均有杀灭作用。

④ 地喹氯铵片　为阳离子表面活性剂，能吸附于细菌细胞壁，改变其通透性从而杀灭细菌。

⑤ 溶菌酶片　为一种黏多糖溶解酶，可使革兰阳性菌细胞壁断裂而死亡。

（3）抗厌氧菌药　可选用甲硝唑口腔黏附片、0.5％甲硝唑含漱剂或复方甲硝唑含漱剂，该类药物能阻碍细菌新陈代谢，对专性厌氧菌有杀灭作用。

（4）局部应用激素类药物　地塞米松贴片具有很强的抗炎作用，贴片用量较小而作用直接、持久，可促进溃疡愈合。

2. 处方药

（1）溃疡面积较大时可用10％硝酸银溶液烧灼溃疡面。

（2）对反复发作的口腔溃疡推荐口服泼尼松或左旋咪唑，同时外敷养阴生肌膜、爽口托疮膜等，有清热排毒、收敛生肌的作用，用时取药膜贴于疮面，也可选用锡类散、冰硼散或喉风散喷撒于溃疡面。

（3）氨来呫诺口腔贴片是炎症介质（如组胺和白三烯）形成和/或释放的有效抑制剂，适用于治疗免疫系统正常的成人及 12 岁以上青少年口腔溃疡。

四、用药注意事项

（1）西地碘含片　有轻度刺激感，口含本品后偶见口干、胃部不适、头晕和耳鸣。对碘过敏者禁用，甲状腺疾病患者及孕妇、哺乳期妇女慎用。连续使用 5 日症状未见缓解应停药就医。

（2）氯己定漱口液　偶可引起接触性皮炎，避免对眼直接使用，因其晶体可造成眼部刺激。高浓度溶液有刺激性，含漱剂可使牙齿着色，味觉失调，小儿和青年偶可发生口腔无痛性浅表脱屑损害。一般牙膏中均含有阴离子表面活性剂，与氯己定可产生配伍禁忌，故使用本品的口腔制剂后至少需 30min 后方可刷牙。

（3）甲硝唑含漱剂　用后可有食欲缺乏、口腔异味、恶心、呕吐、腹泻等反应，偶见有头痛、头晕、失眠、抑郁、皮疹、荨麻疹、白细胞减少，停药后可迅速恢复。长期应用可引起念珠菌感染。

（4）地塞米松粘贴片　频繁应用可引起局部组织萎缩，使由皮肤、黏膜等部位侵入的病原菌不能得到控制，引起继发的真菌感染等。口腔内有真菌感染者禁用。

（5）氨来呫诺口腔贴片　应尽可能在口腔溃疡一出现时就使用本品，最好是在早餐、午餐、晚餐后和睡前 80min，清洁口腔后使用；用药 1h 内，患者应避免进食。用药前后均要洗手，妊娠期间及哺乳期慎用。在有多处溃疡的情况下，每处溃疡使用一片。一次最多使用三片。

目前，口腔溃疡病无有效的治疗方法，避免诱发因素，可降低其发生率，主要措施包括：注意口腔卫生，避免损伤口腔黏膜，避免辛辣性食物和局部刺激，溃疡患者可用淡盐水或茶水漱口；保持心情舒畅，避免过度疲劳，保证充足睡眠；注意生活规律性，防止便秘；注意营养均衡，多进食各种新鲜蔬菜和水果。

课堂活动

案例分析

案例：李某，男，47 岁。口腔内膜破溃、疼痛 8 年。患者 8 年前无明显诱因出现口腔溃疡，面积约 2mm×2mm，单发，曾用口腔溃疡贴，病情好转；后来病情再次加重，口服华素片、西瓜霜等效果不明显。近期，该患者溃疡面积发展到 8mm×8mm，单发，疼痛难忍时用凉水漱口，感觉稍舒，伴口臭，大便干结，牙龈红肿。

分析：该患者为口腔溃疡，该疾病是一种反复发作、具有自愈性的口腔黏膜疾病，其病因复杂，与维生素缺乏、免疫功能低下等因素有关，其治疗原则主要是消除致病诱因，增进机体健康，减轻局部症状，促进溃疡愈合。目前没有特效药物，主要以局部治疗为主，可选用甲硝唑、氯己定含漱剂、西地碘含片、地塞米松粘贴片等抗菌消炎制剂，目的在于防止继发感染，减轻疼痛，促进愈合；也可以服用维生素 B_2、维生素 C。口腔溃疡应以预防为主，平常应注意保持口腔清洁，常用淡盐水漱口，戒除烟酒，生活规律，保证充足睡眠。坚持体育锻炼，饮食清淡，多吃蔬菜和水果，少食辛辣刺激性食品，保持大便通畅。

第八节　便　　秘

一、概述

便秘（constipation）是临床上常见的一种症状，是指大便次数减少，一般每周少于3次，排便困难，粪便干结。主要指以下三种情况：①大便次数减少，经常3～5日或6～7日或更久才能排便一次；②大便次数不减，但粪质干燥坚硬，排出困难；③大便并不干燥，而排便困难。便秘病因多样，某些疾病，如痔疮、肥胖、肠内或腹内肿瘤、肠易激综合征、结肠低张力、肠运行不正常、长期发热或某些消耗性疾病、老人营养不良及怀孕等均可导致便秘，而以肠道疾病最为常见，诊断时应慎重排除其他病因。除少数便秘患者是某些疾病引起外，常见的便秘原因有：①不良的饮食习惯，由于进食量不足或食物过于精细，没有足够的食物纤维以致食物残渣太少；②液体摄入量不足及肠蠕动过缓，导致从粪便中持续再吸收水分和电解质，大便干结；③缺少运动及老年体弱；④工作紧张、生活节奏快等；⑤生活不规律和不规则的排便习惯；⑥长期滥用泻药、抗酸药及胶体果胶铋。

二、临床表现

便秘仅是一种症状，不一定是疾病。便秘是由于粪便在肠内停留过久，水分太少，表现为大便干结，并感到排便费力、排出困难和排不干净。有些患者不仅排便困难、时间长、腹部膨胀感和腹部不适，有的还伴有腹痛、恶心、食欲减退、口臭、口苦、全身无力、头晕、头痛等感觉，有时在小腹左侧可摸到包块（即粪便）及发生痉挛的肠管。伴生活条件改变、精神紧张出现的便秘，多为原发性便秘。便秘伴有腹部包块者应注意肠结核、肠肿瘤等。便秘与腹泻交替者应注意肠结核、溃疡性结肠炎、肠易激综合征等。便秘伴有呕吐、腹胀、肠绞痛者，可能为各种原因引起的肠梗阻。

三、药物治疗

患便秘，首先要树立恢复正常生理功能的信心，养成每天定时排便的习惯；不管是否能排出大便，都应定时临厕，以便建立良好的条件反射。同时，应通过体疗和食疗来纠正。长期坚持锻炼并按摩腹部等保健定能受益，可以根据自己的身体条件与爱好，选择适当的运动项目进行体疗，如做广播操、步行、打太极拳、俯卧撑、仰卧起坐等。科学调理饮食，改变饮食习惯，同时选用合适的食物进行调理。如每天早上起床后喝一杯蜂蜜水有助于通便，每天食用香蕉、猕猴桃等水果；多吃芹菜、粗粮等纤维含量高的食品；不宜饮浓茶、咖啡和高浓度酒。如果上述方法没有效果，应采取药物治疗。

在体疗和食疗约1个月后仍不见好转的，可同时进行药疗。包括非处方药和处方药。

1. 非处方药

缓泻药是一类能促进排便反射或使排便顺利的药物。《国家非处方药目录》收载的缓泻药的活性成分有乳果糖、比沙可啶、甘油、硫酸镁、大黄、山梨醇；制剂有开塞露、车前番泻复合颗粒、聚乙二醇粉剂、羧甲基纤维素钠颗粒。常用的中成药有：麻仁润肠丸、清宁丸、搜风顺气丸、麻仁滋脾丸、五仁润肠丸、益气润肠膏、苁蓉通便口服液、九制大黄丸、通乐颗粒、清润丸、便秘通等。

（1）功能性便秘　开塞露，开塞露属于刺激性泻药，和中药里的大黄原理很相似，是一种润滑剂，其成分主要由甘油和其他辅助药物组成。其主要原理是利用甘油或山梨醇带来的高渗作用，让更多的水分渗入肠腔，软化大便，刺激肠壁，反射性地引起排便反应。同时，甘油本身也能起到一定的润滑作用。同时也适用于小儿及年老体弱者便秘。也可选用乳果糖，本品在肠道内极少吸收，可被细菌分解成乳糖及醋酸，使水和电解质保留在肠腔内，提高肠腔的渗透压，产生容积性排便效应。可用其50％的溶液剂口服。由于其能引起暂时性腹绞痛和胃肠胀气，且价格较高，一般适用于其他缓泻药无效的慢性便秘病人。

（2）急性便秘　可选用硫酸镁，本品为容积性泻药，作用强烈。口服不易吸收，使肠内容积的渗透压升高，阻止对肠腔内水分的吸收，同时将组织中的水分吸引到肠腔中来，使肠内容积增大，对肠壁产生刺激，反射性引起肠蠕动增强而产生导泻作用。本品既可单独使用，也可与山梨醇或甘油配伍，用药时应大量饮水。

（3）急、慢性或习惯性便秘　可选用比沙可啶，本品通过与肠黏膜接触，刺激肠壁的感受神经末梢，引起直肠反射性蠕动而排便；也可选用开塞露。

（4）低张力性便秘　可选用甘油栓，本品作用温和，能润滑并刺激肠壁，软化大便，使之易于排出。直肠用药，塞入肛门内。儿童适用。

（5）痉挛性便秘　可选聚乙二醇粉，服后易溶于水而形成黏性的胶浆，能润滑肠壁，软化大便和调节稠度，使粪便易于排出。同类药还有羧甲基纤维素钠，为膨胀性泻药。易分散于水中形成黏性的胶状液体，可润滑肠壁，在肠内吸收大量水分而膨胀，刺激肠道平滑肌蠕动，引起便意，导致排便。适用于轻度和中度便秘的治疗。

2. 处方药

欧车前亲水胶是一种无刺激性的、纯天然水溶性纤维，为容积性泻药，可用于功能性便秘，其在肠道内可吸附液体，使粪便软化而容易排出。

四、用药注意事项

① 便秘是一种症状，可由多种疾病引起，因此，在药疗的同时，进一步找出导致便秘的真正原因，进行针对性的治疗，才能彻底解决便秘问题。

② 便秘伴下列症状，如呕吐、发热或体重迅速减轻、严重腹胀或剧烈腹痛、便中带血者应及时就医。幼童、孕妇便秘也应及早去医院治疗。

③ 比沙可啶对胃黏膜有刺激性，在服药时不得嚼碎，服药前后2h不要喝牛奶、口服抗酸剂；应避免接触眼睛和皮肤黏膜；妊娠期妇女慎用，急腹症患者禁用。

④ 慢性便秘者不宜长期大量使用刺激性泻药，因为药物可损伤肠壁神经丛细胞，从而加重便秘。结肠低张力所致的便秘患者应睡前服用刺激性泻药，以达次日清晨排便的目的，或用开塞露。

⑤ 开塞露在使用时，刺破或剪开后的注药导管的开口应光滑，以免擦伤肛门或直肠，涂上少许油脂，徐徐插入肛门，再将药液挤入直肠内。开塞露易造成肠壁干燥，经常使用会引起习惯性便秘，也会产生依赖性。

⑥ 乳果糖对糖尿病患者要慎用，对有乳酸血症患者禁用。

⑦ 硫酸镁宜在清晨空腹服用，并适量饮水，以提高导泻效果，同时可防止机体脱水；在排便反射减弱引起腹胀时，应禁用硫酸镁导泻，以免突然增加肠内容物而不能引起排便。

⑧ 口服缓泻药仅是对症治疗，一旦便秘缓解，应及时停用。缓泻药连续使用一般不宜超过7日，特别注意制剂中含有大黄、芦荟等刺激性泻剂成分的药物，不宜长时间应用。

⑨ 一般缓泻药可在睡前给药，外用药物甘油栓，每晚1枚，插入肛门内即可。慢性便秘治疗中，应合理选用缓泻药，否则易导致患者脱水、电解质平衡紊乱等不良反应。缓泻药

对伴有不明原因的腹痛、腹胀、阑尾炎、肠梗阻等患者禁用；妊娠期妇女慎用；小儿不宜应用，因可造成缓泻药依赖性便秘；高血压、心脏病、糖尿病、肾功能不全合并便秘的患者，宜选用安全的通便药物，如聚乙二醇 4000。

🔗 知识链接

便秘的预防

预防便秘的措施如下。 ①饮食调节：多吃含膳食纤维多的食物；摄取足够水分；适当摄入植物脂肪，如香油、豆油；少吃强烈刺激性助热食物，如辣椒、咖喱，少饮酒和浓茶；常饮蜂蜜、酸奶等助于润肠；晨起空腹饮一杯凉开水或淡盐水，有助于促进肠蠕动。 ②适当参加体力劳动和体育锻炼，如仰卧屈腿、骑自行车等均能加强腹部运动，促进肠蠕动；也可经常做体操、缩肛训练、气功、太极拳等。 ③腹部按摩：仰卧位，排空膀胱，以腹部为中心，用自己的手掌适当加压顺时针方向按摩，每天早晚各一次，每次 10min。 ④应养成定时排便的习惯，生活要有规律，保持心情舒畅。

课堂活动 📖

案例分析

案例：张某，业务员，45 岁,便秘 3 年。 患者自诉，3 年来常有大便干结，变硬，大便次数减少（1~2 次/周），同时，伴有口臭、口苦及排便费力等症状。 粪便的颜色仍然为褐色或深褐色，从未出现过黑便、柏油样便或便中带血。 患者平时工作繁忙，应酬较多，常喝酒和抽烟，饮食不规律，少喝水，不喜欢吃蔬菜和水果。

分析：该患者为典型慢性便秘，工作紧张、生活节奏快、生活不规律、不良的饮食习惯等是导致其便秘的原因。 该患者可选择缓泻药来缓解便秘的症状，如乳果糖、比沙可啶、山梨醇、开塞露、车前番泻复合颗粒等。 当然，更重要的是注意便秘的预防，应适当进行体育锻炼;养成良好的饮食习惯，平时多食用蔬菜和水果及摄取足够水分；应养成定时排便的习惯，生活要有规律，保持心情舒畅。

❈ 学习小结 ❈

本章主要介绍了 8 种临床常见症状的主要病因、临床表现、药物治疗和一些主要的用药注意事项。本章知识点比较多，且与生活结合紧密，也涉及诸多医学、临床治疗学知识。学习本章，应掌握这 8 种常见症状自我药疗的主要药物选择、用药注意事项，以利于将来在开展药学服务实践中，能够给予患者正确全面的用药指导和用药教育，保障患者自我药疗的安全性、有效性和经济性。

❈ 思考与练习 ❈

一、A1 型题（请从中选择一个最佳答案）

1. 下列说法正确的是 （   ）。

A. 正常人体温：口腔温度＞直肠温度＞腋下温度

B. 男性体温＞女性体温，新生儿体温＞小儿体温

C. 昼夜体温波动超过 2℃时即为发热

D. 当体温超过 38.5℃时即为高热

E. 以上都不对

2. 下列用于解热的首选药物是（　　）。

A. 对乙酰氨基酚　　　　B. 阿司匹林　　　　C. 安乃近

D. 布洛芬　　　　　　　E. 贝诺酯

3. 下列胃肠道反应最小的药物是（　　）。

A. 对乙酰氨基酚　　　　B. 贝诺酯　　　　　C. 布洛芬

D. 安乃近　　　　　　　E. 阿司匹林

4. 解热镇痛药用于解热一般不超过（　　）天，如症状未缓解，应及时向医师咨询。

A. 1　　　　　　　　　B. 2　　　　　　　　C. 3

D. 4　　　　　　　　　E. 5

5. 感冒伴咳嗽常选用的药物是（　　）。

A. 喷托维林　　　　　　B. 右美沙芬　　　　C. 可待因

D. 苯丙哌林　　　　　　E. 右美沙芬复方制剂

6. 食欲缺乏者可服用的非处方药是（　　）。

A. 胰酶片　　　　　　　B. 维生素 B_1　　　　C. 六味安消散

D. 胃蛋白酶合剂　　　　E. 雷尼替丁

7. 对由胃肠、肝胆疾病引起的消化酶不足者可选用（　　）。

A. 胰酶片　　　　　　　B. 维生素 C　　　　　C. 乳酶生

D. 胃蛋白酶合剂　　　　E. 多潘立酮

8. 地塞米松粘贴片治疗口腔溃疡连续使用不得超过（　　）。

A. 1 日　　　　　　　　B. 3 日　　　　　　　C. 5 日

D. 1 周　　　　　　　　E. 2 周

9. 下列关于口腔溃疡病的预防措施不包括（　　）。

A. 注意口腔卫生，避免损伤口腔黏膜

B. 避免辛辣性食物和局部刺激

C. 保持心情舒畅，避免过度疲劳

D. 多进食各种新鲜蔬菜和水果，防止便秘

E. 服用抗生素预防

10. 下列不属于抗流感病毒药物的是（　　）。

A. 金刚烷胺　　　　　　B. 金刚乙胺　　　　C. 扎那米韦

D. 奥司他韦　　　　　　E. 青霉素

11. 下列哪种疾病所致腹泻可伴重度脱水。（　　）

A. 霍乱　　　　　　　　B. 溃疡性结肠炎　　C. 肠结核

D. 慢性细菌性痢疾　　　E. 以上均不正确

12. 视疲劳的症状有（　　）。

A. 视物模糊　　　　　　　　　　　　B. 眼部黏液性分泌物增多

C. 眼睑异常红肿　　　　　　　　　　D. 眼内有瘙痒和异物感

E. 以上均不正确

13. 结膜炎最常见的症状是（　　）。

A. 疼痛   B. 畏光   C. 异物感

D. 发痒   E. 以上均不正确

14. 急性荨麻疹的典型皮损为 （   ）。

A. 丘疱疹   B. 风团   C. 结节

D. 水疱   E. 以上均不正确

15. 以下治疗便秘的药物中，属于润滑性泻剂的是 （   ）。

A. 开塞露   B. 乳果糖   C. 山梨醇

D. 聚乙二醇   E. 滑石粉

二、B1 型题（请从中选择一个与问题关系最密切的答案）

第 1～4 题

A. 胰酶和碳酸氢钠   B. 双八面蒙脱石   C. 胃蛋白酶   D. 黄连素

关于腹泻的非处方药治疗

1. 对痢疾、大肠杆菌感染的轻度急性腹泻应首选 （   ）。

2. 对摄食脂肪过多者可服用 （   ）。

3. 对摄食蛋白质而致消化性腹泻者宜用 （   ）。

4. 因化学刺激引起的腹泻可使用 （   ）。

第 5～8 题

A. 开塞露   B. 硫酸镁   C. 羧甲基纤维素钠

D. 巴豆   E. 甘油栓

5. 急性便秘，可选用 （   ）。

6. 低张力性便秘，可选用 （   ）。

7. 功能性便秘，可选用 （   ）。

8. 痉挛性便秘，可选用 （   ）。

三、X 型题（从五个备选答案中选出两个或两个以上的正确答案）

1. 下列关于人体体温的叙述，正确的是 （   ）。

A. 人体各个部位的体温不尽相同   B. 体温在 1 日内会有一定波动

C. 昼夜体温差一般不超过 1℃   D. 女性体温略高于男性

E. 老年人体温相对较低

2. 下列关于解热药的使用，叙述正确的是 （   ）。

A. 对乙酰氨基酚对于孕妇是绝对安全的   B. 布洛芬用于晚期妊娠可使孕期延长

C. 不宜同时使用两种以上解热镇痛药   D. 使用解热镇痛药时不宜饮酒

E. 使用解热药时要多饮水、及时补充电解质

3. 抗感冒药的组方有 （   ）。

A. 解热镇痛药   B. 鼻黏膜血管收缩药

C. 抗过敏药   D. 中枢兴奋药

E. 抗菌药物

4. 急性腹泻的特点有 （   ）。

A. 起病急骤   B. 病程较短   C. 常伴有腹痛

D. 多见于吸收不良或肠道肿瘤   E. 每天排便次数可多达 10 次以上

5. 结膜炎常见的体征有 （   ）。

A. 结膜充血   B. 结膜分泌物增多   C. 结膜下出血

D. 乳头增生   E. 滤泡形成

6. 以下可能导致视疲劳的是（ ）。

A. 近视   B. 远视   C. 散光

D. 屈光不正   E. 结膜炎

7. 可用于急性荨麻疹的药物是（ ）。

A. 氯苯那敏   B. 氯雷他定   C. 阿司咪唑

D. 盐酸西替利嗪   E. 特非那定

8. 可用于口腔溃疡的药物是（ ）。

A. 四环素   B. 甲硝唑   C. 地塞米松粘贴片

D. 西地碘含片   E. 维生素 B_2 和维生素 C

9. 可用以治疗便秘的药物有（ ）。

A. 开塞露   B. 替硝唑   C. 硫酸镁

D. 果导   E. 大黄

实训十一　感冒用药指导训练

一、实训目标

1. 运用课堂教学所学的理论知识，对临床典型的抗感冒药合理用药案例进行分析，强化对临床常用抗感冒药合理应用相关知识的理解，培养学生独立分析问题和解决问题的能力。

2. 通过观看多媒体资料，熟悉感冒防治宣教的基本知识，着重训练抗感冒药应用原则及感冒患者的饮食指导，掌握对感冒患者进行初步的合理用药和宣教内容。

二、实训条件

1. 临床合理用药案例或处方。

2. 具有多媒体设备的模拟药房。

三、考核要点

1. 学生能清楚阐述感冒的一般病因、基本临床表现，常用的抗感冒药类型、特点及选择、抗感冒药的用药原则及患者的饮食指导。

2. 对话设计流利，具有较好的药学服务礼仪。

四、实训内容

1. 学生分组，对临床合理用药案例或处方进行讨论、分析，教师巡视指导，每组推选代表发言，最后由教师点评、总结。

2. 教师通过多媒体，向学生介绍感冒防治宣教的基本知识，并分组进行合理用药指导和宣教的模拟训练（患者与药师角色），最后每组推选代表登台表演。

3. 模拟情景对话

感冒用药的指导

药师：您好！有什么需要吗？

患者：我有点鼻塞、鼻痒和打喷嚏。估计感冒了，想买点药。

药师：这些情况出现有多长时间？有什么症状吗？

患者：有两天了。主要是清水鼻涕。

药师：您有没有头痛、全身酸痛或肌肉酸痛现象？

患者：没有。

药师：是否有发热？

患者：是的，我在家量了体温是 38℃。

药师：有没有咳嗽？

患者：稍有点儿。

药师：有痰吗？

患者：有些，但不多，也容易咳出来。

药师：您这两天胃口怎么样？

患者：胃口不好。

药师：您在这之前着过凉吗？

患者：嗯，周末去打了羽毛球，出了很多汗，后来又去超市购物，当时感觉有点冷。

药师：您除了上面提到的那些不舒服症状外，还有没有其他不舒服？

患者：没有。

药师：您自己服用过什么药？

患者：没有。

药师：您有没有药物过敏史？

患者：没有。

药师：您有没有其他疾病？如甲亢、心脏疾病、糖尿病？

患者：也没有。

药师：您需要驾驶或操作机器吗？

患者：不需要。

药师：从您的症状看，这是一次普通的感冒，建议您服用泰诺片，它具有退热，减轻感冒引起的鼻塞、流涕和打喷嚏等作用；您服用之前仔细阅读说明书，在服药期间，需要多喝开水，注意保暖。不得与其他含有对乙酰氨基酚等成分的感冒药同时服用。口服，每 6h 一次，每次 1 片。服药期间避免同时饮用酒精类饮品，并且禁止驾驶、高空作业和操作机器。

患者：好的，知道了，那有没有不良反应？

药师：服用过程中，可能会出现困倦、口干、胃不舒服、乏力、头晕、大便干燥等轻微的不良反应，所以服用时间不要超过 3～7 日，症状消失后就要停止用药，用药期间要多喝水，如症状加重，请及时就医。

患者：请问多少钱一盒？

药师：13 元一盒。

患者：好的，我就买这个吧，谢谢！

药师：好的，请到收银台付款，如果用药过程中还有什么问题，可以来咨询。如果 2～3 日不见好转，或者期间体温过高，或有其他不适，请及时去医院就诊。祝您早日康复，请慢走。

根据以上模拟情景，请同学们思考：如何推荐感冒用药？

(1) 如患者出现发热、头痛，选用何药？

(2) 如患者出现感冒发热、鼻塞、流涕、咳嗽、咳痰，应分别选用何药？

(3) 如患者出现流感发热、头痛、全身酸痛、咽喉痛等症状，除了选用解热镇痛药外，还需要选用何药？

五、实训提示

1. 通过本次实训，学生能掌握根据不同感冒症状，推荐有效的感冒药。

2. 能熟练掌握感冒用药指导原则

（1）服用感冒药前，一定要仔细阅读药品说明书。临床上使用的抗感冒药多为复方制剂，在成分和使用上虽有相同之处，但各有其特点和适应证，应根据各自的特点对症用药。

（2）妊娠头3个月，孕妇慎用抗感冒药，因为部分抗感冒药可致胎儿畸形。病毒引起的流行感冒，可使用感康、快克、感冒清、感力克、新速效感冒片，因其含有金刚烷胺或吗啉胍，可抑制病毒合成核酸和蛋白质，并防止病毒从细胞中释放。

（3）儿童感冒适宜使用臣功再欣、小儿氨咖黄敏颗粒，因为这些药解热成分含量低，口感好，易于分剂量服用，但要防止儿童自服或长期使用。婴幼儿由于神经系统抑制功能尚未健全，禁用含咖啡因及伪麻黄碱的感冒药，以免中枢神经兴奋，甚至诱发高热惊厥。

（4）感冒症状消失后就要停止用药。用药期间要多喝开水，如症状不缓解或加重，请及时就医。保证足够的休息和睡眠。

总之，合理选用抗感冒药非常重要。因抗感冒药成分大致相同，所以选用抗感冒药时应充分了解其成分作用，根据感冒症状，对照药品说明书，避免盲目滥用或重复用药导致严重不良反应，以达到正确、合理、安全、有效的用药目的。常用感冒药的成分见表10-2、表10-3。

表 10-2　儿童常见抗感冒药及主要成分

药品	主要成分
臣功再欣	布洛芬、葡萄糖酸锌、马来酸氯苯那敏
金宝宁	对乙酰氨基酚、盐酸金刚烷胺、人工牛黄、咖啡因、马来酸氯苯那敏
艾畅	氢溴酸右美沙芬、盐酸伪麻黄碱
小儿氨咖黄敏颗粒	对乙酰氨基酚、马来酸氯苯那敏、咖啡因、人工牛黄
艾舒	愈创木酚甘油醚、盐酸伪麻黄碱
美林	布洛芬

表 10-3　成人常见抗感冒药及主要成分

药品	主要成分
速效伤风胶囊	对乙酰氨基酚、人工牛黄、马来酸氯苯那敏、咖啡因
新康泰克	马来酸氯苯那敏、盐酸伪麻黄碱、对乙酰氨基酚、氢溴酸右美沙芬
速感宁胶囊	金银花、大青叶、山豆根、对乙酰氨基酚、马来酸氯苯那敏、维生素C
雷登泰	氢溴酸右美沙芬、盐酸伪麻黄碱、愈创木酚甘油醚
复方酚咖伪麻胶囊（力克舒红色装）	对乙酰氨基酚、马来酸氯苯那敏、盐酸氯哌丁、盐酸伪麻黄碱、咖啡因、菠萝蛋白酶
复方氨酚烷胺片（力克舒蓝色装）	对乙酰氨基酚、盐酸金刚烷胺、人工牛黄、咖啡因、马来酸氯苯那敏
复方阿司匹林	阿司匹林、非那西丁、咖啡因
泰诺	对乙酰氨基酚、盐酸伪麻黄碱、马来酸氯苯那敏、氢溴酸右美沙芬
丽珠感乐	特非那定、盐酸伪麻黄碱、对乙酰氨基酚
感力克	对乙酰氨基酚、咖啡因、马来酸氯苯那敏、人工牛黄

续表

药品	主要成分
康必得	对乙酰氨基酚、葡萄糖酸锌、盐酸二氧丙嗪、板蓝根
感康	乙酰氨基酚、盐酸金刚烷胺、咖啡因、人工牛黄、马来酸氯苯那敏
快克	对乙酰氨基酚、马来酸氯苯那敏、咖啡因、盐酸金刚烷胺、人工牛黄
氨咖黄敏胶囊	对乙酰氨基酚、马来酸氯苯那敏、咖啡因、人工牛黄
白加黑	对乙酰氨基酚、氢溴酸右美沙芬、盐酸伪麻黄碱、盐酸苯海拉明（夜用片成分）
日夜百服宁	对乙酰氨基酚、氢溴酸右美沙芬、盐酸伪麻黄碱、盐酸苯海拉明（夜用片成分）
新速效感冒片	对乙酰氨基酚、马来酸氯苯那敏、咖啡因、盐酸金刚烷胺、人工牛黄
感冒通	双氯芬酸钠、马来酸氯苯那敏、人工牛黄
三九感冒灵	对乙酰氨基酚、马来酸氯苯那敏、咖啡因、山叉苦、岗梅、金盏银盘、薄荷油、野菊花
感冒清	对乙酰氨基酚、马来酸氯苯那敏、盐酸吗啉胍、板蓝根、大青叶、金盏银盘、山芝麻、穿心莲叶、岗梅
中联强效	对乙酰氨基酚、薄荷、淡竹叶、甘草、金银花、连翘、荆芥、淡豆豉、牛蒡子、桔梗
维C银翘片	对乙酰氨基酚、马来酸氯苯那敏、薄荷油、芦根、淡竹叶、甘草、金银花、连翘、荆芥、淡豆豉、牛蒡子、桔梗、维生素C

六、实训思考

1. 服用抗感冒药时，应注意哪些问题？

2. 小儿感冒宜选用哪些安全的抗感冒制剂，小儿感冒安全用药应注意哪些问题？

3. 案例分析

张某，男，50岁，司机，感冒发热伴全身酸痛 3 天，患者于 3 天前出现鼻塞、头痛、全身酸痛，服用维 C 银翘片无效后出现发热、咽喉红肿、口渴、咳嗽无痰等现象，故来药店买药。患者既往有高血压病史，无药物过敏史。查体：体温 38℃，脉搏 85 次/min，呼吸 21 次/min，血压 130/98mmHg。神志清楚，体型中等。面色较红，声音嘶哑、咽部充血，心律齐，肺部未闻及干湿啰音。余未见异常。

讨论并拟定治疗方案，在伴有上述并发症时宜用何药？忌用何药？有何联合用药方案？请根据病案设计模拟药房问病荐药的情景对话。

（周巧霞）

第十一章

常见疾病的用药指导

学习目标

1. 了解高血压、高脂血症、支气管哮喘、消化性溃疡、糖尿病、痛风 6 种临床常见疾病的表现、治疗原则，掌握上述疾病治疗药物的选择、用药指导和患者教育的内容。

2. 初步学会对高血压、高脂血症、支气管哮喘、消化性溃疡、糖尿病、痛风等常见疾病进行合理用药指导。

3. 培养学生初步树立良好的药学服务意识，保障患者用药安全、有效、经济和适宜。

第一节 高血压

一、概述

高血压（hypertension）是一种以体循环动脉收缩期和（或）舒张期血压持续升高为主要特点的全身性疾病，可并发心、脑、肾、视网膜等靶器官损伤及代谢改变的临床综合征。临床上分为原发性及继发性两大类。原发性高血压又称高血压病，与遗传、环境有关，约占高血压患者的 90％以上。另有不到 10％是继发性高血压，继发于原发性醛固酮增多症、嗜铬细胞瘤、肾动脉狭窄等疾病。

（一）诊断标准和分类

18 岁以上成年人高血压诊断标准：在未用抗高血压药的情况下，收缩压≥140mmHg和（或）舒张压≥90mmHg。患者既往有高血压史，目前正服用高血压药物，即使血压已低于 140/90mmHg，仍应诊断为高血压。根据血压水平，进一步将高血压分为 1～3 级。见表 11-1。

表 11-1 血压水平分类和定义

分类	收缩压/mmHg		舒张压/mmHg
正常血压	<120	和	<80
正常高值	120～139	和/或	80～89

续表

分类	收缩压/mmHg		舒张压/mmHg
高血压	≥140	和/或	≥90
1级高血压(轻度)	140～159	和/或	90～99
2级高血压(中度)	160～179	和/或	100～109
3级高血压(重度)	≥180	和/或	≥110
单纯收缩期高血压	≥140	和	<90

（二）临床表现及并发症

1. 一般症状

原发性高血压多见于中老年人，起病隐匿，进展缓慢，病程常长达数年至数十年。初期较少出现症状，约半数患者因体检或因其他疾病测量血压后，才偶然发现血压升高。常见症状有头痛、头晕、心悸，如发生高血压的严重并发症即靶器官功能性损害或器质性损害，则出现相应的临床表现。

2. 主要并发症

主要是心、脑、肾、眼及血管受累的表现。

（1）心脏　高血压性心脏病主要与血压升高加重心脏负荷，引起左心室肥厚，继而心脏扩大、心律失常和反复心力衰竭发作有关。患者可有心悸、劳力性呼吸困难，严重者可发生夜间阵发性呼吸困难、端坐呼吸、咯粉红色泡沫样痰等表现。

（2）肾脏　早期无症状。伴随病情进展，可出现夜尿增多及尿液检查异常（蛋白尿、管型尿、红细胞尿）。发生慢性肾衰竭的患者可出现厌食、少尿、血肌酐、尿素氮水平升高，代谢性酸中毒和电解质紊乱。

（3）脑　高血压可致脑部小动脉痉挛，出现头痛、头胀、眼花、耳鸣、健忘、失眠、乏力等症状。当血压突然显著升高时可产生高血压脑病，出现剧烈头痛、呕吐、视力减退、抽搐、昏迷等颅内高压症状。高血压脑部主要并发症是卒中（脑出血和脑梗死）。脑出血常在血压明显升高、波动、情绪激动、排便、用力等情况下发生。

（4）血管和视网膜　高血压是导致动脉粥样硬化和主动脉夹层破裂等血管性疾病的重要因素。视网膜病变是常见高血压并发症，临床常见眼底出血、渗出和视乳头水肿等。

二、治疗原则

（一）治疗目标

高血压患者的首要治疗目标是最大程度降低长期心血管发病和死亡的总危险。这需要干预所有已明确的可逆性危险因素，包括吸烟、血脂异常和糖尿病，在治疗高血压的同时还要合理控制并存的临床情况。

普通高血压患者的血压均应严格控制在<140/90mmHg；糖尿病和肾病患者的血压应控制在<130/80mmHg；老年人收缩压控制在<150mmHg，如耐受还可以进一步降低。

（二）治疗措施

1. 药物治疗

目标为降低血压使其达到相应患者的目标水平，通过降压治疗使高血压患者的心血管发病和死亡总危险降低。药物与非药物治疗并重。

降压药物应用基本原则如下。

（1）小剂量　初始治疗时通常应采用较小的有效治疗剂量，根据需要逐步增加剂量。

（2）优先选择长效制剂　尽可能使用每天给药1次且有持续24h降压作用的长效药物，

从而有效控制夜间血压与晨峰血压，更有效地预防心脑血管并发症。如使用中、短效制剂，则需每天给药 2～3 次，以达到平稳控制血压的目的。

（3）联合用药　联合用药可增加降压效果且不增加不良反应，在低剂量单药治疗效果不满意时，可以采用两种或两种以上降压药物联合治疗。事实上，2 级以上高血压为达到目标血压常需联合治疗。对血压≥160/100mmHg 或高于目标血压 20/10mmHg 或高危及以上患者，起始即可采用小剂量两种药物联合治疗或用固定复方制剂。

（4）个体化治疗　应根据患者具体情况、药物有效性和耐受性，兼顾患者经济条件及个人意愿，选择适合患者的降压药物。

2. 非药物治疗

高血压病的非药物治疗包括：降低钠、增加钙的摄入，合理调整膳食结构、减肥、运动、松弛疗法和戒烟忌酒等。

三、治疗药物的选择

（一）降压药物种类

目前常用降压药物可归纳为六大类，即利尿剂，如氢氯噻嗪、阿米洛利等；β 受体阻滞剂，如美托洛尔、比索洛尔等；α 受体阻滞剂，如哌唑嗪、特拉唑嗪等；钙通道阻滞剂（CCB），如氨氯地平、硝苯地平等；血管紧张素转换酶抑制剂（ACEI），如卡托普利、依那普利、培哚普利等；血管紧张素Ⅱ受体拮抗剂（ARB），如缬沙坦、厄贝沙坦等。除上述六大类主要的降压药物外，还包括外周交感神经递质再摄取抑制剂，如利血平；中枢 α 受体激动剂，如可乐定，曾多年用于临床并有一定的降压疗效，但因不良反应较多，目前不主张单独使用，但可用于复方制剂或联合治疗。

（二）降压药的联合应用

降压药物的联合应用已成为降压治疗的基本方法。许多高血压患者，为了达到目标血压水平需要应用≥2 种降压药物。

1. 联合用药的适应证

Ⅱ级高血压和（或）伴有多种危险因素、靶器官损害或临床疾患的高危人群，往往初始治疗即需要应用 2 种小剂量降压药物，如仍不能达到目标水平，可在原药基础上加量或可能需要 3 种，甚至 4 种以上降压药物。

2. 联合用药的方法

两药联合时，降压作用机制应具有互补性，即具有相加的降压作用，并可互相抵消或减轻不良反应。

（1）ACEI 或 ARB 加噻嗪类利尿剂　利尿剂的不良反应是激活肾素-血管紧张素-醛固酮系统（RAAS），可造成一些不利于降低血压的负面作用，而与 ACEI 或 ARB 合用则可抵消此不利因素。此外，ACEI 和 ARB 由于可使血钾水平略有上升，从而能防止噻嗪类利尿剂长期应用所致的低血钾等不良反应。ARB 或 ACEI 加噻嗪类利尿剂联合治疗有协同作用，有利于改善降压效果。

（2）二氢吡啶类钙通道阻滞剂（D-CCB）加 ACEI 或 ARB　前者具有直接扩张动脉的作用，后者通过阻断 RAAS，既扩张动脉，又扩张静脉，故两药有协同降压作用。D-CCB 常见产生的踝部水肿可被 ACEI 或 ARB 消除。小剂量长效 D-CCB 加 ACEI 或 ARB 初始联合治疗高血压患者，可明显提高血压控制率。此外，ACEI 或 ARB 也可部分阻断钙通道阻滞剂所致反射性交感神经张力增加和心率加快的不良反应。

（3）D-CCB 加噻嗪类利尿剂　两者联合使用可降低高血压患者脑卒中发生风险。

（4）D-CCB 加 β 受体阻滞剂　前者具有的扩张血管和轻度增加心率的作用，正好抵消 β 受体阻滞剂的缩血管及减慢心率的作用。两药联合可使不良反应减轻。

我国临床主要推荐应用的优化联合治疗方案是：D-CCB 加 ARB；D-CCB 加 ACEI；ARB 加噻嗪类利尿剂；ACEI 加噻嗪类利尿剂；D-CCB 加噻嗪类利尿剂；D-CCB 加 β 受体阻滞剂。次要推荐使用的可接受联合治疗方案是：利尿剂加 β 受体阻滞剂；α 受体阻滞剂加 β 受体阻滞剂；D-CCB 加保钾利尿剂；噻嗪类利尿剂加保钾利尿剂。不常规推荐的但必要时可慎用的联合治疗方案是：ACEI 加 β 受体阻滞剂；ARB 加 β 受体阻滞剂；中枢作用药加 β 受体阻滞剂。

三药联合的方案：在上述各种两药联合方式中加上另一种降压药物便构成三药联合方案，其中 D-CCB＋ACEI（或 ARB）＋噻嗪类利尿剂组成的联合方案最为常用。

四药联合的方案：主要适用于难治性高血压患者，可以在上述三药联合基础上加用第四种药物如 β 受体阻滞剂、螺内酯、可乐定或 α 受体阻滞剂等。

四、用药指导及患者教育

（一）用药指导

① 给药时间及间隔。对具有长效作用（即每日服 1 次）的药物通常主张早晨起床即服用，这样可控制清晨高血压，防止心脑血管不良事件的发生；对具有中效作用（即每日服 2 次）的药物一般选择早晨及午后 2h 服用，可保证 24h 稳定降压，防止日间活动血压升高；对具有短效作用（即每日服 3～4 次）的药物第一次服药时间应在清晨醒后即服，不等到早餐后或更晚。最后一次一般在 18 时之前服用。

② 降血压不宜过快。一旦发现高血压，不能要求立刻把血压降下来，更不能随意加大用药剂量，这样容易发生意外。尤其是血压水平较高的中老年重度高血压，可能会引发脑血管的严重病变。

③ 不可随意停药。药物治疗应坚持不懈，时服时停不但是治疗失败的重要原因，而且还易引发意外。较严重的高血压，是一种终身疾病，应长期坚持治疗。当治疗取得满意疗效后，可逐渐减量，使治疗量维持在一个较低而又能稳定控制血压的水平，但这个过程要缓慢进行。

④ 不可睡觉前服药。在人入睡之后，新陈代谢降低，血压循环减慢，血压也会有一定程度下降。因此对于大部分患者来说如果睡前服药，2h 后是药效高峰期，此时血压下降，血流变缓慢，血液黏稠度升高，极易导致血栓形成，引发脑卒中或心肌梗死，应此切忌在睡前服药。

⑤ 忌擅自乱用药物。抗高血压药有多种作用且降压机制不完全一样。高血压患者的药物治疗应在医生指导下进行。当选择到适合自己的抗高血压药物后应坚持使用，不可迷信新药。

> **知识链接**
>
> ## 依据血压的类型选择给药时间
>
> 人体血压由于基因、血管紧张素、一氧化氮、交感或副交感神经的活性不同，血压类型可分为构型、非构型、反构型、深构型等。约 80% 的患者具有晨峰现象，一般人自晨起收缩压迅速升高 20～50mmHg，舒张压升高 10～15mmHg，在 8～10 时达峰，而晚上则开始降低，于睡眠时降至低谷，至次日凌晨 2～3 时最低，即"一峰一谷"，血压由日间峰值降低

10%～20%，称为杓型高血压。 或有些患者血压在上午 8～10 时、下午 14～16 时各出现 1 次高峰，即"双峰一谷"。 在血压峰前给药以控制血压最为有效。 对杓型或深杓型患者可选择清晨服药；对"双峰一谷"者可在下午补服一次短效的抗高血压药。

少部分患者（约 10%）血压昼夜节律异常，血压于夜间降低小于 10% 或者大于日间血压 20%，称为非杓型高血压。 对于此类高血压可选择睡前给药。 研究显示，与清晨服用相比这类患者晚间服用培哚普利能更好地降压，且可扭转非杓型高血压为杓型高血压。

⑥ 应经常监测血压。有些患者平时不测血压，仅凭自己感觉服药。感觉较好时就少服些，感到头晕就加大剂量。其实多数时候，自我感觉与病情轻重并不一致，如血压过低，大脑供血不足也会出现头晕，这时继续大剂量用药就很危险。所以应定时测量血压，及时调整剂量，巩固，维持疗效。

⑦ 忌无症状不服药。有很大一部分高血压患者平时无头痛、头晕等症状（称隐性高血压），检测身体或测血压时才发现高血压。因为无症状就不在意而不服药，或服药后有某些不适而索性停药，久不服药，极容易使病情加重，血压再升高，很可能会诱发心脑血管疾病。所以一经发现，即应在医生指导下坚持用药，使血压稳定在正常水平。

⑧ ACEI 可引起干咳，严重不能耐受者以 ARB 替代治疗。

⑨ 有些抗高血压药，如哌唑嗪、利血平等可引起体位性低血压。为避免发生体位性低血压，应告诫患者在起床时宜缓慢，避免突然站立、站立后行走不宜过久，同时在服药后注意休息。

⑩ 对于缓释和控释剂型的药物不能嚼碎或压碎使用，否则无法起到长效的作用。

⑪ 高血压患者出现胸闷、气短、运动耐力下降等症状应及时到医院就诊。

⑫ 新加用降压药物的患者若出现相应不良反应（如面部潮红、脚踝水肿、高钾血症、干咳等）且不能耐受时，应及时就医换药。

（二）患者教育

（1）限盐　国内外医学研究发现，高血压的发病率与钠盐的摄入量呈正相关，与钾和钙的摄入量呈负相关，即降低钠盐、增加钾和钙的摄入可降低血压。目前主张每日每人摄盐量应控制在 6g 以下，钾摄入量不低于 3g，钙摄入量不少于 800mg。

（2）减肥　前瞻性研究表明，肥胖者高血压的患病率是正常人的 2～6 倍；流行病学也证实，体重的改变与血压的变化呈正相关，降低体重可减少患高血压的危险性；同时减轻体重也可以减少降压药物的用量。通过减少热量摄入、膳食平衡、增加运动等方式达到减重目的。控制体重将 BMI 尽可能控制在 $<24kg/m^2$。

（3）戒烟酒　吸烟、饮酒会干扰人体的正常生理功能，影响内分泌的调节，导致人体血压持续升高，其中饮酒是促进血压升高的独立危险因素。因此，高血压患者及肥胖者应戒烟忌酒。

> **知识链接**
>
> ### 适量补充叶酸
>
> 　　有些高血压患者伴同型半胱氨酸升高（H 型高血压），如果补充叶酸、维生素 B_6 和维生素 B_{12} 可降低半胱氨酸水平，进而使脑卒中风险显著下降。 因此对高半胱氨酸血症患者可考虑补充叶酸 0.4～2mg/天和维生素 B_6 30mg、维生素 B_{12} 500μg/天。

（4）运动　经常坚持运动或体力活动可以降低休息时的血压，减少劳动时血压和心率上升的幅度，但要注意运动的科学性和安全性。运动方式以散步、骑自行车和慢跑较为适宜，运动量由运动强度、频度和持续时间来决定，一般以不大于健康人运动量的 75％为宜。

（5）松弛疗法　即通过调身、调心、调息等方式以达到心静、气和、体松的目的，发挥人体自我调节和自我控制的作用。具体可采取气功、太极拳、静养等方法。减轻精神压力，保持心态平衡。

（6）合理膳食　总原则是低糖、低脂、正常蛋白质、高纤维素。在减少食物中总脂肪量的同时，增加多种不饱和脂肪酸，少食含胆固醇高的动物内脏，进食植物油，蛋白质的摄入以植物蛋白为主，多吃新鲜蔬菜、水果。另外，患者应注意消除紧张情绪，保持良好心境，大便通畅，睡眠良好。

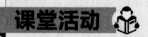

高血压患者用药指导

一男性高血压患者，62 岁，自述常年服用硝苯地平控释片，每天两次，每次 20mg，血压均控制在正常范围内，但是天热时感觉血压偏低。该病人来医院药房咨询能否在天热时每次服用半粒？请你给该患者提供药物咨询。

第二节　高脂血症

一、概述

高脂血症（hyperlipidemia）又称为血脂异常（dyslipidemia），是指血浆中脂蛋白异常，通常表现为甘油三酯（TG）、总胆固醇（TC）、低密度脂蛋白胆固醇（LDL-C）升高，也包括高密度脂蛋白胆固醇（HDL-C）降低。高脂血症可导致动脉粥样硬化，增加心脑血管病的发病率和死亡率。防治高脂血症对提高生活质量、延长寿命具有重要意义。

（一）病因分类

高脂血症可分为原发性和继发性两类。原发性是由于基因缺陷所致，继发性是因系统性疾病所致。继发性高脂血症主要见于：高脂肪饮食；体重增加；增龄；雌激素缺乏；系统性疾病（糖尿病、甲状腺功能减退症、胆道疾病、肾脏疾病、慢性酒精中毒等）；药物（糖皮质激素、噻嗪类利尿剂和 β 受体阻滞剂）。

（二）防治目标水平

① 根据是否有冠心病或冠心病等危症以及有无心血管危险因素，结合血脂水平来综合评估心血管病的发病危险，将人群进行血脂异常危险分层（表 11-2）。危险性越高，则调脂治疗应越积极。

表 11-2　血脂异常危险分层方案　　　　　　　单位：mmol/L（mg/dl）

危险分层	TC 5.18～6.19(200～239) 或 LDL-C 3.37～4.14(130～159)	TC≥6.22(240) 或 LDL-C≥4.14(160)
无高血压且其他危险因素数＜3	低危	低危
高血压或其他危险因素数≥3	低危	中危
高血压且其他危险因素数≥1	中危	高危
冠心病及其等危症	高危	高危

其他危险因素包括：年龄（男≥45岁，女≥55岁）、吸烟、低 HDL-C、肥胖和早发缺血性心血管病家族史。冠心病等危症是指非冠心病者 10 年内发生主要冠状动脉事件的危险与已患冠心病者同等，包括：a. 有临床表现的冠状动脉以外的动脉粥样硬化（如缺血性脑卒中、周围动脉疾病、腹主动脉瘤和颈动脉狭窄等）；b. 糖尿病。

② 根据血脂异常的危险等级指导临床治疗措施及决定 TC 和 LDL-C 的目标水平（表 11-3）。此外，血清 TG 的理想水平是＜1.70mmol/L（150mg/dl），HDL-C 的理想水平为≥1.04mmol/L（40mg/dl）。

表 11-3　血脂异常患者开始调脂治疗 TC 和 LDL-C 值及其目标值

单位：mmol/L（mg/dl）

危险等级	TLC 开始	药物治疗开始	治疗目标值
低危	TC≥6.22(240)	TC≥6.99(270)	TC＜6.22(240)
	LDL-C≥4.14(160)	LDL-C≥4.92(190)	LDL-C＜4.14(160)
中危	TC≥5.2(240)	TC≥6.22(240)	TC＜5.2(200)
	LDL-C≥3.14(130)	LDL-C≥4.14(160)	LDL-C＜3.41(130)
高危	TC≥4.14(160)	TC≥4.14(160)	TC＜4.14(160)
	LDL-C≥2.6(100)	LDL-C≥2.6(100)	LDL-C＜2.6(100)
极高危	TC≥4.14(160)	TC≥4.14(160)	TC＜3.1(120)
	LDL-C≥2.07(80)	LDL-C≥2.07(80)	LDL-C＜2.07(80)

二、治疗原则

纠正血脂异常的目的在于降低缺血性心血管疾病（冠心病和缺血性脑卒中）的患病率和死亡率。TC、LDL-C 和 TG 增高是冠心病的危险因素，其中以 LDL-C 最为重要，而 HDL-C 则被认为是冠心病的保护因素。

1. 继发性血脂异常

应以治疗原发病为主如糖尿病、甲状腺功能减退症控制后，有可能恢复正常。但是原发性和继发性血脂异常可能同时存在，如原发病经过治疗正常一段时期后，血脂异常仍然存在，则考虑同时有原发性血脂异常，需给予相应治疗。

2. 综合治疗

（1）一般治疗　主要包括纠正不良生活方式、控制体重、体育锻炼和戒烟等。

（2）饮食治疗　控制饮食可使血浆胆固醇降低 5%～10%，同时有助于减肥，并使调脂药物发挥出最佳效果。饮食治疗的目标是达到或接近标准体重，消除肥胖。

（3）调脂药物治疗　健康生活方式是首要的基本治疗措施，药物治疗需严格掌握指征。

（4）其他治疗措施　大部分血脂异常的患者，通过饮食、运动及药物治疗均可以达到比较理想的血脂调节效果，然而有极少数患者的血脂水平非常高，多伴有基因异常，这些患者可通过血浆净化治疗及外科手术治疗（部分回肠末段切除术、门腔静脉分流术等），以达到降低血脂作用。基因治疗技术尚不成熟。

> **知识链接**
>
> ### 高脂血症的临床表现
>
> 高脂血症的临床表现常无任何症状。一般仅表现为：
>
> ① 血脂测定高于同性别正常值；
>
> ② 高密度脂蛋白低于同性别正常值；

③ 多伴有脂肪肝或肥胖;

④ 角膜弓和脂血症眼底改变;

⑤ 可并发有高血压、糖尿病、动脉粥样硬化、血小板功能亢进症等。

三、治疗药物选择

① 高胆固醇血症首选他汀类,如单用他汀类药不能使血脂达到治疗目标值可加用依折麦布或胆酸螯合剂,强化降脂作用,但联合用药的临床证据仍然较少。

② 高三酰甘油血症首选贝特类,也可选用烟酸类和 ω-3 脂肪酸制剂。对于重度高 TG 血症可联合应用贝特类和 ω-3 脂肪酸制剂。

> **🔖 知识链接**
>
> ### 中成药血脂康
>
> 由特制红曲发酵而来,其中含洛伐他汀以及不饱和脂肪酸等成分,适用于轻中度胆固醇升高、TG 轻度升高及高密度脂蛋白降低、血脂水平边缘升高或不高的冠心病患者的调脂治疗。它同样具有他汀类药物的不良反应。

③ 混合型高脂血症一般首选他汀类,以降低 TC 与 LDL-C;但当血清 TG 5.65mmol/L (500mmg/dl) 时,应首先降低 TG,以避免发生急性胰腺炎,此时首选贝特类;如 TC、LDL-C 与 TG 均显著升高或单药效果不佳,可考虑联合用药。他汀类与贝特类或烟酸类联合使用可明显改善血脂谱,但肌病和肝脏毒性的可能性增加,应予高度重视,非诺贝特与他汀类联合应用发生肌病的可能性相对较少,但仍应注意监测肌酶。

④ 低 HDL-C 血症可供选择药物相对较少。烟酸为目前升高 HDL-C 水平较为有效的药物,升高 HDL-C 幅度为 15% ~ 35%。他汀类和贝特类升高 HDL-C 幅度一般限于 5% ~ 10%。

四、用药指导与患者教育

(一) 用药指导

1. 常规药物的使用方法

(1) 他汀类药物　如洛伐他汀、辛伐他汀、普伐他汀、氟伐他汀、阿托伐他汀、瑞舒伐他汀等。使用方法:一般为每日一次。洛伐他汀、辛伐他汀宜在晚餐时服用;其他可在晚间睡前服用。阿托伐他汀与瑞舒伐他汀可每天固定一个时间服用。

(2) 贝丁酸类药物　如氯贝丁酯、苯扎贝特、非诺贝特、吉非罗齐等。使用方法:一般为每日 2~3 次。除吉非罗齐需要在餐前 30min 服用,其他均可在餐中服用。

(3) 烟酸类药物　如烟酸、烟酸肌醇酯、阿昔莫司等。使用方法:一般为每日 2~3 次。餐后服用。

(4) 胆酸螯合剂　如考来替泊、考来烯胺等。使用方法:一般为每日 3 次。餐前服用。

(5) 胆固醇吸收抑制剂　如依折麦布等。使用方法:一般为每日 1 次。可在一天之内任何时间服用。

(6) 其他类　如普罗布考、ω-3 脂肪酸等。使用方法:一般为每日 2~3 次。餐中或餐后服用。

2. 用药其他注意事项

① 高脂血症合并其他心脑血管疾病或糖尿病等高危患者需要在医生的指导下长期甚至终生接受调脂治疗。老年患者常需服用多种药物治疗，加之肝肾功能减退，易于发生药物相互作用和不良反应。因此，降脂药物剂量的选择需要个体化，起始剂量不宜大。

② 他汀类药物与大环内酯类抗菌药物（红霉素）、环孢素、吉非贝齐、烟酸、免疫抑制药及同类他汀类药物合用可使横纹肌溶解和急性肾衰竭的发生率增加，应尽量避免同用。

③ 服用他汀类药物期间应避免饮用大量葡萄柚汁。

④ 药物治疗过程中，应监测血脂水平和不良反应，定期检查肌酸磷酸激酶（CPK）、肝功能、肾功能和血常规等。如果氨基转移酶超过正常高限 3 倍以上或 CPK 高于正常值 10 倍，必需停药。服药期间如出现不明原因的肌痛或压痛，尤其是伴有全身不适或发热时，应立即就诊。

（二）患者教育

首诊发现血脂异常时，立即开始生活方式改善，这是血脂异常治疗过程中的基础措施。

知识链接

掌握适宜的服药时间

提倡晚间服用他汀类，晚餐或晚餐后服药有助于提高疗效，主要缘于：

① 肝脏合成脂肪峰期多在夜间；
② 使药物血浆峰浓度和达峰时间（2～3h）与脂肪合成峰时同步；
③ 他汀类药物效应体现出相应的昼夜节律，夜间服用效果好；
④ 药品不良反应较小。

（1）调整饮食　减少饱和脂肪酸和胆固醇的摄入，其中饱和脂肪酸应少于总摄入能量的 7%、胆固醇应少于 200mg/天。总能量：调节到能够保持理想体重或能够预防体重增加。宜摄入低盐饮食。合理的膳食结构是维持脂质代谢平衡的重要措施。其一般原则是"四低一高"，即低能量、低脂肪、低胆固醇、低糖、高纤维膳食。高脂血症膳食控制方案见表 11-4。

表 11-4　高脂血症膳食控制方案

食物类别	限制量	选择品种	减少或避免品种
肉类	75g/天	猪瘦肉、牛肉、羊肉、去皮畜肉、鱼肉	肥肉、畜肉片、加工肉制品（肉肠类）、鱼子、鱿鱼,动物内脏：肝、脑、肾、肺、胃、肠
蛋类	3～4 个/周	鸡蛋、鸭蛋、蛋精	蛋黄
奶类	250g	牛奶、酸奶	全脂奶粉、奶酪等奶制品
食用油	20g(2 平勺)	花生油、菜籽油、豆油、葵花籽油、色拉油、调和油、香油	棕榈油、猪油、牛羊油、奶油、鸡鸭油、黄油
糕点、零食		建议不吃	油饼、油条、炸糕、奶油蛋糕、冰淇淋、雪糕
糖类	10g(1 平勺)	白糖、红糖	
新鲜蔬菜	400～500g	深绿叶菜、红黄色菜蔬	
新鲜水果	50g	各种水果	加工果汁、加糖果味饮料
盐	6g(半勺)		黄酱、豆瓣酱、咸菜

续表

食物类别	限制量	选择品种	减少或避免品种
谷类	500g(男)[①] 400g(女)[①]	米、面、杂粮	
干豆	30g	黄豆、豆腐、豆制品（或豆腐150g，豆腐干等45g）	油豆腐、豆腐泡、素什锦

[①] 指脑力劳动或轻体力劳动，体重正常者。

控制体重：主要通过饮食控制和增加体力活动来减轻超重（每减轻4.5kg，LDL-C下降约5%～8%）。减轻体重应循序渐进，在六个月内减10%左右。

（2）增加体力活动　包括足够的中等强度锻炼，每天至少消耗200千卡热量。宜进行下列有氧运动：散步、游泳、慢跑、骑自行车等。每周大于或等于5次，每次大于或等于30min。适当的体力活动能够减少冠心病发生的危险，对存在代谢综合征的患者尤其有益。

（3）限制酒精的摄入　男性一天不可多于2杯；女性一天不可多于1杯。

（4）戒烟　越早戒烟越好。

课堂活动

高脂血症患者用药咨询

一中年男性高脂血症肥胖患者前来医院药房咨询血脂康的使用方法，请你给该患者提供药物咨询及生活方式的指导。

第三节　支气管哮喘

一、概述

支气管哮喘（bronchial asthma）简称哮喘，是气道的一种慢性反应性炎症性疾病。气道炎症由多种炎性细胞（如嗜酸性粒细胞、肥大细胞、T淋巴细胞、中性粒细胞）、气道结构细胞（如平滑肌细胞、气道上皮细胞等）和细胞组分参与。这种慢性炎症导致气道高反应、可逆性气流受限，并引起反复发作喘息、气急、胸闷或咳嗽等症状，常在夜间和（或）清晨发作、加剧，多数患者可自行缓解或经治疗缓解。

（一）病因

哮喘是一种复杂、具有多基因遗传倾向的疾病，其发病具有家族聚集现象，亲缘关系越近，患病率越高。具有哮喘易感基因人群的发病受环境因素的影响较大，环境因素如下。

（1）过敏原性因素　室内过敏原如尘螨、家养宠物、蟑螂；室外过敏原如油漆、饲料、活性染料；食物如鱼、虾、蛋类；药物如阿司匹林、抗生素。

（2）非过敏原性因素　如大气污染、吸烟、运动、肥胖等。

（二）临床表现

典型症状为反复发作性喘息，大多数有季节性，日轻夜重（下半夜和凌晨易发），常与吸入外源性变应原有关；急性发作时，两肺可闻及弥漫性哮鸣音，以呼吸期为主。上述症状和体征可以自行缓解或应用支气管扩张剂后缓解，缓解期患者可无任何哮喘症状。非典型的支气管哮喘可表现为发作性胸闷或顽固性咳嗽。

二、治疗原则

支气管哮喘治疗的目的：达到并维持症状的控制；维持正常活动，包括运动能力；维持肺功能水平尽量接近正常；预防哮喘急性加重；避免因哮喘治疗导致的不良反应；预防哮喘导致的死亡。

虽然哮喘目前尚不能根治，但以抑制炎症为主的规范治疗能够控制哮喘临床症状。哮喘治疗的目标是长期控制症状、预防未来风险的发生，即在使用量小的有效剂量进行药物治疗或不用药物的基础上，能使患者与正常人一样生活、学习和工作。经过长期规范化治疗和管理，80％以上的患者可以达到哮喘的临床控制。

三、治疗药物的选择

1. 糖皮质激素

抑制气道炎症形成过程中的诸多环节，如抑制嗜酸性粒细胞等炎症细胞在气道的聚集、抑制炎症介质的生成和释放、增强平滑肌细胞 β_2 肾上腺素受体的反应性等，是目前控制哮喘最有效的药物，分为吸入、口服、静脉用药。

（1）吸入型糖皮质激素　由于其局部抗炎作用强、全身不良反应少，已成为目前哮喘长期治疗的首选药物。常用的药物有倍氯米松、布地奈德、氟替卡松等。通常需规律吸入 1～2 周以上方能起效。少数患者可出现口咽白色念珠菌感染、声音嘶哑，吸药后用清水漱口可减轻局部反应和胃肠吸收。长期吸入较大剂量糖皮质激素者应注意预防全身性不良反应，可采用低、中剂量糖皮质激素与长效 β_2 受体激动剂、白三烯受体阻断剂或缓释茶碱联合使用。

（2）口服糖皮质激素　用于吸入激素无效或需要短期加强治疗的患者。常用泼尼松和泼尼松龙。不主张长期口服激素用于延长哮喘缓解期。全身应用糖皮质激素是治疗儿童重症哮喘发作的一线药物。

（3）静脉给药　重度或严重哮喘发作时应及早静脉给予激素。常用氢化可的松琥珀酸钠或甲泼尼龙。地塞米松因在体内半衰期较长、不良反应较多，应慎用。

2. β_2 受体激动剂

通过激动气道的 β_2 肾上腺素受体激活腺苷酸环化酶，减少肥大细胞和嗜碱粒细胞脱颗粒和介质的释放，从而起到舒张支气管、缓解哮喘症状的作用。分为短效 β_2 受体激动剂（short-acting beta agonist，SABA，维持 4～6h）和长效 β_2 受体激动剂（long-acting beta agonist，LABA，维持 10～12h），LABA 又可分为快速起效（数分钟起效）和缓慢起效（30min 起效）两种。

（1）SABA　治疗哮喘急性发作的首选药物，有吸入、口服和静脉三种制剂。首选吸入给药。常用沙丁胺醇和特布他林。吸入剂包括定量气雾剂（MDI）、干粉剂和雾化溶液。SABA 应采取"按需间歇使用"，不宜长期、单一使用。主要不良反应有心悸、骨骼肌震颤和低钾血症。

（2）LABA　常用沙美特罗和福莫特罗。福莫特罗属快速起效的 LABA，也可按需用于哮喘急性发作的治疗。与糖皮质激素联合使用是目前最常用的哮喘控制方案，联合制剂有氟替卡松/沙美特罗吸入干粉剂、布地奈德/福莫特罗吸入干粉剂。需特别注意，LABA 不能单独用于哮喘的治疗。

3. 白三烯受体阻断剂

通过调节白三烯的生物活性而发挥抗炎作用，同时可以舒张支气管平滑肌，是目前除糖皮质激素外唯一可单独使用的长期控制性药物。本药单用不应用于治疗急性哮喘发作，可作为轻度哮喘糖皮质激素的替代治疗药物和中至重度哮喘的联合治疗用药，尤其适用于阿司匹林哮喘、运动性哮喘和具有过敏性鼻炎哮喘患者的治疗。常用药物有孟鲁司特和扎鲁司特。

📖 知识链接

规范应用白三烯受体阻断药

1. 在治疗急性哮喘上，白三烯受体阻断剂的疗效尚未确定，暂时不宜应用于急性发作的治疗，不宜突然代替糖皮质激素，也不适用于解除哮喘急性发作时的支气管痉挛。

2. 白三烯受体阻断剂的起效时间慢，作用较弱相当于色甘酸钠，一般连续应用 4 周后才见疗效，且有蓄积性，仅适用于轻、中度哮喘和稳定期的控制，或合并应用以减少糖皮质激素和 β_2 受体激动剂的剂量。

3. 在治疗哮喘上不宜单独应用，对 12 岁以下儿童、妊娠及哺乳期妇女宜在权衡利弊后慎重应用。

---

4. 磷酸二酯酶抑制剂（茶碱类药物）

通过抑制磷酸二酯酶提高平滑肌细胞内的环磷腺苷酸（cAMP）浓度，拮抗腺苷受体，增强呼吸肌的力量以及增强气道纤毛清除功能等，从而起到舒张支气管和气道抗炎作用，是治疗哮喘的有效药物之一。静脉给药主要应用于重症和危重症哮喘。由于茶碱的治疗窗窄以及茶碱代谢存在较大个体差异，有条件的应在用药期间监测其血药浓度，安全有效浓度为 $10\sim20\mu g/ml$。

5. 抗胆碱药

通过阻断节后迷走神经通路，降低迷走神经张力而起到舒张支气管、减少痰液分泌的作用，但其舒张支气管的作用比 β_2 受体激动剂弱。

（1）短效抗胆碱药　异丙托溴铵：有气雾剂和雾化溶液两种剂型。主要用于哮喘急性发作的治疗，多与 β_2 受体激动剂联合应用，尤其适用于夜间哮喘及多痰的患者。

（2）长效抗胆碱药　噻托溴铵：是近年发展的选择性 M_1、M_3 受体拮抗剂，作用更强，持续时间更久（24h），目前只有干粉吸入剂。主要用于哮喘合并慢阻肺以及慢阻肺患者的长期治疗。

6. IgE 抗体

是重组鼠抗人 IgE 单克隆抗体，有阻断游离 IgE 与 IgE 效应细胞表面受体结合的作用，但不会诱导效应细胞的脱颗粒反应。主要用于吸入性糖皮质激素（ICS）和 LABA 联合治疗后症状仍未控制且血清 IgE 水平增高的重症哮喘患者。

四、用药指导与患者教育

（一）用药注意事项

① 长期、规范治疗完全可以有效地控制哮喘。治疗必须个体化，以最小量、最简单的联合、不良反应最少、达到最佳哮喘控制为原则。

② 吸入剂的用药教育。

吸入装置分为两类：定量气雾吸入器和干粉吸入剂。其中丙酸氟替卡松气雾剂（辅舒酮）和沙丁胺醇气雾剂（万托林）都属于定量气雾剂。干粉吸入剂有：沙美特罗氟替卡松（舒利迭）；布地奈德福莫特罗粉吸入剂（信必可）。

药物吸入的正确使用应遵循五步法：①移去护盖，准备吸入的药物；②先缓慢吐气，排除肺内空气；③吐气后将吸入剂含于口中；④按压药罐或直接吸入，同时以正常呼吸速度深深地吸入，尽可能使药物微粒能够通过口咽部到达外周细支气管；⑤将吸入剂从口中移出，然后闭气5～10s，之后缓慢呼气。用完药物后应漱口，否则沉积在口咽部或下咽部的药物会吸收入胃产生副作用，特别是糖皮质激素类药物沉积在口咽部会造成念珠菌感染。

（二）患者教育

① 对哮喘患者进行哮喘知识的健康教育、有效控制环境、避免诱发因素，需贯穿于整个哮喘治疗过程中。

② 结合每位患者的具体情况，找出诱因以及避免诱因的方法，如减少过敏原吸入（避免接触挥发性化学物品，哮喘患者家中不应饲养宠物，花粉过敏的患者在春秋季节、大风季节应减少外出、郊游等），避免剧烈运动，忌用可以诱发哮喘的药物。

③ 学会在家中自行监测病情变化，并进行评定。

④ 熟悉哮喘发作的先兆表现，学会哮喘发作时进行简单的紧急自我处理办法。

⑤ 建立医患之间的合作关系是实现有效的哮喘管理的首要措施。患者教育的目标是增加理解、增强技能、增加满意度、增强自信心、增加依从性和自我管理能力，以及增进健康，减少卫生保健资源使用。

🔖 知识链接

干粉吸入器有两种装置，你了解吗？ 使用方法你知道吗？

干粉吸入器是通过使用者主动吸入空气中的分散药物微粒，干粉雾颗粒的流速与使用者的吸气流速相吻合。 国内常用的干粉吸入器有两种装置。

1. 储存剂量型涡流式干粉吸入器，俗称都保。 使用方法见下图：

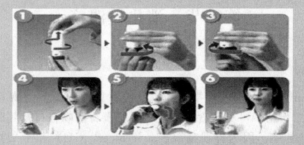

①旋松盖子并拔出。 ②使旋柄在下方，握住吸入器使之直立。 将旋柄朝任意方向拧到底。 ③将旋柄再旋回到原来位置，听到咔嗒声表明已往吸入器中加入了一个剂量的药物。 ④呼气，不可对着吸嘴呼气。⑤轻轻地把吸嘴放在上下牙齿之间，双唇包住吸嘴，用力且深长地用嘴吸气。 ⑥然后屏住气，从口中拿出喷嘴，不要呼吸，闭住嘴，屏住5～10s，然后慢慢呼气即可。 盖上盖子，吸入完所需剂量后，用水漱口，不要吞咽。

2. 另一种为准纳器。 使用方法见下图：

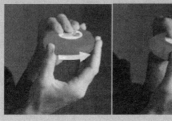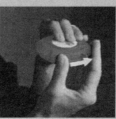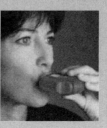

①打开：用一手握住外壳，另一手的大拇指放在拇指柄上，向外推动拇指直至完全打开。 ②推开：向外推动滑杆发出咔嗒声，一个标准剂量的药物已经准备好以供吸入，注意不要随意拨动滑杆以免造成药物的浪费。 ③吸入：尽量呼气，注意不要把气呼入准纳器内，将吸嘴放入口中，由准纳器，深深地平稳地吸入药物。 ④将准纳器从口中拿出，屏气约10s，再用鼻子呼气。 ⑤推动手柄，发出咔嗒声关闭准纳器。 用水漱口，不要吞咽。

课堂活动

案例分析

患者，男，36岁，间断喘息发作6年余，发作时口服氨茶碱可以缓解，支气管舒张试验阳性。 对于该患者，最主要的治疗是规律使用(   )。

A. 长效 β 受体激动剂　　　B. 短效 β 受体激动剂　　　C. 吸入糖皮质激素

D. 口服糖皮质激素　　　E. 白三烯受体阻断剂

分析：糖皮质激素是当前控制哮喘发作最有效的药物。 通常规律吸入1周方可见效。 选项A、B均为缓解哮喘发作的药物。 D为用于吸入无效或需短期加强的患者。 故选C。

课堂活动

学习定量气雾吸入器和干粉吸入剂的使用方法，掌握五步法，并指导患者使用。

第四节　消化性溃疡

一、概述

消化性溃疡（peptic ulcer，PU）指胃肠道黏膜被胃酸和胃蛋白酶等自身消化而发生的溃疡，好发于胃和十二指肠，可见于食管下段、小肠、胃肠吻合口及其附近的肠袢以及异位的胃黏膜，如 Meckel 憩室。因为胃溃疡（gastric ulcer，GU）和十二指肠溃疡（duodenal ulcer，DU）最常见（约占95％），故一般所谓的消化性溃疡是指 GU 和 DU。

（一）病因

消化性溃疡是一种或多种有害因素对黏膜破坏超过抵御损伤和自身修复能力所引起的综合结果。胃肠黏膜防御作用的削弱以及药物、精神等因素与消化性溃疡发病也有密切关系。

包括以下病因：幽门螺杆菌（HP）感染；非甾体抗炎药物的使用；胃酸和胃蛋白酶的作用；其他危险因素包括：吸烟、遗传因素、胃十二指肠运动异常、应急和心理因素、饮食和病毒感染等。

> **知识链接**
>
> #### 什么是幽门螺杆菌？
>
> 幽门螺杆菌是目前所知的唯一一种能在胃部生存的细菌，在胃黏膜上皮细胞表面呈螺旋状或弧形。

我国幽门螺杆菌感染率总体上很高，成人中感染率达到 40%～60%，但是细菌感染以后不一定都得胃病，10 年中约有 15%～20% 的幽门螺杆菌感染者会发生消化性溃疡。但近年来发现幽门螺杆菌不仅与慢性胃炎、消化性溃疡、胃癌有关，还可引起其他器官和组织疾病，特别是心血管疾病、贫血以及血小板减少性紫癜等。世界卫生组织已经把幽门螺杆菌列为胃癌的头号致癌因子，根除幽门螺杆菌可使这些疾病改善或恢复。

（二）临床表现

1. 典型表现

上腹部疼痛是本病的主要症状，并有如下特点。①慢性病程：病程可达数年至数十年。②复发性：反复发作，常有季节性，常在秋冬及冬春之交发病。③节律性：DU 常表现为饥饿痛（两餐之间出现上腹痛，持续至下餐进餐后缓解）、夜间痛或清晨痛；GU 表现为餐后痛（餐后约 1h 出现，持续 1～2h 后缓解）。

2. 其他症状

缺乏上述特异性表现，仅为无规律上腹隐痛或不适，可伴上腹胀、灼热、恶心等消化不良症状；部分患者（特别是老年患者、糖尿病患者）可无症状，而是以上消化道出血、穿孔等 PU 并发症就诊。

3. 体征

局限性上腹压痛。胃和十二指肠溃疡的主要区别见表 11-5。

表 11-5　胃和十二指肠溃疡的主要区别

区别点	胃溃疡	十二指肠溃疡
发生部位	胃	十二指肠球部
发病概率	高	较低，相当于胃溃疡的 1/3
疼痛发生时间	餐后 0.5～1h	餐后 2～3h 以上
压痛点	中线偏左	中线偏右
胃酸分泌	降低或正常	升高或正常
选择用药	增强防御因子药、促进胃排空药	减弱攻击因子药、抑酸药

二、治疗原则

对 PU 治疗的目的是：①缓解症状；②促进溃疡愈合；③防治并发症；④预防复发。

（一）非药物治疗

避免劳累和精神紧张，注意饮食规律，消除攻击因子，如停用胃黏膜损害药物、戒烟酒。

（二）药物治疗

首先区分有无 HP 感染，HP 阳性者首先进行抗 HP 治疗，必要时在抗 HP 治疗结束后再给予 2～4 周（DU）或 4～6 周（GU）的抗酸分泌治疗。对于 HP 阴性的溃疡包括 NSAIDs（非甾体类解热镇痛消炎药，如阿司匹林）相关性溃疡，可常规治疗，即使用任何一种 H_2 受体阻断剂（H_2-RA）或质子泵抑制剂（PPI），DU 疗程为 4～6 周，GU 为 8 周。至于是否进行持续治疗，应根据溃疡复发频率、患者年龄、服用 NSAIDs、吸烟、合并其他严重疾病、溃疡并发症史等危险因素的有无，综合考虑后决定。

（三）手术治疗

仅限于极少数并发症者。手术适应证为：大量出血经内科紧急处理无效；急性穿孔；瘢痕性幽门梗阻；内科治疗无效的难治性溃疡；不能排除恶性胃溃疡。

三、治疗药物的选择

1. 根除幽门螺杆菌

包括三联疗法（一线法）和四联疗法（二线法）。三联疗法：PPI（质子泵抑制剂）＋克拉霉素＋阿莫西林或甲硝唑，疗程一般为 7～14 天，一线治疗失败者，改用补救疗法，应尽量避免用甲硝唑类。四联疗法：PPI＋铋剂＋两种抗菌药物。四联疗法中推荐的两种抗菌药物为四环素和甲硝唑，此外呋喃唑酮和左氧氟沙星也推荐用于 HP 的根除。

2. 抗酸分泌

（1）H_2 受体抑制药 H_2 受体抑制药的问世是消化性溃疡病治疗史上的一个里程碑。通过选择性地抑制 H_2 受体而减少胃酸分泌，降低胃酸和胃蛋白酶的活性，对消化性溃疡起积极治疗的作用。目前市场上存在的品种有西咪替丁、法莫替丁、雷尼替丁、尼扎替丁和罗沙替丁等。

（2）质子泵抑制药 胃酸分泌最后一步是壁细胞内质子泵，即 H^+，K^+-ATP 酶驱动细胞内 H^+ 与小管内 K^+ 交换。质子泵抑制药（PPI）阻断了胃酸分泌的最后通道，明显减少任何刺激引起的酸分泌。奥美拉唑是目前临床上应用最广泛的质子泵抑制药；埃索美拉唑（ESO）是单 S 型异构体的质子泵抑制药，24h 内对胃酸的抑制作用更持久、更有效。兰索拉唑不良反应发生率较低。泮托拉唑生物利用度高，与肝细胞色素 P450 酶无相互作用。雷贝拉唑，是第二代质子泵抑制药不经细胞色素 P450 酶药物系统代谢，无药物间相互作用。

3. 保护胃黏膜

黏膜保护剂：具有增强黏膜抗损伤能力和加速溃疡愈合的作用，有前列腺素类似物（米索前列醇、恩索前列素等）、吉法酯（含吉法酯和铝硅酸镁）、替普瑞酮、瑞巴派特、铋盐等。铋盐（枸橼酸铋钾、胶体果胶铋）在酸性环境下能与溃疡基底膜坏死组织上的蛋白质结合，形成一层保护膜覆盖于溃疡表面，并有杀伤 HP、抑制胃蛋白酶活性作用。米索前列醇用于NSAIDs 引起的胃黏膜损害，但腹泻、腹痛、呕吐等胃肠道不良反应使得许多患者难以耐受。

4. 中和胃酸

多为弱碱性药物，可即刻中和或吸附胃酸，减轻疼痛（如碳酸氢钠、三硅酸镁）；同时还具有黏膜保护作用（如氢氧化铝、铝碳酸镁等）。

四、用药指导及患者教育

（一）用药指导及注意事项

① 叮嘱患者一定严格按照医生的医嘱用满疗程，在治疗期间需要告知患者以下几点：需同时服用质子泵抑制剂和抗菌药物，质子泵抑制剂的作用为抑制胃内胃酸分泌，抗菌药物的作用为杀灭幽门螺杆菌，用药疗程为 7～14 天，根除幽门螺杆菌疗程结束后再继续服用质子泵抑制剂 2～4 周，其用法用量参见表 11-6、表 11-7。

表 11-6 质子泵抑制剂的使用

药品分类	药物名称	使用方法	注意事项
质子泵抑制剂	奥美拉唑肠溶胶囊（20mg）	1 粒/次，2 次/天	整片吞服，不能咀嚼或压碎服用，早、晚餐前 15～30min 服用
	奥美拉唑肠溶片（20mg）	1 粒/次，2 次/天	整片吞服，至少半杯水送服或溶解至水中服用，早、晚餐前 15～30min 服用
	兰索拉唑片（15mg）	2 片/次，1 次/天	整片用水吞服，不要嚼碎，早晨起床或餐前服用
	雷贝拉唑钠肠溶片（10mg）	2 片/次，1 次/天	整片用水吞服，不要嚼碎，早晨起床或餐前服用

表 11-7　抗菌药物的使用

药品分类	药物名称	使用方法	注意事项
抗菌药物	阿莫西林胶囊 (0.25g)	4 粒/次， 2 次/天	整粒吞服，早、晚餐后半小时服用
	克拉霉素缓释片 (0.5g)	2 片/次， 1 次/天	整片吞服，不能咀嚼或压碎服用，早或晚餐中服用
	克拉霉素片 (0.25g)	2 片/次， 2 次/天	早、晚餐中服用
	甲硝唑片 (0.2g)	2 粒/次， 2 次/天	早晚餐后服用，用药期间尿液呈深红色，宜戒酒

② 根除 HP 用药前权衡全身情况，核查患者用药记录单，避免出现药物相互作用及药物的不良反应。例如他汀类药物与克拉霉素同服增加肌溶解风险，可暂时停服；对于患有心律失常的患者，应权衡利弊，慎用克拉霉素。PPI 可造成低酸环境，会使地高辛较少转化成活性物，减弱疗效，在服用期间及停药后短时间内调整地高辛用量等。

③ 服用 PPI 应定期检查肝功能，不宜长期服用该类药品。

④ 牛奶和抗酸药可干扰铋剂的作用，不能同时服用。

⑤ 铋剂、氢氧化铝凝胶和铝碳酸镁等形成保护膜的制剂不要餐后服用，多在上腹痛前、腹痛时临时服用；不要与铁剂、钙剂及喹诺酮类等药物合用，以免影响药物吸收。

⑥ 组胺 H_2 受体阻断剂雷尼替丁、西咪替丁、法莫替丁能引起幻觉、定向力障碍。注意：对驾车司机、高空作业者、精密仪器操作者慎用，或服用后休息 6h 后从事工作。

⑦ 各种抗酸药常见的不良反应是腹泻或便秘，对习惯性便秘者不宜使用。

⑧ 肠溶片和缓释片不能掰开、咀嚼或压碎吃，可能会使药物起不到治疗作用或药物从药片中迅速释放，导致体内药物浓度骤然上升引起药物中毒，还可能加重副作用。

⑨ 由于消化性溃疡是一类慢性病，且易复发，要使其完全愈合，必须坚持长期服药，以充分发挥此类药物的最佳效能。切不可症状稍有好转便骤然停药，如果在溃疡完全愈合以前过早停药，症状会迅速重新出现，进而使原有溃疡恶化。也不可频繁更换药物，如服用某种药物刚过几天，见病状未改善又换另一种药。

（二）患者教育

① 注意休息，生活有规律，劳逸结合，避免过度精神紧张及情绪不稳定，保持心理平衡，出血患者强调卧床休息。

② 每日三餐应规律，不要饥饱无常，三餐尤其是晚餐不要吃得太饱，也不要增加进餐次数，目的是让胃得到休息。

③ 饮食要清淡、新鲜，少吃腌菜，少吃或不吃辛辣刺激性的食物。食物要软，避免坚硬。米粥、面片汤、鸡蛋羹对胃都有好处；而像花生米、瓜子、年糕、硬馒头、硬米饭等坚硬不好消化的食物，对胃都有一定的损伤。

④ 少吃生冷油腻食品，鸡鸭鱼肉都可以吃，但要讲究烹调方法，提倡清炖和红烧，而不宜煎熏烤炸。对胃有湿热郁积的患者，羊肉因其性温而不宜食，冰箱里的水果不能取出来马上食用。

⑤ 不空腹喝牛奶，因牛奶含有一种酪蛋白，直接与胃肠接触时对胃肠黏膜有损伤，喝奶后可能会出现胃胀、腹泻或便秘。

⑥ 不喝浓茶、咖啡，戒烟戒酒。烟中的尼古丁损伤胃黏膜，酒精能使胃黏膜屏障作用受损。

课堂活动 📖

用药指导训练

患者，男，54岁，临床诊断：胃溃疡，HP感染。处方如下：

雷贝拉唑 10mg×28片　　　　　　　　20mg/次，q.d.
克拉霉素片 0.5g×7片×2盒　　　　　　0.5g/次，b.i.d.
阿莫西林胶囊 0.25g×24粒×2盒　　　　1g/次，b.i.d.

该患者凭处方来药房买药，请你为患者提供相应的药学服务。

📖 **知识链接**

避免耐药性出现

在选择根治幽门螺杆菌（HP）的药物方案中，注意避免耐药菌株的产生，防范措施如下。

1. 严格掌握HP根除的适应证，选用正规和有效的治疗方案；

2. 联合治疗，避免使用单一抗菌药物，提倡在治疗前做药敏试验，选择对HP敏感的抗菌药物；

3. 对根除治疗失败者，再次治疗前先做药物敏感试验，避免使用对HP耐药的抗菌药物；

4. 由于HP的耐药性，PPI三联方案必要时可使用2周；

5. 对一线治疗失败者，改用补救疗法时，尽量避免应用甲硝唑类药，应改用其他药物，如呋喃唑酮、胃内滞留型庆大霉素缓释片等。

第五节　糖尿病

一、概述

糖尿病（diabetes mellitus，DM）是由遗传因素、免疫功能紊乱、微生物感染及其毒素、自由基毒素、精神因素等各种致病因子作用于机体导致胰岛素分泌绝对或相对不足而引发的糖、蛋白质、水和电解质等一系列代谢紊乱综合征，临床上以高血糖为主要特点，典型病例可出现"三多一少"症状。

（一）糖尿病的类型

（1）Ⅰ型糖尿病（胰岛素依赖型）　β细胞破坏，常导致胰岛素绝对缺乏。

（2）Ⅱ型糖尿病（非胰岛素依赖型）　约占糖尿病患者总数的90%，分为肥胖和非肥胖两种类型，主要由遗传易感性、高热量饮食、缺少运动、向心性肥胖等复杂的病理生理过程联合作用而致高血糖。

（3）其他特殊类型糖尿病　包括某些遗传缺陷、胰腺病变（胰腺炎、胰腺创伤、胰腺肿瘤）、内分泌病变（生长激素、肾上腺皮质激素、胰高血糖素、肾上腺素可拮抗胰岛素的作用）等。妊娠糖尿病是妊娠过程中初次发现的任何程度的糖耐量异常。

（二）临床表现

1. 一般症状

许多糖尿病患者并无明显症状，部分可有多饮、多尿、多食、消瘦和体重减轻、疲乏无力等。

2. Ⅰ型糖尿病的特点

① 任何年龄均可发病，但 30 岁前最常见。

② 起病急，多有典型的"三多一少"症状。

③ 血糖显著升高，经常反复出现酮症。

④ 血中胰岛素和 C 肽水平很低甚至检测不到。

⑤ 患者胰岛功能基本丧失，需要终生应用胰岛素替代治疗。

⑥ 成人晚发自身免疫性糖尿病，发病年龄在 20～48 岁，患者消瘦，易出现大血管病变。

3. Ⅱ型糖尿病的特点

① 一般有家族遗传病史。

② 起病隐匿、缓慢，无症状的时间可达数年至数十年。

③ 多数人肥胖或超重、食欲好、精神体力与正常人并无差别，偶有疲乏无力，个别人可出现低血糖。

④ 多在查体中发现。

⑤ 随着病程延长，可出现糖尿病慢性并发症。

知识链接

糖尿病主要并发症和糖尿病感染

主要并发症如下。

（1）靶器官损伤：①糖尿病性心肌病；②糖尿病合并高血压；③糖尿病肾病；④糖尿病眼病；⑤糖尿病足病。

（2）微血管和大血管病变：前者包括视网膜病变、肾病、神经病变；后者有冠心病、高血压、周围血管病变、糖尿病足、脑血管疾病。

（3）糖尿病急性并发症：糖尿病酮症酸中毒、高渗性非酮体高血糖症、低血糖症（血糖低于 3mmol/L）、糖尿病非酮症高渗昏迷。

此外，Ⅰ型糖尿病常见有高三酰甘油血症。Ⅱ型糖尿病患者一般均有高胰岛素血症存在，并普遍存在有胰岛素抵抗。

糖尿病感染：糖尿病并发感染的概率较高，发生率为 33%～90%，尤其在血糖控制不好或受外伤情况下更易发生。感染可见于全身各个系统。糖尿病与感染是相互影响、互为因果的两种疾病，感染可加重糖尿病，而糖尿病则易感染。

（三）诊断依据

有典型糖尿病症状（多饮、多尿和不明原因体重下降等）、一天当中任意时候血糖≥200mg/dl（11.1mmol/L），或者空腹至少 8h 后的血糖≥126mg/dl（7.0mmol/L），或者葡萄糖耐量试验（OGTT）2h 的血浆葡萄糖浓度≥200mg/dl（11.1mmol/L）。上述检查结果需要在另外一天进行重复测定，以对糖尿病诊断进行核实。

二、治疗原则

糖尿病治疗是一种综合性治疗，具体原则包括 5 个方面，称为"5 驾马车"。①糖尿病的教育与心理治疗：其主要目的是让糖尿病患者真正懂得糖尿病，知道如何对待和处理糖尿病。②糖尿病饮食治疗：使糖尿病患者做到合理用餐，给糖尿病的其他治疗手段奠定基础。③运动疗法：让患者长期坚持适量的体育锻炼，保持血糖水平正常和身体健康。④糖尿病的药物治疗：在单纯饮食及运动治疗不能使血糖维持基本正常水平时，适当选用口服降糖药物或胰岛素，并根据临床需要，服用降脂、降压及其他药物，使患者维持全面正常状态。⑤糖尿病病情的监测：使患者定期得到血、尿等各项指标，心电图及眼底检查结果，以期详细了解病情，指导治疗。

三、治疗药物选择

（一）Ⅰ型糖尿病的药物治疗

Ⅰ型糖尿病患者的胰岛素分泌不足，可选用胰岛素注射给药，或与 α-糖苷酶抑制剂、双胍类降糖药联合使用。

（二）Ⅱ型糖尿病的药物治疗

① Ⅱ型肥胖型糖尿病患者（体重超过理想体重 10%），经饮食和运动治疗尚未达标者，尤其是伴高脂血症、高三酰甘油血症、高密度脂蛋白水平低者可首选二甲双胍。

② Ⅱ型非肥胖型糖尿病患者在有良好的胰岛 β 细胞储备功能、无高胰岛素血症时可应用促胰岛素分泌剂（磺酰脲类降糖药和格列奈类）。长效磺酰脲类控制不佳的Ⅱ型糖尿病容易使胰岛 β 细胞功能恶化，磺酰脲类降糖药有低血糖的不良反应，需密切监测血糖，老年人不建议使用。

③ 单纯餐后血糖高，而空腹和餐前血糖不高，首选 α-葡萄糖苷酶抑制剂。

④ 餐后血糖升高为主，伴餐前血糖轻度升高，首选胰岛素增敏剂噻唑烷二酮类。

⑤ 糖尿病合并肾病者可首选格列喹酮。

⑥ 老年患者对低血糖的耐受能力差，应选择降糖平稳、安全的降糖药物，如 α-糖苷酶抑制剂、GLP-1、DPP-4 抑制剂、甘精胰岛素等。

⑦ 儿童Ⅰ型糖尿病用胰岛素治疗；2 型糖尿病目前仅有二甲双胍被批准用于儿童。

⑧ 经常出差，进餐不规律的患者，选择每日 1 次用药（如格列美脲）更为方便，依从性好。

⑨ 针对伴发疾病，抗高血压药、调脂药、抗血小板药和改善微循环药需综合应用。

（三）胰岛素制剂种类与其特点

胰岛素（insulin）是最有效的降糖药物，按作用时间长短分为超短效、短效、中效、长效、超长效等胰岛素。根据睡前和 3 餐前血糖水平分别调整睡前和 3 餐前的胰岛素用量，每 3～5 天调整 1 次，每次调整 1～4U。胰岛素的制剂种类与其特点见表 11-8。

表 11-8　胰岛素的制剂种类与其特点

类别	制剂名称	起效时间/h	作用达峰时间/h	维持时间/h	给药时间
超短效	门冬或赖脯胰岛素	0.12～0.2	0.6～1.5	2～5(皮下)	餐前 10min
短效	普通胰岛素	0.5～1	1.5～4	3～6(皮下)	餐前 15～30min
中效	低精蛋白锌胰岛素	1～2	6～12	12～18(皮下、肌内)	餐前 30～60min
长效	精蛋白锌胰岛素	4～6	14～20	24～36(皮下)	早餐前 30～60min,q. d.

续表

类别	制剂名称	起效时间/h	作用达峰时间/h	维持时间/h	给药时间
超长效	地特胰岛素	3～6	6～8	6～24（皮下）	固定时间，q. d.
	甘精胰岛素	2～5	5～24	18～24（皮下）	固定时间，q. d.
预混①	双时相低精蛋白锌单峰胰岛素	0.5	2～8	24（皮下）	早餐前 30min，q. d.

① 预混胰岛素中诺和灵 30R、优泌林 70/30 组成为 30％短效胰岛素加 70％中效胰岛素；诺和灵 50R、优泌林 50/50 为 50％短效胰岛素加 50％中效胰岛素。

四、用药指导与患者教育

（一）用药指导

（1）糖尿病患者的药物治疗包括口服降糖药、注射胰岛素、中医中药以及多种辅助药物治疗。叮嘱患者要坚持按时按量用药，药物剂量不能时减时增，应在医生指导下调整剂量。定期监测血糖、糖化血红蛋白、蛋白尿、血压、血脂、肝肾功能等。

（2）采用"精细降糖"策略，一种或几种药的联合使用可使糖尿病患者得到更个体化的治疗，发挥降糖药的最大作用，并减少不良反应。当糖尿病患者的血糖水平控制在接近正常时，为避免低血糖的发生，需采取"精细降糖"的措施，包括指导患者采取更严格的饮食和运动计划、更密切的血糖监测和对降糖药更加得心应手的应用。在降糖药的选择上，越接近人体控制血糖生理模式的药物，越能帮助人们安全接近正常血糖的目标。

（3）需注意各药的禁忌证和不良反应，尤其是降糖药可诱发低血糖和休克，严重者甚至致死。药师应提示患者注意，低血糖是使用降糖药后出现的常见不良反应。正常用药的患者有时会由于其他原因导致食物摄入减少，有可能会引发低血糖。

低血糖症状：心悸、乏力、出汗、饥饿感、面色苍白、震颤、恶心呕吐等；严重者意识模糊、精神失常、肢体瘫痪等

对策：①及时测定血糖。②患者神志尚清醒，应及时补充含糖食物如葡萄糖、饮料、蜂蜜等。低血糖症状可能暂时缓解。但有些药物降糖作用会持续数小时，低血糖症状可能再次出现，应警惕。③若患者神志不清，应立即送医院急救，同时带着患者服用的降糖药以便医生了解病情。④糖尿病患者单独外出时，随身携带标有常用药物、联系电话的提示卡。一旦出现低血糖，立即口服葡萄糖水和糖块、巧克力、甜点或静脉滴注葡萄糖注射液。

（4）根据不同药物吸收、生物利用度和药效特点，告知患者适宜的使用时间。磺酰脲类——餐前 30min；双胍类——餐中或餐后；非磺酰脲类胰岛素促泌剂——餐前 0～15min。葡萄糖苷酶抑制剂——与第一口食物一起服用。噻唑烷二酮类——餐前、进餐或餐后服用均可。胰岛素类——餐前注射，如人胰岛素（诺和灵 30R）——餐前 15～30min 注射、胰岛素类似物（诺和锐 30）——餐时注射

（5）注射胰岛素　注射胰岛素时宜注意：①注射时宜变换注射部位，两次注射点要间隔 2cm，以确保胰岛素稳定吸收，同时防止发生皮下脂肪营养不良。②未开启的胰岛素应冷藏保存，冷冻后的胰岛素不可再应用。③使用中的胰岛素笔芯不宜冷藏，可与胰岛素笔一起使用或随身携带，但在室温下最长只可保存 4 周。

（6）应用胰岛素或强效降糖药治疗的患者，在开车外出前，要先测一下血糖，血糖正常再上路；如血糖低于正常值则要吃一点食物；开长途车时，最好每隔 2h 休息 1 次，监测血糖；行驶中如出现头晕、眼花、出汗、饥饿、颤抖等低血糖症状时立即停车休息。

（7）α-葡萄糖苷酶抑制剂常致胀气（胃胀者约 50％、腹胀者 30％），其可通过缓慢增加

剂量和控制饮食而减轻反应的程度，或多在继续用药中消失。

（8）服用降糖药物时不宜饮酒，乙醇可加重或延迟低血糖症状，并可抑制肝糖异生。

知识链接

规避合用升高血糖的药物

服用一些影响糖代谢的药物，可引起一过性的血糖升高，停药后血糖会很快恢复正常。所以对糖尿病患者应慎用，尽量规避。

1. 肾上腺糖皮质激素：泼尼松、泼尼松龙、甲泼尼松、氢化可的松、地塞米松等可调节糖代谢。中长程应用可出现多种代谢异常，包括高血糖。

2. 甲状腺激素：左甲状腺素钠、碘塞罗宁钠可使胰岛素水平下降。

3. 利尿剂：呋塞米、依他尼酸等可抑制胰岛素释放、使糖耐量降低，血糖升高等。

4. 氟喹诺酮类：加替沙星可致严重或致死性低血糖或高血糖、糖尿病、糖耐量异常等。

5. 非甾体抗炎药：阿司匹林、吲哚美辛等偶可引起高血糖。

6. 抗精神病药：氯氮平、奥氮平、喹硫平、利培酮、氯丙嗪等可引起葡萄糖调节功能异常。

7. 抗肿瘤药：曲妥珠单抗、利妥昔单抗可引起高血糖。

（二）患者教育

1. 饮食治疗

要坚持十六字方针——总量控制、等（热）量交换、掌握比例、食谱广泛。

（1）目标 获得并维持理想的血糖水平；减少心血管危险因素，包括血脂异常和高血压；提供均衡营养的膳食；维持合理体重；超重的患者体重减少的目标是体重在 3～6 个月期间减轻 5%～10%。消瘦的患者应通过均衡的营养计划恢复理想体重，并长期维持理想体重。

（2）脂肪 膳食中由脂肪提供的热量不能超过饮食总热量的 30%；饱和脂肪酸的摄入量不要超过饮食总热量的 10%；避免或限制下列食物：肥肉、全脂食品、棕榈油、花生油及油炸食品，食物中胆固醇摄入量为<300mg/天。

（3）糖类 膳食中糖类所提供的热量应占总热量的 55%～60%；主要成分为复合糖类，尤其是含高纤维的食物如蔬菜、豆类、全麦谷物、燕麦和水果；蔗糖提供的热量以不超过总热量的 10%为宜；可以摄入少量的食糖，作为健康食谱的一部分，无热量的甜味剂可以用来替代食糖。每日进三餐，糖类均匀分配。

（4）蛋白质 蛋白质提供饮食总热量的 15%～20%，有微量蛋白尿的患者每日摄入蛋白量应限制在 0.8～1g/kg；有显性蛋白尿的患者蛋白摄入量宜限制在 0.8g/kg 以下。富含优质蛋白的食品是鱼、海产品、瘦肉、鸡肉、低脂奶制品、坚果和豆类。

（5）其他 限制饮酒量，不超过 1～2 份标准量/天（1 份标准量为 285ml 啤酒、375ml 生啤，100ml 红酒或 30ml 白酒，约含 10g 乙醇）；乙醇可诱发使用磺脲类或胰岛素治疗的患者出现低血糖；食盐摄入量限制在每天 6g 以内，尤其是高血压患者，限制摄入含盐量高的食物，如加工食品、调味酱等，尽量选择含盐量低的食品。

2. 体力活动

体力活动在Ⅱ型糖尿病的管理中占有重要地位，运动增加胰岛素敏感性，可以改善血糖控制，有利于减轻体重。糖尿病患者如果能坚持规律地运动 12～14 年可以显著降低死亡率。运动频率和时间为每周至少 150min。中等强度的体力活动包括：快走、打太极拳、骑车、打高尔夫球和园艺活动。较强体力活动为：舞蹈、有氧健身、慢跑、游泳、上坡骑车。每周最好进行 2 次肌肉运动如举重训练，训练时阻力为轻或中度。运动项目要和患者的年龄、社会、经济、文化背景及体质相适应。养成健康的生活习惯，将有益的体力活动融入到日常生活中，如尽量少用汽车代步和乘电梯等。活动量大或激烈活动时应建议糖尿病患者调整食物及药物，以免发生低血糖。

3. 血糖的自我监测

自我监测是指导血糖控制达标的重要措施，也是减少低血糖风险的重要手段。指尖毛细血管血糖检测是最理想的方法，血糖自我监测适用于所有糖尿病患者。

（1）监测频率　血糖控制差的患者或病情为危重者应每天监测 4～7 次，直到病情稳定，血糖得到控制；当病情稳定或已达血糖控制目标时可每周监测 1～2 次；使用胰岛素治疗者在治疗开始阶段每日至少测血糖 6 次，达到治疗目标后每日自我监测血糖 2～4 次；使用口服药和生活方式干预的患者每周监测血糖 2～4 次。

（2）监测时间　餐前血糖检测，当血糖水平很高时空腹血糖水平是首先要关注的，有低血糖风险者（老年人，血糖控制较好者）也应测定餐前血糖；餐后 2h 血糖监测适用于空腹血糖已获良好控制但仍不能达到治疗目标者；睡前血糖监测适用于注射胰岛素的患者，特别是注射中长效胰岛素的患者；夜间血糖监测适用于胰岛素治疗已接近治疗目标而空腹血糖仍高者；出现低血糖症状时应及时检测血糖；剧烈运动前宜监测血糖。

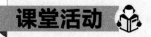

胰岛素使用咨询

某糖尿病患者想要购买注射胰岛素，来药店咨询，请药师提供各种胰岛素的相关信息及使用注意点。

第六节　痛　　风

一、概述

痛风（gout）是嘌呤代谢障碍所致的一组异质性慢性代谢性疾病，因血尿酸增高及尿酸盐结晶在关节和组织沉积而引起的一组综合征，其临床特点为高尿酸血症（hyperuricemia）、反复发作的痛风性急性关节炎、间质性肾炎和痛风石形成，严重者伴关节畸形或尿酸性尿路结石。

（一）诊断和病因

高尿酸血症的诊断：正常嘌呤饮食状况下，非同日 2 次空腹尿酸水平增高，男性＞420μmol/L（7.0mg/dl），女性＞360μmol/L（6.0mg/dl）。当嘌呤代谢异常、体内核酸大量分解或食入高嘌呤食物时，血尿酸水平升高，形成暂无症状、无痛风石的高尿酸血症。

引起高尿酸血症的原因有：①尿酸生成过多、高嘌呤饮食、饮酒、药物、溶血、骨髓增生性疾病（白血病、多发性骨髓瘤）、横纹肌溶解（药物、创伤）等均可引起血尿酸生成增加；②尿酸排出减少、遗传、肥胖者、某些药物（噻嗪类利尿剂、胰岛素、青霉素、环孢素、阿司匹林等药）、肾功能不全、酸中毒；③混合性因素即尿酸生成增多和排除减少同时存在。

痛风：部分高尿酸血症患者随着血尿酸水平的升高，过饱和状态的尿酸钠微小结晶析出，沉积于关节、滑膜、肌腱、肾及结缔组织等组织或器官（中枢神经系统除外），形成痛风结石，引发急、慢性炎症和组织损伤，出现关节炎、尿路结石及肾疾病等多系统损害。约5%～12%的高尿酸血症者最终发展为痛风。引起痛风发作的诱因有关节损伤、暴饮暴食、过度疲劳、受湿冷、药物、感染、创伤及手术等。

痛风可分为原发性和继发性两种。原发性痛风常有家族遗传史，是一种先天性代谢缺陷，主要是体内嘌呤的合成过多，产生过多的尿酸，其中部分患者的尿酸排除过少。继发性痛风无家族史，多继发于肿瘤、白血病等所致核酸大量分解及肾功能减退而造成的尿酸排泄减少；或由于药物抑制肾小管的排泄能力而致尿酸的排除不畅，体内尿酸蓄积过多。原发性痛风多见于中、老年人，男性占95%，女性多于绝经期后发病，常有家族遗传史。较多患者伴有肥胖、Ⅱ型糖尿病、高脂血症、高血压、动脉硬化和冠心病等。

（二）临床表现和分期

痛风的临床自然病程可分为四个阶段：无症状期、急性关节炎期、间歇期和慢性关节炎，临床上，一般仅在发生关节炎时才称为痛风。

1. 无症状

高尿酸血症期血尿酸水平升高，但是没有疼痛、关节炎等临床表现。

2. 急性痛风性关节炎

临床特点为起病急、病情重、变化快，多以单关节非对称性关节炎为主，常在夜间发作。

3. 间歇期

在急性期之后，可反复发作，多见于未治疗或治疗不彻底者，可表现为多关节受累，或仅有血尿酸水平增高，无明显临床症状。

4. 痛风石形成期（慢性痛风性关节炎）

临床特点为反复发作，未治疗或治疗不彻底者，可表现为多个关节受累，尿酸盐在关节的软骨、滑膜、肌腱等处沉积而形成痛风结石。

📎 知识链接

痛风性肾病

尿酸结晶在肾形成结石，出现肾绞痛或血尿。尿酸盐结晶在肾间质沉积及阻塞肾集合管而形成痛风肾，可出现蛋白尿、高血压、肾功能不全等表现。

1. 慢性高尿酸血症肾病早期表现为蛋白尿和镜下血尿、夜尿增多等。最终由氮质血症发展为尿毒症。

2. 急性高尿酸肾病短期内出现血尿酸浓度迅速增高，尿中有结晶、白细胞和血尿，最终出现少尿、无尿，急性肾功能衰竭死亡。

3. 尿酸性肾结石20%～25%并发尿酸性尿路结石，患者可有肾绞痛、血尿及尿路感染症状。

二、治疗原则

原发性痛风目前尚无根治方法，但控制高尿酸血症可使病情逆转。

（一）一般治疗

① 生活方式改变。蛋白质摄入量限制；忌食高嘌呤食物；戒酒，避免诱发因素；鼓励多饮水，使每日尿量在 2000ml 以上。

② 物理治疗。对有炎症的关节可行红外线、透热疗法、矿泉浴、沙泥疗法、推拿按摩。

③ 当尿 H^+ 浓度在 1000nmol/L（pH6.0 以下）时，需碱化尿液。如口服碳酸氢钠，使尿 H^+ 浓度维持在 316.3～630.9nmol/L（pH6.2～6.5）。晨尿酸性时，晚上加服乙酰唑胺，以增加尿酸溶解度，避免结石形成。不宜使用抑制尿酸排泄的药物。

（二）药物治疗

治疗目标是急性发作期缓解关节疼痛和炎症，在发作间歇期控制血尿酸水平，预防复发和慢性痛风带来的多系统损害。

对于无症状高尿酸血症也应积极地分层治疗。如果合并心血管或代谢性疾病危险因素者，男性＞420μmol/L、女性＞360μmol/L 即应开始降尿酸治疗；如果为无心血管或代谢性疾病危险因素者，建议进行生活方式指导（低嘌呤饮食等），若血尿酸水平超过 540μmol/L（9.0mg/dl）应开始降尿酸药物治疗。

三、治疗药物的选择

1. 痛风急性发作期

以控制关节炎症（红肿、疼痛）为目的，尽早使用抗炎药，首选秋水仙碱。对剧痛者首选对乙酰氨基酚、吲哚美辛、双氯芬酸，次选布洛芬、尼美舒利。肾上腺糖皮质激素（次选）停药后易复发，仅在上述药无效时才使用，症状缓解后逐渐减量停药。

2. 发作间歇期

尿酸排泄药：苯溴马隆，餐后服用，连续 36 个月（适用于间歇期、慢性发作）。丙磺舒：适用于间歇期。

抑制尿酸生成药：别嘌醇，适用于间歇期、慢性发作。

3. 慢性痛风和痛风性肾病

可应用别嘌醇。

4. 联合用药

对慢性痛风性关节炎或关节炎反复发作而控制不佳者，可在应用抑制血尿酸药的同时，加用小剂量秋水仙碱或加用吲哚美辛。

四、用药指导与患者教育

（一）用药指导

1. 用药监测

使用痛风治疗药物之前及用药期间应定期检查血尿酸及 24h 尿酸水平，以此作为调整药物剂量的依据，并应定期检查血常规及肝肾功能。

2. 常见抗痛风药物的合理应用及用药指导

（1）秋水仙碱 不宜用作长期预防痛风性关节炎发作的药物；若长期应用可引起骨髓抑制，如粒细胞和血小板计数减少、再生障碍性贫血、脱发等；晚期中毒症状有血尿、少尿、肾衰竭。秋水仙碱在治疗急性痛风期间，每疗程之间间隔 3 天，以免发生蓄积性中毒，患者疼痛一旦消失立即停药。胃肠道反应是严重中毒的前驱症状，一旦出现时也应立即停药，否则会引起剧毒反应。

（2）别嘌呤

① 痛风急性期禁用。通常在痛风发作控制后 2 周开始服用，但对在缓解期已应用的患

者在急性发作时可继续应用。

② 应用初期可发生尿酸转移性痛风发作，故于初始 4～8 周内与小剂量秋水仙碱联合服用。

③ 酒、茶、咖啡等食物或饮料均可降低别嘌醇的疗效，应避免同服。

④ 进食低蛋白质食物时，由于肾小管对氧嘌呤醇吸收增加，导致别嘌醇及氧嘌呤醇的生物利用度增加，应告知患者在用药期间，不宜过度限制蛋白质的摄入。

⑤ 为了避免别嘌醇引起严重的过敏反应，可以在用药前进行基因检测。建议首次服用别嘌醇的患者应检测 HLA-B* 5801 等位基因，阳性的患者禁止使用。

⑥ 别嘌醇服用后可出现眩晕，用药期间不宜驾驶车船、飞机和操作机械。

⑦ 对与肿瘤化疗相关的高尿酸血症者，别嘌醇的治疗应在肿瘤化疗前开始。

（3）丙磺舒

① 痛风急性发作期禁用。但在服药治疗期间有急性痛风发作者，可继续服用原剂量，同时给予秋水仙碱和 NSAIDs。

② 治疗初期，由于尿酸盐由关节析出，可能会加重痛风发作，因此，在用药期间应摄入充足的水分（2500ml/日），并维持尿液呈微碱性，保证尿液 pH 在 6.0～6.5，以减少尿酸结晶和痛风结石及肾内尿酸沉积的危险。

③ 与别嘌醇联合应用时需酌情增加别嘌醇的剂量，因丙磺舒可加速别嘌醇的排泄而别嘌醇可延长丙磺舒的血浆半衰期。

④ 不宜与阿司匹林和水杨酸盐联合服用。阿司匹林可抑制丙磺舒的尿酸排出作用，丙磺舒也可抑制阿司匹林由肾小管的排泄，使阿司匹林的毒性增加。

（4）苯溴马隆

① 痛风急性发作者不宜服用，以防发生转移性痛风。

② 在治疗初期宜同时服用秋水仙碱或 NSAIDs（非阿司匹林或水杨酸类药），以避免诱发痛风急性发作，直到高尿酸血症被纠正至少 1 个月后。

③ 肾功能不全者（血肌酐≥130mol/L）仍有效，注意大量饮水，保持尿量超过 2000ml/天，碱化尿液（尿 pH 维持于 6.5）。

④ 不宜联合服用阿司匹林和水杨酸盐，因其可抑制本品的排除尿酸作用。

⑤ 与别嘌醇合用有协同作用。

⑥ 服药期间如痛风急性发作，建议将所用药量减半，必要时服用秋水仙碱或 NSAIDs。

⑦ 用药期间如出现持续性腹泻应立即停药。

3. 痛风急性期不宜用阿司匹林镇痛

阿司匹林可抑制肾小管的分泌转运而致尿酸在肾脏潴留，并可使血浆糖皮质激素浓度受到抑制、血浆胰岛素增高和血尿酸排泄减少，使尿酸在体内滞留，引起血尿酸水平升高。小剂量阿司匹林尽管升高血尿酸，但作为心血管疾病的防治手段不建议停用。

🔖 知识链接

避免应用可致血尿酸水平升高的药物

1. NSAIDs、贝诺酯。

2. 利尿剂　氢氯噻嗪等可增加近曲小管对尿酸的再吸收，减少肾小管对尿酸的分泌，其他利尿剂如呋塞米、托拉塞米、依他尼酸也有此作用。

3. 胰岛素。

4. 免疫抑制剂 环孢素、硫唑嘌呤、麦考酚吗乙酯、他克莫司、西罗莫司、巴利昔单抗(剂量相关效应)。

5. 抗菌药物 青霉素、洛美沙星、莫西沙星，抗结核药(吡嗪酰胺、乙胺丁醇)等减少尿酸排泄而引起高尿酸血症。

6. 维生素 维生素C、维生素B_1。

7. 抗肿瘤药 环磷酰胺、异环磷酰胺、白消安、噻替哌、阿糖胞苷、硫鸟嘌呤、巯嘌呤、羟基脲、长春碱、长春新碱、长春地辛、门冬酰胺酶、培门冬酶、替尼泊苷、顺铂、卡铂、洛铂、奈达铂、奥沙利铂等均可引起高尿酸血症，治疗时宜同时给予别嘌醇并碱化尿液。

(二) 患者教育

① 应告知患者痛风治疗重要的是调整生活方式、坚持长期治疗，减少痛风反复发作。提高患者治疗的依从性。

② 健康生活方式包括避免摄入高嘌呤食物（如动物内脏、海鲜、肉汤、干豌豆等）；每日饮水2000～3000ml；戒烟限酒（啤酒、白酒）；加强锻炼，控制体重；增加碱性食物（香蕉、西瓜、南瓜、黄瓜、草莓、苹果、菠菜、萝卜、四季豆、莲藕、海带）的摄取。

③ 了解病因和诱因，减少发作。预防相关慢性病如高血脂、高血压、肥胖、高血糖等；对于合并有高血压的患者，必须在降压治疗的同时注意血尿酸水平，特别是联合使用利尿剂时，必要时可选择兼具降压和降尿酸的血管紧张素受体拮抗剂如氯沙坦。

④ 高尿酸血症的高危人群包括高龄、男性、肥胖、一级亲属中有痛风史、静坐缺乏运动等不良生活方式、合并代谢性疾病者，对于高危人群，应进行筛查，以及早发现。

学习小结

本章主要介绍了六种临床常见慢性病的概述、治疗原则、治疗药物的选择、用药指导与患者教育。目的在于让学习者掌握和了解常见病的治疗，引导药师职责由供应型向药学服务的转型，提高综合素质和水平，参与药物治疗方案的制定，指导患者合理正确地使用药物。学习本章，应掌握各常见慢性病的临床基础（如发病机制、病因、表现等）以及其治疗和合理用药（如治疗目标、原则、用药种类等），能够给予患者正确全面的用药指导和用药教育，从而在开展药学服务实践中，保障患者用药的安全、有效、经济和适宜。

思考与练习

一、A1型题（请从中选择一个最佳答案）

1. 男性，72岁，高血压病3年，血压165/95mmHg，伴Ⅱ型糖尿病。首选降压药物是（   ）。

A. 利尿剂 　　　　　B. β受体阻滞剂 　　　C. ACEI类

D. 心痛定 　　　　　E. 利血平

2. 男性，35岁，血压180/100mmHg，经服硝苯地平及血管紧张素转换酶抑制剂治疗3周后，血压降至120/80mmHg，关于停药问题应是（   ）。

A. 可以停服降压药

B. 停药后血压增高再服

C. 继续服药，血压平稳控制1～2年后，再逐渐减少剂量至停服一种药，如血压不稳

定，即表明需长期服用能保持血压稳定的最小剂量

　　D. 为避免血压下降过低，应停药

　　E. 立即减少药物剂量待症状出现随时恢复用量

　　3. 混合型血脂异常，以高 TG 为主，治疗首选（　　　）。

　　A. 烟酸　　　　　　　　　B. 贝特类　　　　　　　　C. 他汀类

　　D. 胆酸螯合剂　　　　　　E. 弹性酶

　　4. 横纹肌溶解症是下列哪种降脂药的不良反应。（　　　）

　　A. HMG-CoA 还原酶抑制剂　　　　　　　B. 弹性酶

　　C. 烟酸及衍生物　　　　　　　　　　　　D. 贝丁酸类

　　E. ω-3 脂肪酸

　　5. 治疗窗窄以及代谢存在较大个体差异的药物是（　　　）。

　　A. 茶碱　　　　　　　　　B. 顺铂　　　　　　　　　C. 保泰松

　　D. 苯妥英钠　　　　　　　E. 普萘洛尔

　　6. 哮喘急性发作的首选药为（　　　）。

　　A. 沙丁胺醇　　　　　　　B. 福莫特罗　　　　　　　C. 沙美特罗

　　D. 布地奈德　　　　　　　E. 糖皮质激素

　　7. 男，33 岁，冬春季发作性节律性胃部疼痛 10 年，近 1 周来疼痛剧烈、以半夜最甚，偶伴呕吐。胃镜检查示十二指肠后壁有直径 0.5cm 溃疡，周围充血水肿，诊断为十二指肠球部活动性溃疡，入院治疗。为迅速缓解症状，选用强烈的抑酸药物，下列何药使用后溃疡愈合最快。（　　　）。

　　A. 西咪替丁　　　　　　　B. 米索前列醇　　　　　　C. 法莫替丁

　　D. 硫糖铝　　　　　　　　E. 奥美拉唑

　　8. 下列哪个是导致消化性溃疡最重要的因素。（　　　）

　　A. 胃酸和胃蛋白酶　　　　　　　　　　　B. 非甾体抗炎药的长期大量应用

　　C. 前列腺素　　　　　　　　　　　　　　D. 幽门螺杆菌

　　E. 十二指肠胃反流

　　9. 应用二甲双胍错误的是（　　　）。

　　A. 常需 2～3 周才达到疗效　　　　　　　B. 服药期间不要饮酒

　　C. 西咪替丁可使二甲双胍血药浓度增加　　D. 可餐中或餐后 0.5～1h 服用

　　E. 不会引起胃肠道不适的不良反应

　　10. Ⅰ型糖尿病和Ⅱ型糖尿病最根本的区别是（　　　）。

　　A. 发病年龄不同　　　　　　　　　　　　B. 胰岛 β 细胞分泌功能的差异

　　C. 病情严重程度不同　　　　　　　　　　D. 病情发展快慢不同

　　E. 应用胰岛素治疗的时机不同

　　11. 痛风患者体内代谢异常的物质是（　　　）。

　　A. 葡萄糖　　　　　　　　B. 嘌呤　　　　　　　　　C. 胆固醇

　　D. 儿茶酚胺　　　　　　　E. 肾素

　　12. 在痛风发作急性期，应当首选的抗痛风药是（　　　）。

　　A. 秋水仙碱　　　　　　　B. 二氟尼柳　　　　　　　C. 苯溴马隆

　　D. 别嘌醇　　　　　　　　E. 阿司匹林

　　13. 痛风者急性关节炎期常见单个关节出现红肿、热痛，最常见的部位是（　　　）。

　　A. 趾关节　　　　　　　　B. 颈椎关节　　　　　　　C. 胸椎关节

D. 腰椎关节　　　　　　E. 膝关节

14. 以下治疗痛风的药物中，能抑制尿酸生成的是（　　）。

A. 丙磺舒　　　　　　B. 别嘌醇　　　　　　C. 秋水仙碱

D. 波尼松龙　　　　　　E. 双氯酚酸

二、B1 型题（请从中选择一个与问题关系最密切的答案）

第 1、第 2 题（高血压的发病机制）

A. α受体阻滞剂（α-RB）

B. β受体阻滞剂（β-RB）

C. 血管紧张素Ⅱ受体抑制剂（ARB）

D. 醛固酮受体拮抗剂

E. 血管紧张素转换酶抑制剂（ACEI）

1. 脑血管疾病患者宜选用的药物是（　　）。

2. 适宜高血压合并糖尿病患者的药物是（　　）。

第 3～5 题（合理应用调节血脂药的机制）

A. 提倡联合用药

B. 提倡晚间服药

C. 首先采用饮食疗法

D. 及时停用某类调节血脂药

E. 服用贝丁酸类的患者慎合用华法林

3. 人肝脏合成脂肪多在夜间睡眠中进行，因此（　　）。

4. HMG-CoA 还原酶抑制剂的不良反应有肌痛或肌无力等，因此应（　　）。

5. 现有调节血脂药只能干扰脂质代谢过程中某一个或几个环节，因此（　　）。

三、X 型题（从五个备选答案中选出两个或两个以上的正确答案）

1. 下列高血压药物治疗正确的是（　　）。

A. 一般不宜在睡前或夜间服用抗高血压药

B. 初始剂量要小，经 1 周后，如疗效不好可加量

C. 随访时了解患者主观感受及测血压即可

D. 血压仅在上午出现 1 次高峰

E. 重症高血压可较早增加剂量和合并用药

2. 关于高血压药物应用原则表述正确的是（　　）。

A. 尽量采用最小有效剂量

B. 高剂量单一用药优于低剂量多药合用

C. 通常需要终身治疗

D. 个体化治疗

E. 最好选用一天一次可持续 24h 降压的药物

3. 以下哪些饮食因素容易导致高脂血症（　　）。

A. 每日摄入过多的脂肪和含胆固醇食物　　　　B. 摄入高糖食物

C. 大量饮酒　　　　　　D. 每日摄入总热量过多

E. 高盐饮食

4. 使用血脂调节药应定期检查（　　）。

A. 肝功能　　　　　　B. 血钙　　　　　　C. 碱性磷酸酶

D. 肌磷酸激酶　　　　　　E. 尿常规

5. 以下药物中，可以选作治疗支气管哮喘的是（　　　）。

A. 可待因　　　　　　B. 茶碱类　　　　C. 曲尼司特

D. 扎鲁司特　　　　　E. 糖皮质激素

6. 有关"吸入型糖皮质激素，治疗支气管哮喘"的叙述，正确的有（　　　）。

A. 长期接受吸入治疗者应定期监测身高

B. 剂量分为起始剂量和维持剂量

C. 喷后应立即使用氯化钠溶液漱口

D. 系预防性用药，即使无症状时仍应连续和规范地应用

E. 患有活动性肺结核及肺部真菌、病毒感染者慎用

7. 关于避免 HP 耐药的叙述，错误的是（　　　）。

A. 三联方案只使用 1 周　　　　　　B. 提倡做药敏试验

C. 严格掌握适应证　　　　　　　　D. 联合治疗

E. 一线治疗失败，采用补救疗法，应选用甲硝唑类

8. 下列哪些病症需要用胰岛素治疗（　　　）。

A. Ⅰ型糖尿病

B. 初发的Ⅱ型糖尿病

C. 糖尿病合并妊娠及分娩时

D. 糖尿病合并重度感染或消耗性疾病

E. 糖尿病酮症及糖尿病昏迷

四、简答题

1. 简述高血压非药物干预的主要内容。

2. 简述治疗高血脂药物的主要分类及代表药物。

3. 简述支气管哮喘的治疗原则及药物分类。

4. 简述常见消化性溃疡药物的用药注意及患者教育事项。

5. 简述糖尿病的治疗原则和目标是什么。

6. 简述为什么在痛风急性期禁用别嘌醇。

实训十二　高血压病的用药指导

一、实训目标

1. 运用所学习的高血压的临床表现、治疗原则、药物的选择、用药指导等知识，对高血压疾病进行合理用药指导；培养学生分析问题和解决问题的能力。

2. 训练学生药学服务技能，掌握用药咨询中有效的沟通技巧。

3. 熟练掌握药学信息服务技巧，知道如何查询获取有效的药学信息。

二、实训条件

1. 临床合理用药案例或处方。

2. 具有多媒体设备的模拟药房。

三、考核要点

1. 学生能清楚阐述高血压的一般病因、基本临床表现，常用的抗高血压药类型、特点

及选择，抗高血压的用药原则及患者的饮食指导。

2.具有较好的药学服务礼仪。

四、实训内容

（一）案例讨论

1.病例描述

患者男，42岁，高血压10余年，最高220/120mmHg，无明显症状，未规律用药，否认其他病史，吸烟20年（20支/日），父亲有高血压脑出血病史。

查体：血压180/112mmHg。心电图：左心室高电压，提示心肌肥厚，V4～6ST段水平下移0.1～0.2mV，且T波倒置，但2年内无明显动态性改变。心脏超声：左心室舒张功能减退，左房（LA）38mm，室间隔（IVS）13mm，后壁（PW）11mm，符合高血压左心室肥厚改变。尿常规（一）。血脂血糖均在正常范围内。

2.病例分析

血压达到确诊高血压水平，并有下列一项者可诊断为是三期高血压病：

① 脑出血或高血压脑病；

② 心力衰竭；

③ 肾功能衰竭；

④ 眼底出血或渗出，视神经乳头水肿或有或无。

患者经检查血压180/112mmHg，左心室舒张功能减退，所以可判断患者为三期高血压病。

3.治疗

依那普利5mg b.i.d.，氢氯噻嗪25mg q.d.，硝苯地平缓释片10mg b.i.d.；1周时复测血压110/70mmHg，病人有时从平卧突然站立时感觉头昏不适。

调整：将硝苯地平缓释片改为5mg b.i.d.，氢氯噻嗪12.5mg q.d.，几天后头昏不适的症状消失，血压145/84mmHg。

再调整：待2周后又将硝苯地平缓释片恢复为10mg b.i.d.，余药同前，患者无不适症状，血压132/70mmHg，需要维持长期治疗，血压稳定之后加用阿司匹林100mg q.d.。

但是此时患者又出现了咳嗽，排除了肺部和支气管方面的疾病。

4.根据以上描述，请回答以下问题：

（1）患者的降压目标应该是多少？

（2）选择降压药物的依据是什么？

（3）患者为什么会头昏不适的症状？

（4）患者出现了咳嗽可能是什么原因引起的？若来药店咨询如何给予用药指导？

（二）案例参考分析

1.因该患者为中年男性，3级高危高血压，合并左心室肥厚、吸烟等危险因素，故降压目标应该＜140/90mmHg。

2.目前，ACEI类药物的适应证最多，特别是适用于心室肥厚的高血压病。故本方主药为依那普利，最佳配药为氢氯噻嗪，两者合用效果较好。此外因患者年轻、血压太高、病程长、未规律用药，故加硝苯地平缓释片，以尽快达标、提高顺从性。

3.开始用药时，可能降压过快，不适应，一度头昏不适。待治疗一段时间后大多数病人会逐渐适应的，可根据具体情况随时调整用药。同时患者也可能存在体位性低血压。

4.咳嗽可能是由于使用了依那普利。国外临床试验中约5%～10%的患者发生干咳，国内患者咳嗽的发生率可能更高。如果患者不能耐受，建议更换 ARB 类药物。但一定要告知患者在医生的指导下更改药物。

五、实训提示

1. 通过本次实训，学生能掌握高血压病的一般临床表现，常用抗高血压药物分类及其特点、临床应用注意事项和不良反应。

2. 能熟练掌握常用抗高血压用药指导原则。能熟练通过查询相关药学数据库，获取药物信息。

六、实训思考

患者，男，50 岁，患原发性高血压（145/90mmHg），并且尿酸高 $425\mu mol/L$，今到药店购买降压药。请设计药店问病卖药情景或用药咨询情景。

（虞燕霞　尚尔宁）

第十二章

医院药房岗位技能

1. 熟悉药品采购的具体途径和要求，药品储存与养护的要求；了解药品制剂调剂的基本要求；掌握药品处方调配基本要求；熟悉静脉用药调配中心各岗位的操作技能。

2. 能胜任一般的药品采购验收；会根据药品性能进行储存与养护；会一般医院制剂及静脉用药调配的操作；能进行药品处方调配；会初步审核静脉用药处方。

3. 培养学生树立药品质量意识和以患者为中心的药学服务意识。

医院药房是医疗工作的重要组成部分，是为病人服务的重要窗口。医院药房有多个岗位，包括药库、制剂、调剂、静脉输液配制、临床药学等，药学人员必须掌握各岗位工作要点，促进药品管理规范化以保证药品使用安全、有效、经济，更好地为患者服务。

第一节　药库岗位技能

药库主要的工作目标就是贯彻执行相关政策法规，确保入库药品质量，把好药品购进与验收关，保证临床用药的正常供应。

一、药品的采购验收

医疗机构必须建立和执行检查验收制度。在购进药品时检查验收具体要做好以下几个方面的工作。

1. 选择合法的购药渠道

医院的药品必须从具有合法资质的药品生产企业、批发企业采购，并严格执行当地主管部门关于药品招标的规定。不符合规定要求的，不得购进。不得从不具备法定资格（无"证照"或"证照"不全）的药品经营企业和非法药品市场购进药品。

实施首次供货企业/品种审核制度，对首次供货企业及销售人员的合法资质进行严格审核，将下列资料加盖供货企业原印章，按企业名称建立目录归档，并做好相关证明的到期换证工作："药品生产（经营）许可证"，"营业执照"；GMP（GSP）认证证书，药品批准证明文件，企业法定代表签字或盖章的销售人员"授权委托书"，销售人员的身份证复印件（加盖供货单位原印章）等。

2. 验明药品合格证明

合格的药品首先必须合法。按照《药品管理法》的规定，合法的药品必须是具有省级药品监督管理部门核发的"药品生产许可证"的企业生产的，并获得国家食品药品监督管理总局的"GMP"认证证书。药品出厂必须批批检验，医疗机构购进时要索取生产企业的质检合格报告书或合格证，或者生产企业所在地的药检所的药品检验报告书。如是进口药品，要验明和核实进口药品注册证和口岸检验报告书。

医院首次采购的品种按规定填写"首次使用药品审批表"，并经医院药事管理组织审核批准。生产企业供应品种除审核以上有关资料外，还应审核下列资料：药品质量标准；成品检验报告书；药品包装、标签、说明书批准材料；首次使用药品实样；价格批文等。

3. 验明药品其他标识

即对药品的包装、说明书和外观性状进行检查。检查药品包装是否适合药品的运输和储存，有无破损，检查最小包装单位是否印有或附有说明书；对照药品质量标准，检查药品名称是否和标准一致，说明书用法、用量，特别是禁忌和不良反应是否详细、准确标明；药品的外观、性状有无异常。进口药品还要有中文包装和说明书，特殊药品还要有特殊药品标识，购进特殊管理的药品，严格按国家有关特殊药品管理办法规定执行。

有明确的验收结论和完整的验收记录，验收记录可在有效票据中记录，标明购进日期、验收日期、验收情况、验收结论、验收人，并按规定保存。验收人员对购进的药品，坚持根据原始凭证逐批验收，合格后入库。中药饮片应保留最小外包装上的信息。

4. 验收不合格的，不得使用

对所购进药品经检查验收不符合要求的应进行妥善处理或退货；有重大质量缺陷，如无批准文号（国家另有规定的除外）、进口药品无口岸药检所检验报告书或经质量检测不合格的，除按规定的要求和程序上报外，还应查明质量不合格的原因，分清质量责任，及时处理并制定预防措施。对不合格药品的报废、销毁应有记录。

二、药品的储存与养护

药品入库坚持按药品性质及温、湿度要求储存于相应的药库（区）中，根据药品储存的需要，冷库（柜）温度为 2～10℃，阴凉库温度不高于 20℃，常温库温度为 0～30℃；应符合药品储藏要求的常温（0～30℃）、相对湿度为 60%±15%；对容易吸湿、虫蛀、霉变、光解的药品要有特殊保管措施。场所和设备的温湿度监测统一进行分类编号记录，每日上、下午各 1 次定时对库房和冷藏设备的温湿度进行检查记录，不符合标准要求时及时采取调控措施。

药品与非药品、中药材、中药饮片及危险品等，应分开存放；麻醉药品、一类精神药品、医疗用毒性药品做到专人专库（柜）加锁保管，专账记录，账物相符。

仓库分设合格品区、待验品区、退货区、不合格区，并有显著标识，实行色标管理，统一标色分别为：合格区为绿色、退货品区、待验品区为黄色，不合格品区或货位为红色。

加强药品效期管理，对近效期药品要有警示措施，加强养护检查，对质量有疑问的及时抽样检验，并做好记录。在合格区域内不得存有过期药品。药品的出库应遵循"先产先出"、"近期先出"和按批号发放的原则。库存药品应账物相符，库存药品应有定期盘点。各部门有药品质量定期查验措施（特别是对中药饮片的查验），不得出现假、劣及变质失效的药品。

第二节　制剂岗位技能

配制制剂是医疗机构药剂工作的一项重要业务。虽然医疗机构制剂存在品种少、剂型多、产量小、规模小、储存短、周转快等特点，但究其性质，属药品生产范畴，因此我国对医疗机构制剂实行生产许可证管理，按 GMP 的要求进行规范，医疗机构配制制剂必须具有能够保证制剂质量的设施、管理制度、检验仪器和卫生条件。

配制制剂除了要有符合规定的房屋与设施、设备、物料及卫生要求以外，从事制剂配制操作及药检的人员，应经专业技术培训，具有基础理论知识和实际操作技能，并具有一整套的管理程序和管理制度。

一、医疗机构制剂室管理制度

医疗机构制剂室应有配制管理、质量管理的各项制度和记录。

（1）制剂室操作间、设施和设备的使用、维护、保养等制度和记录。

（2）物料的验收、配制操作、检验、发放、成品分发和使用部门及患者的反馈、投诉等制度和记录。

（3）配制返工、不合格品管理、物料退库、报损、特殊情况处理等制度和记录。

（4）留样观察制度和记录。

（5）制剂室内外环境、设备、人员等卫生管理制度和记录。

（6）本规范和专业技术培训的制度和记录。

二、制剂配制及其质量管理文件

配制规程和标准操作规程是制剂配制管理文件。

配制规程包括：制剂名称、剂型、处方、配制工艺的操作要求，原料、中间产品、成品的质量标准和技术参数及储存注意事项，成品容器、包装材料的要求等。

标准操作规程：配制过程中涉及的单元操作（如加热、搅拌、振摇、混合等）具体规定和应达到的要求。

三、制剂配制记录的主要内容

配制记录（制剂单）应包括：编号、制剂名称、配制日期、制剂批号、有关设备名称与操作记录、原料用量、成品和半成品数量、配制过程的控制记录及特殊情况处理记录和各工序的操作者、复核者、清场者的签名等。

四、医院制剂质量控制要点

制剂配制的质量管理文件主要有：物料、半成品、成品的质量标准和检验操作规程；制剂质量稳定性考察记录；检验记录。医院制剂质量控制要点包括如下方面。

1. 防止制剂被污染和混淆的措施

防止制剂被污染和混淆，配制操作应采取下述措施：每次配制后应清场，并填写清场记录。每次配制前应确认无上次遗留物；不同制剂（包括同一制剂的不同规格）的配制操作不得在同一操作间同时进行。如确实无法避免时，必须在不同的操作台配制，并应采取防止污染和混淆的措施；在配制过程中应防止称量、过筛、粉碎等可能造成粉末飞散而引起的交叉污染；在配制过程中使用的容器须有标明物料名称、批号、状态及数量等的标志。

2. 完整的批记录

每批制剂均应有一份能反映配制各个环节的完整记录。操作人员应及时填写记录，记录应字迹清晰、内容真实、数据完整，并由操作人、复核人及清场人签字。记录应保持整洁，不得撕毁和任意涂改。需要更改时，更改人应在更改处签字，并需使被更改部分可以辨认。

3. 严格验证新制剂的配制及主要设备

新制剂的配制工艺及主要设备应按验证方案进行验证。当影响制剂质量的主要因素，如配制工艺或质量控制方法、主要原辅料、主要配制设备等发生改变时，以及配制一定周期后，应进行再验证。所有验证记录应归档保存。

4. 严格质检

药检室负责制剂配制全过程的检验。其主要职责：制定和修订物料、中间品和成品的内控标准和检验操作规程，制定取样和留样制度；制定检验用设备、仪器、试剂、试液、标准品（或参考品）、滴定液与培养基及实验动物等管理办法；对物料、中间品和成品进行取样、检验、留样，并出具检验报告；监测洁净室（区）的微生物数和尘粒数；评价原料、中间品及成品的质量稳定性，为确定物料储存期和制剂有效期提供数据。

5. 使用期限

医疗机构制剂应按药品监督管理部门制定的原则并结合剂型特点、原料药的稳定性和制剂稳定性试验结果规定使用期限。

6. 制剂配发记录完整

制剂配发必须有完整的记录或凭据。内容包括：领用部门、制剂名称、批号、规格、数量等。制剂在使用过程中出现质量问题时，制剂质量管理组织应及时进行处理，出现质量问题的制剂应立即收回，并填写收回记录。收回记录应包括：制剂名称、批号、规格、数量、收回部门、收回原因、处理意见及日期等。

在过去的几十年中医疗机构制剂曾发挥了十分重要的作用，一方面弥补了药厂生产的不足，为临床治疗提供了所需的制剂；另一方面也为新药开发奠定了一定的基础。在新的历史条件下，虽然制药企业得以迅速发展，许多原来（企业）供应不足的品种已能满足临床需求，但医疗机构制剂由于其自身的特点还将长期存在，继续发挥它不可替代的作用。医疗机构制剂正逐步从"生产保证供应型"向"技术开发型"转变，如何使制剂品种能更好地面向临床、面向病人，发挥其应有的作用是我们药学人员共同努力的方向。

📎 知识链接

医疗机构制剂注册

医疗机构制剂注册批件及制剂批准文号，由省、自治区、直辖市负责审核批准，医疗机构制剂批准文号的格式为：X 药制字 H(Z)＋ 4 位年号＋ 4 位流水号。X—省、自治区、直辖市简称，H—化学制剂，Z—中药制剂。

第三节　调剂岗位技能

调配处方，意指药师配药，或配方、发药，又称为调剂。调剂工作是医院药剂科在药品使用过程中极为重要的业务工作，工作时约占整个业务工作的 50%～70%，是药剂科直接面对临床、患者的服务窗口，是沟通患者与医护人员之间完成医疗过程的桥梁与纽带。调剂业务管理状况对药品使用过程的质量保证、医疗质量的优劣甚至医院的声誉有直接的影响。

调配处方，一方面要充分发挥调剂技术，保证配发给患者的药剂准确无误、质量优良、使用合理；另一方面要提高配方速度，缩短患者候药时间，改进服务态度，为患者提供优质服务。

一、处方调剂基本要求

对处方调剂人员、处方调剂的基本步骤、处方审核"四查十对"等要求，具体参见第二章处方基础知识。常用药品别名见表12-1。

表 12-1 常用药品别名

通用名	别名	通用名	别名
普萘洛尔	心得安	硝苯地平	心痛定
氢氧化铝	胃舒平	沙丁胺醇	舒喘灵
甲硝唑	灭滴灵	消旋山莨菪碱	654-2
去甲肾上腺素	正肾素	肾上腺素	副肾素
吲哚美辛	消炎痛	吡罗昔康	炎痛喜康
复方氨基比林	安痛定	利巴韦林	病毒唑
小檗碱	黄连素	异丙嗪	非那根

二、调剂发药注意事项

发药是处方调配工作的最后环节，必须把好这一关才能避免差错出门。发药师必须具备知识全面、工作经验丰富、服务态度好等条件，工作中应做到以下几点：在全面审核处方内容的同时，核对取药患者的姓名，无误后把药交给患者手中。同时态度和蔼地向患者交待清楚每个药品的用法用量，使患者能明确了解按医嘱用药的意图，增强患者用药的依从性。

发药交待时应细心周到、用语文明规范，注意语言和表达式。

1. 用词切忌含混不清或易引起误解。

例如，应将用药剂量和给药次数分开，如"一日三次，每次一片"；避免用小数，如使用"服用1/2ml"，而不用"服用0.5ml"。

2. 尽可能用日常用语。

例如，用"耳朵"，不用"耳科的"或"听觉的"；用"眼睛"而不用"眼科的"。

3. 使用恰当的语言。

例如，"每天2次"和"每12h一次"的意义并不一定相同。

4. 适当使用描述性语言

例如，"将油膏在皮肤上揉搽"、"将洗剂轻轻敷在皮肤表面"等。

窗口是医院重要窗口工作之一，也是药剂科与患者进行交流的重要地方。医师对患者的药疗工作能否顺利执行，窗口药师负有重要责任。在整个取药过程中，药房调剂室各岗位认真执行检查、核对是保证发药安全的关键。

三、中药饮片的调剂

进行中药饮片处方调剂时亦应按"四查十对"操作，其调剂过程与化学药品、中成药有许多不一致的地方，调剂中药饮片应注意以下问题。

① 调配前先洁净工具，校好一次戥子的盘星是否准确。

② 调配时要随时参看处方，不要凭记忆操作，以防记错。为便于核对，药材应按处方先后顺序排列，逐味摆齐，不可混为一堆。

③ 饮片总量分帖应用称量减重法进行，原则上不准估量分帖。特别是毒性药品和细料药品，一定要分量准确，并按剂分包。配方剂量每张处方总量误差不得超过±5％，每剂误差不得超过±5％，细料或毒性中药误差不得超过±1％。

④ 处方中需要先煎、后下、包煎、烊化、另煎、冲服等品种均应依照煎药常规单包并加以注明。

⑤ 处方中矿物类、动物贝壳类、果实和种子类等坚硬药品，不易煎透，须用药杵捣碎后方可放入。处方中如有需要另行加工炮制的品种，应按医师要求进行炮制。

⑥ 处方中未注明生用者，一般付给炮制品或按各地传统习惯调配。

⑦ 配方完毕须自行检查核对，内容包括：病人姓名、床号、帖数、有无单包、煎煮方法类别等，并在处方上签字以示负责，再交复核员复核。

第四节　静脉用药调配中心岗位操作技能

静脉用药调配中心（pharmacy intravenous admixture services，PIVAS）是指医疗机构中有依据药物特性设计的操作环境，按照静脉用药调配的要求，在药学部门的统一管理下，由受过培训的药学和（或）护理技术人员，严格按照操作程序，进行包括肠外营养液、细胞毒药物和抗生素等静脉用药的调配，为临床提供优质的成品输液和药学服务的功能部门。

一、静脉用药调配中心（室）工作流程

临床医师开具静脉输液治疗处方或用药医嘱→用药医嘱信息传递→药师审核→打印标签→贴签摆药→核对→混合调配→输液成品核对→输液成品包装→分病区放置于密闭容器中、加锁或封条→由工人送至病区→病区药疗护士开锁（或开封）核对签收→给患者用药前护士应当再次与病历用药医嘱核对→给患者静脉输注用药。

> **知识链接**
>
> ### PIVAS
>
> 1969 年，世界上第一所 PIVAS 建立于美国俄亥俄州州立大学医院。随后，美国及欧洲各国的医院纷纷建立起自己的 PIVAS。早在 1999 年，在美国 93％ 的营利性医院建有 PIVAS，100％ 的非营利性医院建立有 PIVAS，西方发达国家的美国、英国、澳大利亚、新西兰等教学医院均建有 PIVAS。PIVAS 除了将护士配液改为药师配液外，最重要的改变在于增加了药师审方的步骤，它使药师从后台走到前台，这一改变，对于药师工作领域具有划时代的意义。

二、静脉用药医嘱或处方审核人员的资质

负责静脉用药医嘱或处方适宜性审核的人员，必须具有丰富的药学知识和符合规定的资质要求（应当具有药学专业本科以上学历、5 年以上临床用药或调剂工作经验、药师以上专业技术职务任职资格）。在审方环节必须遵循安全、有效、合理、经济的用药原则审核医嘱

（处方）。

三、静脉输液的处方审核注意事项

1. 收方

在收到信息（处方或用药医嘱内容）后应当按《处方管理办法》有关规定和《静脉用药调配操作规程》仔细认真审核医嘱（处方），充分了解患者信息。

2. 分析

应用药学知识审核确认遴选药品品种、规格、用法、用量的正确性与药物配伍的合理性，分析药物的相容性与稳定性，是否会产生变色、浑浊、沉淀等理化反应；药物的配伍是否有禁忌；溶剂与载体的选择是否恰当，常用注射剂 pH 值见表 12-2；药物的使用时间、用法用量是否适宜；确认静脉用药与溶剂包装材料的适宜性；应从患者的年龄疾病的情况、药物不良反应等来决定药物的使用量和疗程长短，防止重复给药。

表 12-2　注射液 pH 值

注射液名称	pH 值	备注
0.9％氯化钠注射液	4.5～7.0	
葡萄糖注射液	3.2～6.5	
葡萄糖氯化钠注射液	3.5～5.5	
复方氯化钠注射液	4.5～7.5	含 Ca^{2+},K^+
乳酸钠林格注射液	6.0～7.5	含 Ca^{2+},K^+
碳酸氢钠注射液	7.5～8.5	
灭菌注射用水	5.0～7.0	

3. 有疑问的用药医嘱（处方）的处理

对审核中有疑问的用药医嘱（处方），应查阅有关病例，或到临床查看患者情况，参考药品说明书及相关权威书籍、文件，以确定处方的正确与否，并及时与医师或护士沟通，提出调整建议。

4. 配伍及记录

对于有配伍禁忌的医嘱，应告知医师并要求修改，做好相应的记录；对于不能保证输液质量的用药医嘱（处方），药师有权拒绝调配，做好记录并签名。记录应包含以下信息：住院号，患者姓名，病区号，床号，不合理用药记录，审核人，是否修改等信息，以供总结提高。

5. 肠外营养药物（TPN）的审核

肠外营养药物（TPN）的审核除上述静脉输液审核内容外，还应重视以下各点：审核时应了解处方提供的热量（卡路里）；糖、氨基酸、脂肪乳比例以及相关维生素的适宜性；钾、钠、钙、镁等金属离子以及微量元素含量在规定范围内；低渗透压 TPN 可用于外周静脉给药，高渗透压 TPN 应中心静脉给药。如葡萄糖浓度较高应注意胰岛素的用量是否符合要求。

四、摆药贴签核对岗位操作注意事项

1. 承担摆药贴签核对工作人员的资质要求

摆药贴签核对工作由药士以上专业技术人员担任，负责对当日的临时医嘱、更改的长期医嘱和次日的长期医嘱静脉输注用药进行摆药与贴签工作。

2. 摆药及其注意事项

摆药前药师应当仔细阅读、核查输液标签是否准确、完整，如有错误或不全，应当告知审方药师校对纠正。

应将每位患者静脉用药医嘱按输液标签所列药品顺序摆药，按其性质、不同用药时间，分批次将药品放置于不同颜色的容器内；将标签整齐地贴于袋（瓶）适当位置（注：不可把输液的标签名覆盖），并按标签做好摆发药品准备工作。

摆药时应标注静脉用药调配时需特别注意的用量；将摆有注射剂与贴有标签的输液袋（瓶）的容器按调配批次、按病区、按药物性质不同放置于不同的混合调配区内，通过传递窗送入洁净区操作间按病区码放于药架（车）上，并有第二者按上述工作内容和流程逐一进行核对，确认其正确性。

摆药时需检查药品的品名、剂量、规格等是否符合标签内容，同时应当注意药品的完好性及有效期，并签名或者盖签章。

摆药注意事项：摆药时，确认同一患者所用同一种药品的批号相同；摆好的药品应当擦拭清洁后，方可传递入洁净室，但不应当将粉针剂西林瓶盖去掉；每日应当对用过的容器按规定进行整理擦洗、消毒，以备下次使用。

五、混合调配岗位的操作技能

本岗位由药士以上专业技术人员或护士担任，严格执行无菌操作原则。

1. 调配操作前准备

① 在调配操作前 30min，按操作规程启动洁净间和层流工作台净化系统，并确认其处于正常工作状态，操作间室温控制在 18～26℃、湿度 40％～65％、室内外压差符合规定。

② 工作人员进入更衣室按规定进行洗手、更衣（换鞋、穿连体服、戴纱手套、戴口罩、戴好连体服帽子、戴好无菌橡胶手套，手套需是无粉末型的）。

③ 进入洁净区操作间，调配前用蘸有 75％乙醇的无纺布从上到下、从内到外擦拭层流洁净台内部的各个部位，将摆好药品容器的药车推至层流洁净操作台附近相应的位置。

2. 调配前的校对

调配药学技术人员应当按输液标签核对药品名称、规格、数量、有效期等的准确性和药品完好性，确认无误后，进入加药混合调配操作程序。

3. 调配操作程序

① 选用适宜的一次性注射器，拆除外包装，旋转针头连接注射器，确保针尖斜面与注射器刻度处于同一方向，将注射器垂直放置于层流洁净台的内侧。

② 用 75％乙醇消毒输液袋（瓶）的加药处，放置于层流洁净台的中央区域。

③ 除去西林瓶盖前，用 75％乙醇消毒安瓿瓶颈或西林瓶胶塞，并在层流洁净台侧壁打开安瓿，应当避免朝向高效过滤器方向打开，以防药液喷溅到高效过滤器上。

④ 抽取药液时，注射器为斜面针尖的斜面应当朝上（如为双侧针尖则无需注意），紧靠安瓿瓶颈口抽取药液，然后注入输液袋（瓶）中，轻轻摇匀，放入盛药篮中时需把安瓿往一侧倾倒下，再把输液袋放入另一侧。

⑤ 溶解粉针剂，用注射器抽取适量静脉注射用溶剂，注入于粉针剂的西林瓶内，必要时可轻轻摇动（或置振荡器上）助溶，全部溶解混匀后，用同一注射器抽出药液，注入输液袋（瓶）内，轻轻摇匀，放入盛药篮。

4. 调配结束工作

调配结束后，再次核对输液标签与所用药品名称、规格、用量，准确无误后，调配操作人员在输液标签上签名或者盖签章，标注调配时间，并将调配好的成品输液和空西林瓶、安瓿与备份输液标签及其他相关信息一并放入筐内，以供检查者核对，并通过传递窗将成品输液送至成品核对区，进入成品核对包装程序。

每完成一组输液调配操作后，应当立即清场，用蘸有75％乙醇的无纺布擦拭台面，除去残留药液，不得留有与下批输液调配无关的药物、余液、用过的注射器和其他物品。

每天调配工作结束后，按相应规范和操作规程的清洁消毒操作程序，先用蒸馏水进行清洁，然后再用蘸有75％医用酒精的无纺布进行清洁消毒清场处理。

5. 静脉用药混合调配注意事项

① 不得采用交叉调配流程。

② 静脉用药调配所用的药物，如果不是整瓶（支）用量，则必须将实际所用剂量在输液标签上明显标识，以便校对。

③ 若有两种以上粉针剂或注射液需加入同一输液时，应当严格按药品说明书要求和药品性质顺序加入；对肠外营养液、高危药品和某些特殊药品的调配，应当制定相关的加药顺序调配操作规程。

④ 调配过程中，输液出现异常或对药品配伍、操作程序有疑点时应当停止调配，报告当班负责药师查明原因，或与处方医师协商调整用药医嘱；发生调配错误应当及时纠正，重新调配并记录。

六、成品核对包装岗位的操作技能

本岗位由药士以上专业技术人员担任，在成品传递窗口核对配置好的输液。

1. 成品输液的检查、核对操作规程

① 检查输液袋（瓶）有无裂纹，输液应无沉淀、变色、异物等。

② 进行挤压试验，观察输液袋有无渗漏现象，尤其是加药处。

③ 按输液标签内容逐项核对所用输液和空西林瓶与安瓿的药名、规格、用量等是否相符。

④ 核检非整瓶（支）用量的患者的用药剂量和标识是否相符。

⑤ 各岗位操作人员签名是否齐全，确认无误后核对者应当签名或盖签章。

⑥ 核查完成后，空安瓿等废弃物按规定进行处理。

2. 合格的成品输液的放置与运送

经核对合格的成品输液，用适宜的塑料袋包装，按病区分别整齐放置于有病区标记的密闭容器内，送药时间及数量记录于送药登记本。在危害药品的外包装上要有醒目的标记。

将密闭容器加锁或加封条，钥匙由调配中心和病区各保存一把，配送工人及时送至各病区，由病区药疗护士开锁或启封后逐一清点核对，并注明交接时间，无误后，在送药登记本上签名。

学习小结

学习本章，应了解医院药房各岗位的主要工作职责，熟悉药品采购管理、制剂岗位管理和技能，处方调剂基本要求和静脉用药调配中心各岗位的操作技能。为提高学习效果，同学们可利用到医院药房见习等机会，熟悉医院药房，树立药品质量意识和药学服务意识，提升专业素养。

思考与练习

一、A1型题（请选择一个最佳答案）

1. 下列药品有效期的写法正确的是（   ）。

A. 有效期至 2005 年 3 月　　　　　　　B. 有效期至 2005.3

C. 有效期至 05/3　　　　　　　　　　　D. 有效期至 2005-03

E. 有效期至 05/03

2. 关于处方用药剂量与剂量单位下列说法错误的是（　　　）。

A. 凡药典收载的品种，使用剂量应以《临床用药须知》剂量为准

B. 药典未收载的，应以法定说明书所示剂量为准

C. 医师超剂量使用应在剂量旁重新签字

D. 剂量书写一律用阿拉伯字码，用药剂量采用公制

E. 注射剂一般注明支数、瓶数即可

3. 药品经营企业库房内温湿度的监测要求是（　　　）。

A. 每日上午下午随机各记录一次　　　　B. 每日上午下午随机各记录二次

C. 每日上午下午定时各记录一次　　　　D. 每日测定记录二次

E. 每日定时测定记录二次

4. 药品批发、销售企业发货的原则是（　　　）。

A. 先产先出、近期先出，按生产日期发货

B. 先进先出、近期先出，按生产日期发货

C. 先进先出、近期先出，按批号发货

D. 先产先出、近期先出，按批号发货

E. 双人核对

5. 符合 GSP 实施细则对药品批发和零售连锁企业设置不同温湿度仓库条件要求的是（　　　）。

A. 冷库低于 2℃，相对湿度 45％～65％

B. 阴凉库不高于 20℃，相对湿度 45％～75％

C. 常温库温度为常温，相对湿度 45％～75％

D. 常温库温度为 0～30℃，相对湿度 45％～65％

E. 常温库温度为 -4～30℃，相对湿度 45％～65％

二、B1 型题（请从中选择一个与问题关系最密切的答案）

第 1～3 题

A. 拒绝调配处方

B. 调配处方并发药

C. 依照处方调配药品

D. 拒绝调配处方，依照有关规定报告

E. 拒绝调配处方，并联系医师进行干预

1. 审核后判为合理处方，应该（　　　）。

2. 发现严重滥用药品的处方，应该（　　　）。

3. 发现处方中有不利于患者药物治疗的处方，应该（　　　）。

第 4～6 题

A. 日光　　　　　　B. 空气　　　　　　C. 湿度　　　　　　D. 温度

E. 时间

4. 紫外线加速一些药品的氧化、分解，归属于（　　　）。

5. 一些药品吸收二氧化碳发生碳酸化，归属于（　　　）。

6. 不同品种、不同剂型的药品的有效期不同，归属于（　　　）。

第7～9题

A. 印鉴卡　　　　　　　B. 基数卡　　　　　　C. 五专管理　　　　　D. 防盗设施

E. 专用保险柜

7. 各调剂部门每天下班（或交班）前，管理人员应核对药品和相关记录，实施的是（　　　）。

8. 各调剂部门指定专人凭处方、专册登记表、领药本领取，数量不得超过限定，必须持有（　　　）。

9. 药库管理人员根据药品用量和库存情况提出购药计划，向指定的药品经营单位采购，必须持有（　　　）。

三、X型题（从五个备选答案中选出两个或两个以上的正确答案）

1. 关于药品批准文号"国药准字 S10960023"表示的含义表述正确的为（　　　）。

A. 化学药品　　　　　　　　　　　　B. 生物药品

C. 原批准文号年份为 1996 年　　　　　D. 原卫生部核发的批准文号

E. 北京市药监局核发的批准文号

2. 以下哪些属于药学服务的具体工作内容（　　　）。

A. 处方调剂　　　　　　　　　　　　B. 治疗药物监测

C. 药品不良反应监测和报告　　　　　D. 药学信息服务

E. 参与健康教育

3. 《医疗机构制剂许可证》登记事项变更包括（　　　）。

A. 医疗机构名称　　　　　　　　　　B. 医疗机构类别

C. 法定代表人　　　　　　　　　　　D. 注册地址

E. 配制范围

4. 药师应当对处方用药适宜性进行审核，审核内容包括（　　　）。

A. 处方用药与临床诊断的相符性　　　B. 剂量、用法和疗程的正确性

C. 选用剂型与给药途径的合理性　　　D. 是否有药物不良相互作用和配伍禁忌

E. 是否注明必须做皮试的药品的过敏试验及结果的判定

5. 医疗机构制剂使用管理规定包括（　　　）。

A. 将调剂处方保存 2 年

B. 严格掌握适应证和禁忌证

C 只能在本医疗机构内凭医师处方使用，不得进入市场

D. 医疗机构制剂调剂使用，不得超出规定的期限、数量和范围

E. 遇到灾情、疫情、突发事件或者临床急需而市场没有供应时，需要调剂使用的需提出申请

四、简答题

1. 简述静脉用药混合调配注意事项。

2. 简述处方调配的基本要求。

实训十三　静脉用药处方审核练习

一、实训目标

1. 能熟练运用处方审核"四查十对"。

2. 通过案例处方使学生熟悉静脉用药配制的程序、审核要点与注意事项。

3. 能依据处方实例，分析处方配伍禁忌。

二、实训条件

1. 模拟药房。

2. 实例静脉用药处方案例。

三、考核要点

1. 考核记忆"四查十对"，及静脉用药工作流程。

2. 考核静脉用药处方审核要点。

四、实训内容

请分析以下静脉用药处方是否存在配伍禁忌，并阐明原因。

案例1：维生素 C 粉针 1g 联合维生素 B_6 注射液 0.1g 加入 5％葡萄糖注射液 250ml 静脉滴注。

案例2：地塞米松磷酸钠注射液 5mg 联合维生素 B_6 注射液 0.2g 加入 5％葡萄糖注射液 250ml 静脉滴注。

案例3：维生素 B_6 注射液 pH3.8 与地塞米松注射液 pH6.5～7.0。

案例4：30％脂肪乳注射液 250ml 中加入氯化钾注射液 7ml。

案例5：30％脂肪乳注射液 250ml 中加入氯化钾注射液 7ml。

案例6：往甘露醇注射液（20g/100ml）中，加入浓度较高的电解质，如 KCl（1g/10ml）。

案例7：调配奥美拉唑时，直接用 5％葡萄糖注射液溶解后加入 5％葡萄糖注射液 250ml 中静脉滴注。

案例8：参附注射液 40ml 联合氯化钾注射液 5ml 加入 5％葡萄糖注射液 250ml 静脉滴注。

五、实训提示

1. 通过本次实训，加深同学们对静脉用药处方审方知识点的掌握，能初步判断药物相互作用和用药禁忌。

2. 能初步进行处方用药合理性分析，指导患者合理用药。

六、实训思考

请查阅相关数据库，收集 3 份不合理静脉用药处方，并分析原因。

（包健安）

第十三章

社会药房岗位技能

学习目标

1. 掌握普通及特殊中西药品陈列的操作程序和基本技巧；掌握社会药房处方审查和计价常规要求，以及药品销售基本步骤和中西药物零售的工作过程。

2. 初步学会对在架药品和库存药品进行管理和养护；会运用自身知识，顺利完成西药、中药饮片、中成药的销售。

3. 培养学生初步树立良好的药品质量与服务意识。

随着大众对健康要求的不断提高，"大病去医院，小病去药店"逐渐成为一种共识。越来越多的人选择到药店购药进行自我药疗，这类人群迫切需要专业的用药指导，因此，掌握一定社会药房的药学服务技能非常必要。

第一节　药品陈列

一、陈列的原则和基本要求

（一）GSP 对药品陈列的规定

药品的陈列应当符合以下要求。

① 按剂型、用途以及储存要求分类陈列，并设置醒目标志，类别标签字迹清晰、放置准确。

② 药品放置于货架（柜），摆放整齐有序，避免阳光直射。

③ 处方药、非处方药分区陈列，并有处方药、非处方药专用标识。

④ 处方药不得采用开架自选的方式陈列和销售。

⑤ 外用药与其他药品分开摆放。

⑥ 拆零销售的药品集中存放于拆零专柜或者专区，并保留原包装和标签。药品拆零销售使用的工具、包装袋应清洁和卫生，出售时应在药袋上写明药品名称、规格、服法、用

量、有效期等内容。

⑦ 第二类精神药品、毒性中药品种和罂粟壳不得陈列。

⑧ 冷藏药品放置在冷藏设备中，按规定对温度进行监测和记录，并保证存放温度符合要求。

⑨ 中药饮片柜斗的书写应当正名正字；装斗前应当复核，防止错斗、串斗；应当定期清斗，防止饮片生虫、发霉、变质；不同批号的饮片装斗前应当清斗并记录。

⑩ 经营非药品应当设置专区，与药品区域明显隔离，并有醒目标志。

（二）陈列的原则

1. 易见易取原则

商品正面面向顾客，不被其他商品挡住视线；货架最底层不易看到的商品要倾斜陈列或前进陈列；货架最上层不宜陈列过高、过重和易碎的商品；整箱商品不要上货架，中包装商品上架前必须全部打码上架。对卖场主推的新品或 DM（direct mail advertising，直译为"直接邮寄广告"，即通过邮寄、柜台发送等形式，将宣传品送到消费者手中、家里或公司所在地）上宣传的商品突出陈列，可以陈列在端架、堆头或黄金位置，以便容易让顾客看到商品，从而起到好的陈列效果。

2. 利于商品管理的原则

既要符合药品分类原则，还要使最上层货架的高度适宜，靠墙的货架较高，中间的货架较低，有利于防损（防盗）等管理。

3. 同一品牌垂直陈列原则

垂直陈列指将同一品牌的商品，沿上下垂直方向陈列在不同高度的货架层位上。其优点为：①顾客在挑选时移动方便；②货架的不同层次对商品的销售影响很大，垂直陈列可使各商品平等享受到货架不同的层次，不至于某商品因占据好的层次销量很好，而其他商品在比较差的层次销量很差。

垂直陈列有两种方法：一是完全垂直陈列，对销量大或包装大的商品从最上一层到最下一层全部垂直陈列；二是部分垂直陈列，采用主辅结合陈列原则。

4. 先产先出、近效期先出的原则

即按时间顺序或按批号先后，先产的商品、近效期的商品摆在前面先销售，后产的或批号较新的商品摆在后面。

5. 关联性原则

药品仓储式超市的陈列，尤其是自选区（OTC 区和非药品区）非常强调商品之间的关联性，如感冒药区常和清热解毒消炎药或止咳药相邻、皮肤科用药和皮肤科外用药相邻、妇科药品和儿科药品相邻、维生素类药和钙制剂在一起等。这样陈列可使顾客消费时产生连带性，方便了顾客购药。

6. 满陈列原则

满陈列就是把商品在货架上陈列得丰满些，要有量感，俗话说"货卖堆山"。据美国一项调查资料表明，满陈列的超市与做不到满陈列的超市相比较，其销售量平均可提高 24%。满陈列可以减少卖场缺货造成的销售额下降。

7. 主辅结合陈列原则

药品仓储式超市商品种类很多，根据周转率和毛利率的高低可以划分为 4 种商品：第一种为高周转率、高毛利率的商品，这是主力商品，需要在卖场中很显眼的位置进行量感陈列；第二种是高周转率、低毛利率的商品，如感康、白加黑等；第三种是低周转率、高毛利率的商品；第四种是低周转率、低毛利率的商品，这类商品将被淘汰。

主辅陈列主要是用高周转率的商品带动低周转率的商品销售。例如，将感康和复方氨酚烷胺片陈列在一起，同属于感冒药，只是制造商不一样，感康品牌好，顾客购买频率高，属于高周转率商品，但由于药品零售价格竞争激烈，使这类商品毛利非常低，所以要引进一些同类商品增加卖场销售额。将同类商品与感康相邻陈列，陈列面要大于感康，使店员推销商品时有主力方向，且可以增加毛利。

8. 季节性陈列原则

在不同的季节将应季商品（药品）陈列在醒目的位置（端架或堆头陈列），其商品陈列面、陈列量较大，并悬挂 POP 广告，吸引顾客，促进销售。

> **知识链接**
>
> POP 是英文 point of purchase 的缩写形式。 point 是"点"的意思，purchase 是"购买"的意思，point of purchase 即"购买点"。 POP 广告的具体含义就是在购买时和购买地点出现的广告，简称"购买点广告"，是一切购物场所内外(百货公司、购物中心、商场、超市、便利店)所做的现场广告的总称。

二、药品陈列的分类方法

药品分类的目的在于使药品系统化，便于计划、统计、记账、核算成本、编制报表，便于批发、零售经营业务，便于仓库的保管与养护。药品品种繁多、性质各异，分类的方法不尽相同，各种分类法并非十分完善，应根据不同条件，因地制宜地建立适合本系统特点的药品分类法。药店常用分类方法见图 13-1。

1. 药品与非药品分开

药品与非药品分开（药品与保健品、医疗器械等非药品分开陈列）。

2. 处方药与非处方药分开

根据药品品种、规格、适应证、剂量及给药途径不同，国家食品药品监督管理总局对药品分别按处方药与非处方药进行管理。处方药系指必须凭医师或执业助理医师的处方才可调配、购买和使用的药品。非处方药指的是不需要凭医师或执业助理医师处方即可自行判断、购买和使用的药品。根据《中华人民共和国药品管理法》的规定，非处方药分为甲类非处方药和乙类非处方药两种，分别使用红色和绿色的"OTC"标志。

3. 口服药和外用药分开

4. 易串味药品（含碘、三碘甲烷、樟脑、薄荷脑、冰片、麝香等有特殊气味的药品）与一般药品分开。有些药品本身有浓烈气味，但在密封或包装完好时并不会有气味溢出，这样的药品可以不当作"易串味药品"。

5. 根据药品在人体内的作用部位分类

由于明确了药品的作用范围，因此有利于按需买药时方便快捷地选药取药。

（1）消化系统用药　如雷尼替丁、奥美拉唑、甘草酸二铵、温胃舒、多潘立酮等。

（2）呼吸系统用药　如盐酸苯丙哌酮、盐酸氨溴索、联邦止咳露、神奇止咳露、念慈庵、急支糖浆等。

（3）神经系统用药　如氟西汀、地西泮等。

（4）心脑血管循环系统用药　如辛伐他汀、地奥心血康、复方丹参滴丸、银杏叶片等。

6. 按药品的作用及用途分类

（1）全身麻醉药　如麻醉乙醚、氯胺酮。

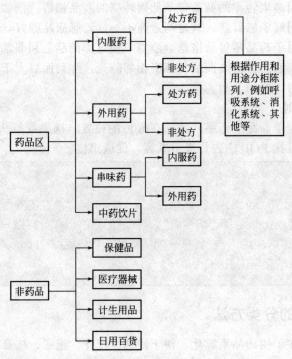

图 13-1　药店常用的分类方法

（2）**镇静催眠药**　如地西泮、巴比妥类。

（3）**解热镇痛药**　如阿司匹林、布洛芬。

（4）**抗高血压药**　如利舍平、米诺地尔。

（5）**强心药**　如洋地黄、地高辛。

（6）**降血脂药**　如氯贝丁酯、烟酸。

（7）**抗过敏药**　如氯苯那敏、特非那定。

（8）**抗生素类**　如青霉素、麦迪霉素。

（9）**抗病毒药**　如碘苷、阿昔洛韦。

另外还有抗糖尿病药、维生素类药、抗肿瘤药、消毒防腐药、抗心律失常药、镇痛药等。本分类方法的优点是使不同疾病的药品名目清晰，方便零售经营，指导病人合理用药。其缺点在于不同剂型混杂，不便储藏管理。

三、陈列药品的流程

1. 陈列前

验收合格的药品，做好记录后，按《药品经营质量管理规范》（GSP）要求的分类陈列原则进行分类整理。若有首次配送的新商品，先将其条形码和价格信息录入电脑及 POS 机，并规范填写相应的标价签。检查中药斗橱，将斗内饮片量不足的斗橱拉出，以备补货。

2. 陈列操作

（1）**中西成药上架陈列**　属原有经营品种的，按卖场药品分区，对应原陈列位置，直接上架补货，并依照药品特点采取适宜的陈列方式；属首次配送的新商品，按其分类性质和药品陈列的原则，安排新的陈列位置，上架陈列，并加挂已填写好的标价签；属总部指定促销的药品，应选择端架或靠近收银台处等优势货位陈列；拆零药品集中存放于拆零专柜，并保留原包装的标签。

（2）中药材、中药饮片补货操作　将需要补货的药斗拉出，取出药斗内剩余的饮片，过筛除去饮片粉屑备用；清斗，将药斗清理干净；把新到的中药饮片核对无误后加入药斗下层，将过筛后的陈货加在上面；药斗归位并复核中药名称与内装饮片一致。

3. 结束过程

剩余药品存放，可选择相应区域内的边柜或脚橱暂时存放；价签复核，将新陈列上架的药品与标价签逐一核对一遍，尤其是注意药品的规格、等级、产地与价签上是否一致，以防差错；储存，剩余中药材、中药饮片标记后储存；冷藏，需要低温储存的，及时放入冷藏柜。

📎 知识链接

药品陈列的质量控制点

（1）货架和斗橱补货时，按有效期先后排列，新货摆放在后面或底层，保证"先进先出"。

（2）对配送的进口药品，要在价签上标明产地，要将供货商的《进口药品注册证》和《进口药品检验报告书》复印件保存在门店文档中，以备工商、药检部门核查。

（3）由供货商制作供展示用的挂旗和挂幅、柜台陈列盒、柜台展示卡等印刷品。在柜或架上陈列时，一般要先到当地工商部门注册登记后进行，否则为非法广告。

（4）中药斗橱补货时，一定要"清斗"后再补货，从而保证中药饮片整洁卫生。

四、药品陈列的形式

1. 柜台橱窗陈列

利用柜台和柜台后的橱窗进行陈列。由于处方药不得采用开架自选的陈列形式，只能采用这种陈列形式。

2. 开架自选陈列

利用开放的货架进行陈列。除了处方药，非处方药和非药品都可以采用这种陈列形式。

五、陈列的技巧

1. 黄金位置的陈列

要陈列重点推荐的商品，如高毛利率、需重点培养、重点推销的商品。黄金线是指最易受视线关注的位置，一般在视平线下85～155cm高度。

2. 商品的陈列规则

按包装规格大小或剂型摆放，采用由小至大、由左至右、由浅至深、自上而下的原则。要能表现出以下因素：品质看得见，显示受欢迎的程度，较同类产品的优势。让顾客产生没买是一种损失的心态。

3. 量陈列

量陈列产生"数大就是美"的视觉美感及"便宜"、"丰富"等刺激购买的冲动，如端架成列、多排面陈列、堆头成列（图13-2～图13-5）等。

4. 集中焦点的陈列

利用照明、色彩、形状、装饰，制造顾客视线集中的方向。

5. 容易被盗商品的陈列

容易被盗商品陈列在视线易及或可控位置。

6. 关联陈列法

将功能相同或相近的商品放在一起或就近陈列。如感冒类药和清热解毒类、维生素类药品靠近陈列。

7. 比较陈列法

将价格高的和低的，不同厂家的同类商品放在一起。

8. 悬挂式陈列

无立体感的商品悬挂起来陈列，产生立体效果，增添其他特殊陈列方法所没有的变化。

9. 除去外包装的陈列

瓶装商品（如化妆品、药酒、口服液等）除去外包装后的陈列，吸引顾客对商品的内在质地产生直观的感受，激发购买欲望，如花车成列（图13-5）。

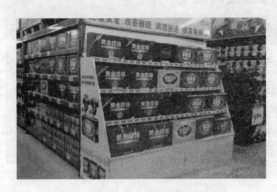

图13-2　端架成列

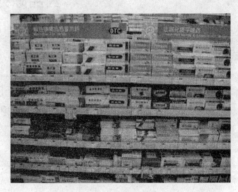

图13-3　多排成列

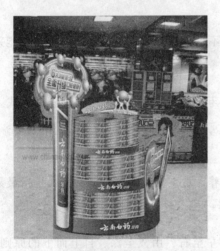

图13-4　堆头成列

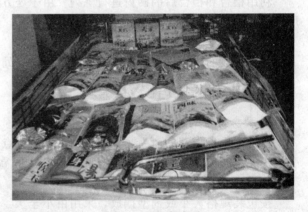

图13-5　花车成列

六、药品标价签填写

门店陈列药品最好使用药品专用标价签，而且要规范填写各项内容。包括药品名称、规格或等级、剂型、质量层次、最高零售价、执行价格、计价单位、产地等，见图13-6。

1. 名称

在"名称"栏中如实标明药品名称　一种药品既有通用名又有商品名的要全部标明。如通用名为"阿莫西林"，商品名要填"阿莫仙"、"珍棒"等；中成药（中药饮片）名称填通用名一栏，如有商品名的也要如实填写；配方中药材名称应填写规范名称，如黄连（雅连）、

大黄（将军）、贝母（川贝、浙贝）、当归
（秦归）等。

2. 规格

在"规格"栏中准确标明药品的规格或
等级 如100mg×12粒×2板、10g×10丸、
0.5g×100片、6g×1包×30包、12片×4包×
60包、1mg×2ml×1支、100ml、500ml
等。名贵中药材应按等级、计价单位标明
"××条以内"、"××头以上"等。

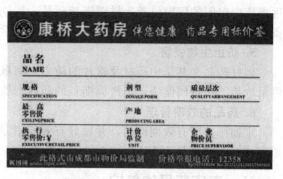

图 13-6 某药房价格标签样张

3. 剂型

在"剂型"栏中须详细标明药品的剂型 如"片"指普通口服片剂，包括包衣片（含糖
衣片、薄膜衣片、肠溶片、缓释片等）、阴道片、划痕片等；"胶囊"指普通胶囊剂，包括硬
胶囊、软胶囊（胶丸）、肠溶胶囊、缓释胶囊等；"注射剂"包括注射用水针剂、粉针剂（含
冻干粉针）等；"丸"包括蜜丸、水蜜丸、水丸、糊丸、浓缩丸、蜡丸和微丸等；"冲剂"包
括根据药典部颁标准规范后的颗粒剂等其他剂型。

4. 其他

在"质量层次"栏中须如实填写药品的质量层次 如GMP、专利药、优质优价的中成
药、单独定价的药品等。在"最高零售价"栏中须如实标明执行价格，属政府定价、政府指
导价管理的药品要如实标明价格主管部门公布的最高零售价，属市场调节价的药品应标明药
品生产企业制定的最高零售价，或物价部门的公示价，不得模糊标示。在"产地"栏中如实
标明药品生产企业的名称或规范简称，如成都制药一厂、河北华北制药厂、哈药六厂、西安
杨森等；进口药品应如实标明国名及厂名，中药材应标明药材的实际原产地。

第二节 药品储存

一、药品储存的工作流程

1. 药店接收配送药品

（1）核对验收 门店验收员要对配送单上所有品种，逐一核对药品的数量、品名、规
格、效期、批号、产地。

（2）质量验收 检查药品外包装、药品形状等；鉴别中药材及饮片的真伪优劣。

（3）办理交接手续 将验收结果在配送单上注明并签字后，由送货员将回执联和不合格
的药品及"药品拒收报告单"带回。

2. 室内温度和湿度的控制

利用温度和湿度测量设备定时测量每天卖场内的温度和湿度，当温度、相对湿度超出安
全范围时，要及时利用空调或通风等措施进行调控，并按时填写"室内温度和湿度记录表"。

3. 库存药品的质量检查

定期进行药品质量检查。中西成药一般以一个月为周期，分区分批检查一遍，中药材和
中药饮片应每周检查一遍，发现问题能处理的及时处理，处理不了的及时上报公司质量部
门，并填写"药品质量养护记录"。

4. 避光、防潮和防火措施

对怕光、怕热、易潮、易变质的药品进行重点养护，怕光、怕热的药品陈列储存时，要

远离店内向阳的门窗位置；易潮霉变药品，特别是中药材和饮片，要充分干燥后密封储存；备好安全消防器材，定期检查，组织店内员工学习安全消防知识，以防患于未然。

5. 防止生物侵害

做好药品尤其是中药材及饮片的防虫、防鼠、防霉措施，橱柜要牢固、密封；贵细药材可采取传统对抗同储法；销售周期长的药材、饮片，要经常晾晒保持干燥。

6. 药品的效期管理

定期排查所有效期商品，并做好有效期记录，发现近效期药品，及时预警并安排促销，填写"近效期药品示意表"。

二、在店药品的养护

药品的在店养护是指药品在药店储存过程中进行的保养和维护工作。它是药店药品保管的一项经常性工作，对药品储存安全、保证药品质量、减少损耗、促进药品流通有着重要的作用。

药品的在店养护应贯彻"预防为主"的原则，基本要求是根据药品的性质和包装的质量、形状，正确地选择架位、货位堆码存放，合理地使用门店面积，提高空间利用率，并为安全保管、及时检查、盘点和药品陈列等创造方便条件；按照储存药品性质的需要，控制和调节卖场的温度、湿度；定期进行药品的在架检查，及时了解药品的质量变化，并采取相应的防治措施；熟悉药品性能，研究影响药品质量的各种因素，掌握药品质量变化的规律，提高药品保管养护的科学水平，及时采取各种有效措施防患于未然；保持卖场的清洁卫生，做好防治微生物和鼠害、虫害工作；此外，对久储和接近效期的药品，要及时促销或催促有关业务部门调整，以避免和减少不应有的损失。

第三节　西药零售过程

一、西药零售的准备工作

1. 职业形象准备

医药商品是用于防病治病、康复保健的特殊商品，药品从业人员，尤其是和顾客有接触的药品销售人员得到顾客的绝对信任是顺利开展工作的基础。所以要求销售药品的人员每天上岗前必须整理自己的外表，端庄自己的仪容仪表，做到整洁、热情、大方、富有朝气。其基本要求包括以下方面。

（1）个人卫生　上岗前应做好自身清洁卫生，包括头发、面部、颈部、手部、指甲的清洁，同时清除口腔及身体异味，禁止留长指甲。男士应不留胡须，勤剪鼻毛，保持面容洁净。

（2）发型要求　头发要清洁，发型应自然大方，长度要适宜，男士要求前不遮眉，旁不遮耳，后不及衣领，不留大鬓角及胡须；女士避免怪异的发型和发色，为客人服务时，应将头发整齐束起，以免头发挡住眼睛，或给人以披头散发之感。上岗前需整理好自己的头发。

（3）化妆要求　女性医药商品购销员为了表示对顾客的尊重应适度淡妆，但不应留长指甲和涂彩色指甲油，香水浓度和气味淡雅柔和，不佩戴形状特异和有色的眼镜。

（4）仪表要求

① 着装　上岗前应着企业统一的制服，保持制服整洁、熨烫平整、纽扣统一齐全，不应将衣袖或裤脚卷起，在左胸前佩好胸卡。同时要注意鞋与服装的搭配，不可穿着过于休闲

的鞋子甚至拖鞋上岗。

② 饰物佩戴　尽管 GSP 规范没有明确禁止，但是对可能影响药品质量的中药调剂、代客煎药等岗位不宜佩戴饰物，营业员岗位可以佩戴简单饰物（如一枚戒指或一条项链），式样不应过于夸张，以体现文雅端庄。

（5）工作前准备　穿好整洁的职业服装，检查胸卡；面对镜子，振奋精神，修饰好自己的容貌和仪表；规范站姿、准备微笑迎接顾客。

2. 环境准备

医药商品的营业环境必须整洁、明亮、舒适，让顾客一来就有一种温馨、清爽、健康的感觉。为此应做好以下工作。

（1）清洁空气，调节温度　营业场所应做到空气清新流动、温度适宜，保持药品陈列在适宜的温度和湿度环境下。因此营业前需打开换气设备，让空气通畅，同时检查温度计和湿度计，如果超过规定范围可开启空调，把温度和湿度调至适宜的范围。

（2）清洁场地，整理台面　营业场所要保持干净卫生、整齐有序，因此应在售前清洁地面，擦抹柜台、货架、商品及有关设施，清除杂物，确保无积尘、无污迹，物品定置，展柜美观漂亮，通道畅通无阻，显示清新整齐的面貌。

（3）播放音乐，调整灯光　销售前营业员应选播适宜的轻音乐，检查营业场所的亮度，整理广告画牌，护理花卉盆景，使整体环境显得舒适、明亮、优美，以迎接顾客的光临。

（4）摆放座椅，整理书刊　营业前，应在营业场所内的适当位置摆放座椅，整理书报架，备好饮水机，为顾客营造一个舒适方便的购物环境，提供细致周到的服务。

3. 设施和药品准备

营业前的物质准备是整个销售工作的一个重要环节，有序的物质准备是缩短销售时间、加快成交速度、使销售工作顺利进行的根本保证，因而具有十分重要的意义。

（1）整理补货　经过前一天的销售，货架、柜台陈列的商品会出现不丰满或缺档的现象，营业员必须及时进行补货。对货架、柜台上以各种形式陈列的商品及其标签进行归类、整理，尽量补足商品，做到整齐、丰满、美观大方，不得有空位。如出现急缺或断货，要及时通知采购部门。在整理商品的同时，要认真检查商品质量，如发现破损、霉变、污染的商品，要及时按 GSP 规定处理。

（2）查验标签　在整理商品的同时，必须逐个检查标价签，要求做到货价相符，标签齐全，货签对位。对各种原因引起的商品变价要及时调整标价，标签要与商品的货号、品名、产地、规格、单位、单价相符。

（3）物品准备　营业前，营业员要根据自己出售商品的操作需要，准备好或查验好售货工具和用品，并按习惯放在固定适当的地方，以便售货时取用。

需准备或查验的售货用具大致有如下几类。

① 计价收银用具　常用的计价收银用具有电子收银机、电子计算器、算盘以及圆珠笔、复写纸、发票等。对其必须常校检、检查。

② 计量用具　常用的计量用具主要是指电子秤、戥子、尺、天平等度量衡器。对其不仅要正确使用，还必须注意依法使用。

③ 包扎用具　如纸、袋、盒、绳、夹、卫生药袋等。在进行包扎时，要注意大小适宜，包扎牢靠，符合卫生标准。同时，还要注意有利于环境保护。

④ 宣传材料　宣传用具，在此是指与商品相关的广告、说明、介绍以及图片、声像、软件等。在上岗之前，应将其认真备齐，以供赠送或索取。

⑤ 零钱　在顾客付款时，不允许要求对方自备零钱，更不准以任何借口拒找零钱。为

此，应提前根据实际需要，备好零钱的具体品种，并确保数量充足。

二、西药零售

（一）西药处方调配过程

第1步：收方　从顾客处接收处方。

第2步：审方　由执业药师或依法经过资格认定的药学技术人员进行审方，审方包括"处方规范审核"和"用药安全审核"。

第3步：收费　按实际零售价计价收费，开具凭证。

第4步：调配处方　按处方调配，调配时要仔细检查核对药品标签上的名称、规格、用法、用量等，防止出差错。调配的药品必须完全与处方相符。严格按照规章制度办事，严禁用手直接取药。配方人需在处方上签字。

第5步：包装、标示　于分装袋或分装容器上贴上或写上药名、规格、用法、用量、有效期限及注意事项。

第6步：核对检查　仔细核对所取药品的名称、规格、用法、用量，病人姓名、年龄、性别等，保证不出差错。复核无误后由执业药师签字。

第7步：发药　发药时应语言清晰，详细交代用法、用量、间隔时间、不良反应和注意事项，耐心回答顾客的询问。

第8步：礼貌道别　送别顾客的基本要求是亲切自然，用语简单，语气委婉。如微笑着说"祝您健康"、"祝您早日康复"、"请慢走"、"走好"、"谢谢"、"请拿好东西"等即可。

（二）零售结束工作

营业员在为顾客进行商品包装时，还应询问顾客是否还需要别的相关商品。当将包装好的商品交到顾客手中时，应主动向顾客表示感谢，赞扬顾客的明智选择，并请其对商品的质量放心。送走顾客后，进行自我整理。

1. 理货和补货

西药处方药零售完成后，将药品摆放回原位置。售药完成后，要及时理货和补货。理货是按照"从左到右，从上到下"的顺序，按"端架—堆头—货架"的先后顺序将货品进行整理并摆放于合适的位置；理货最好在每日销售高峰期之前和之后进行；理货商品的先后次序一般是促销商品—主力商品—易混乱商品——一般商品。

经过理货及补货后一般要达到以下要求：①商品的价格标签正确、干净。②商品陈列整齐；商品陈列的位置符合门店陈列图的要求；必须将不同货号的货物分开，并与其价格标签的位置一一对应；商品陈列符合"先进先出"以及安全的原则。③商品的标签、包装、保质日期经检查合格。④商品的零星散货已经回到正确的位置；商品的缺货标签正确放置；破损的商品包装被修复。⑤对补货产生的垃圾进行处理，做好商品、货架、通道的清洁工作，保持补货区域的卫生，检查通道有无遗漏的商品、卡板、垃圾、价格标签等。⑥注意商品及货架卫生，多检查，及时发现问题并解决。

2. 处方登记，保存

每次的处方必须存档，以便计算使用性消耗药品的总量，并做到及时补货。

三、西药处方药零售的质量控制点

1. 对接收的处方进行审核

（1）处方规范审核　审核处方内容是否完整、书写是否规范、字迹是否清晰、有否职业医师或执业助理医师签章、有否医疗机构盖章、涂改处是否有执业医师或执业助理医师盖章等。

（2）用药安全审核　药品名称是否正确、用药剂量是否正确、是否重复用药、不得超过极量，如需超量者，必须经过医生再次签字始可调配。特别注意儿童、老人、孕妇、哺乳期妇女的用药剂量问题。用药方法是否正确（给药途径、间隔时间、注射速度、病人肝肾功能状态、过敏史、病情等）、处方中有否配伍禁忌的药品、药物相互作用和不良反应（药效的增强、协同、拮抗、减弱作用，副作用及毒性）。在用药安全审核中，尽量参考《中华人民共和国药典》、《新编药物学》、《国家基本医疗保险药品诠释》等具有一定权威的参考书，也可参考电子计算机的药物咨询软件，切忌过于信任自己的记忆力和经验。

2. 执业药师审核签字

执业药师对处方审核后必须签字，签字后依据处方正确调配、销售药品。对处方不得擅自更改或代用，对有配伍禁忌或超剂量的处方应当拒绝调配、销售，必要时，经处方医师更正或重新签字，方可调配、销售。

3. 调配处方

（1）谨慎读方，严防药名混淆　由于病种繁杂、药品品种繁多、用药范围广泛，药品名称中相似相近的很多，如地巴唑与他巴唑（甲巯咪唑）、异丙嗪与异丙胺、优降宁（帕吉林）与优降糖（格列本脲）、利舍平与利血生、心得安（普萘洛尔）与心得平（氧烯洛尔）、心痛定（硝苯地平）与心痛平（美普地尔）、肝乐（二异丙胺）与肝泰乐（葡醛内酯）、胃复康（贝那替秦）与胃复安（甲氧氯普胺）等。读方不慎，极易发生差错事故。

（2）严守规程，实行"三看三对一取药"　即取药前"看"所取药品标签药名，"对"照处方药名；"取"药时"看"所取药名称，"对"照药品性状；取药后"看"所取药品包装，"对"照所配药品。取药完毕，用于储放药品的容器或其他包装应及时送回原定位置。处方中各种药品配齐后，要自己核对一遍。调配取药应按处方自上而下逐个进行，自核自对则应自下而上查对。

（3）用法、用量及用药注意事项　标注要明确易懂，调配使用的投药包装在调配时要标注病人姓名、药品名称、发药日期、用法与用量及用药注意事项等。尤为值得注意的是用法与用量及用药注意事项的标注务必明确易懂，提醒患者注意。

4. 药品的核对

（1）核对药品　由于包装的小型化，绝大多数药品在调配后，仍能保持着原有的性状，核对者必须熟悉各药品的基本性状特征，并根据其特征，对照处方药品，看其是否一致。有疑问者，应详细查核，找出原装药品进行比较。如片剂的颜色、味道、厚薄，针剂的容器形状、内容物颜色及包装上的标签等。发现错配情况，要及时处理。

（2）核对规格与数量　药品的规格大小，对处方所开的数量有直接的关系。在处方总量一定时，规格小，则数量多，反之则数量少。所以，必须了解各药品的具体规格。药品的数量还应联系其计量单位进行核对，不仅要核对实际调配数与处方开写数是否相符，而且要核对处方总量是否超出有关规定。特别是毒性药品、麻醉药品、精神药品，应加倍注意。

（3）核对用法与用量及有关注意事项　处方中各种药品的用法与用量及有关注意事项，必须在投药包装上反映出来，特别是社会药房患者及门诊患者的用药，务必书写明了、正确。核对人员应对处方中每一品种逐个检查，防止漏写、错写以及书写笔迹不清或用词不明确的情况。

5. 提醒病人注意用药注意事项

指导病人合理用药，增强病人依从性，必须交代用药注意事项，调配使用的投药包装上应加以标注。

（1）临调配时，由调剂人员直接书写在投药包装的"备注"栏内。

（2）调配时，配贴用药注意卡　注意卡上要交代的内容常有：不宜突然停药；不宜从事驾驶车辆、管理机器及高空作业等有危险性的工作；不宜饮牛奶；不宜饮酒；避免皮肤直接接受阳光照晒，以免引起过敏；用前注意振摇均匀；要把整片药用水吞服，应放在舌头下面含化，让其自然溶化吸收；应先嚼碎后再用开水送服，不宜把整片药吞下；本品漱口用，每日数次，不要咽下；服药后应多饮开水；服药期间，大小便颜色可能在有所变化等。可以将上述各条分别铅印在 4cm×6cm 的纸片上，需用时，选择配贴在投药包装上即可。

课堂活动

西药销售

学生两人一组，一个扮演药师，一个扮演顾客，进行西药销售练习，然后交换。

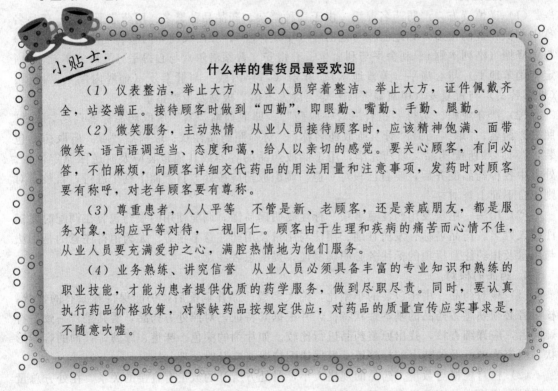

小贴士：

什么样的售货员最受欢迎

（1）仪表整洁，举止大方　从业人员穿着整洁、举止大方，证件佩戴齐全，站姿端正。接待顾客时做到"四勤"，即眼勤、嘴勤、手勤、腿勤。

（2）微笑服务，主动热情　从业人员接待顾客时，应该精神饱满、面带微笑、语言语调适当、态度和蔼，给人以亲切的感觉。要关心顾客，有问必答，不怕麻烦，向顾客详细交代药品的用法用量和注意事项，发药时对顾客要有称呼，对老年顾客要有尊称。

（3）尊重患者，人人平等　不管是新、老顾客，还是亲戚朋友，都是服务对象，均应平等对待，一视同仁。顾客由于生理和疾病的痛苦而心情不佳，从业人员要充满爱护之心，满腔热情地为他们服务。

（4）业务熟练、讲究信誉　从业人员必须具备丰富的专业知识和熟练的职业技能，才能为患者提供优质的药学服务，做到尽职尽责。同时，要认真执行药品价格政策，对紧缺药品按规定供应；对药品的质量宣传应实事求是，不随意吹嘘。

第四节　中药零售

一、中药零售的准备工作

同本章第三节"西药零售的准备工作"。

二、中药处方药调配过程

1. 收方

从顾客处接收处方。

2. 审方

全面审方；审查处方是新方还是旧方；在审方中注意中药名称（常规用名）的一字之差；审查处方中有无毒性中药；审查处方中有无配伍禁忌；审查处方有无临方制剂加工；审查处方有无急、重病患者用药。

3. 计价

计算每味药的价格；计算每帖药的价格；计算每张处方的总价；复核。

4. 调配处方

按下列程序进行：复审处方—对戥—称取药品—分帖。复审处方是指调配人员接到处方后需再次详细审查处方，同时对处方的药品对开、剂数、脚注、用量等项目要求进行进一步的阅读与审核，防止取用药品时发生差错。对戥是指检查戥称的准确度，避免称取药品时产生过大误差。称取药品指按照处方中的剂量与剂数要求，按处方顺序从药斗中称取处方规定数量的药品的操作过程。分帖是指将合并称取的药品总量按处方要求分为若干份，每一份即为一剂（或一帖）。

5. 复核

复核是指再次对已经调配好的药品进行检查，核实是否与处方相符，有无错配、漏配或多配现象。

6. 发药

发药是中药调剂工作的最后环节，通常由专人负责，既要对调配付发的药品进行再次核对，又要向患者说明药品的用法、用量、"药引"或饮食禁忌，检查药品包扎是否牢固，药袋是否破损，附带药品是否齐全，同时配发处方中的中成药。付发药品时需要重点核对患者姓名、取药凭证号码以及药剂（帖）数，以防张冠李戴。

7. 礼貌道别

送别顾客的基本要求是亲切自然，用语简单。如微笑着说"祝您健康"、"祝您早日康复"、"请慢走"、"走好"、"谢谢"、"请拿好东西"等即可。

处方调配结束后，整理好柜台环境卫生，药斗均要回位。进行处方登记，每次的处方必须存档，以便计算使用性消耗药品的总量，并做到及时补货。

三、中药处方药零售的质量控制

1. 需要对接收的处方进行审核

（1）全面审方　包括科别、患者姓名、性别、年龄、婚否、住址、处方药味、剂量、用法、剂数、医师签字、日期等。对非正式处方更要慎重。

审阅性别、年龄、婚否、脉案等，若系怀孕，则应审查处方药味中有无妊娠禁忌药品，若有妊娠禁忌药则不予调配。若因病情需要，必须经处方医师重新签字后，方可调配。若处方中不写脉案者则不在此列。

根据年龄可计算药物的剂量是否合适，特别是对毒性中药，以及药性猛烈的药物如京大戟、麻黄、细辛、芒硝等的剂量尤需注意。若处方中毒剧药品超量，应拒绝调配处方，或经处方医师重新签字后方可调配。

处方中应有患者工作单位及住址，以便一旦发生调剂差错、事故，可以及时查找患者而及时予以纠正。

（2）审查处方是新方还是旧方　若是旧方需向患者问清姓名及处方日期，避免错拿药方或误服事故。

（3）在审方中注意中药名称（常规用名）的一字之差　如破故纸（补骨脂）与洋故纸

（木蝴蝶）、忍冬花（金银花）与款冬花等。审查处方药味、剂量、用法，有无字迹模糊不清，以及漏写剂量、重开药名等。若出现上述情况应及时与处方医师联系，重新签字后方可调配。对处方中药味和剂量的书写模糊不清者，调剂人员不可主观猜测，以免错配药品。

（4）审查处方中有无毒性中药　若有毒性中药，必须按《医疗用毒性药品管理办法》进行调配。

（5）审查处方中有无相反、相畏药物　若有反畏禁忌药物，则不予调配。如病情需要则必须经医师重新签字后方可调配。

（6）审查处方有无临方制剂加工　处方若需要临方制剂加工，能否按处方要求制作以及完成期限等应与患者交代清楚，经同意后再计价。在处方中需自备"药引"的应向患者说明。

（7）审查处方有无急、重病患者用药　对急、重病患者或小儿患者用药，应予以优先调配。

2. 计价

计价的原则是：①按照国家规定的价格计算，不得任意作价或改价；②计价时看好剂量、剂数、新调整价格的品种和自费药品等项；③计价时如遇到规格不同的品种或贵重药品，可在药名的上方标明单价（俗称顶码）；④计价的款数要书写清楚；⑤计价要用蓝色或黑色钢笔或圆珠笔。现多采用计算机计价收费系统。

3. 调配处方

（1）处方应付　根据中医传统用药习惯，许多中药处方中直接写正名即付其炮制品。处方中某些药品以合写的形式出现称为合写或并开。处方中还可能出现同名异物或同物异名的现象，调配时应注意识别和区分，防止配发错误。

（2）随时核对　操作时需随时核对药品名称及用量，不能凭印象调配药品。调剂人员对自己所调配的品种及剂量的准确性或药品的质量负责。为避免差错，需按处方顺序逐一称取药品，并依次摆放在调剂盘中。同时查对处方与药斗名称是否相符，取用的药品是否有变质等。

（3）另包　需特殊处理的药物如先煎、后下、包煎、吞服、冲服、烊化、另煎等，必须按处方要求或配付常规予以另包并注明。质地坚硬的药物，如种子类、矿物类药物，需进行捣碎。有特殊气味的药物应另包，以免"串味"。

（4）填写包药袋　需填写的包药袋的内容包括病人姓名、床号、帖数、有无单包、煎煮方药类别等，并在处方上签名负责。必要时需填写煎药单。

4. 处方药品的核对

重点核对药品品种及质量是否符合处方要求，必要时也对药品的质量进行重新称量复核；另包的药物应拆包复核，核对姓名、日期、帖数、送药时间、代煎单是否齐全或正确。

课堂活动

中药饮片销售

学生两人一组，一人扮演药师，一人扮演顾客，进行中药饮片销售练习，然后交换角色。

学习小结

本章内容是社会药房必须掌握的工作技能，也是未来药学服务中最常用到的基础工作技能。学习本章，应掌握普通及特殊中西药品陈列的操作程序和基本技巧；掌握社会药房处方审查和计价常规要求，以及药品销售基本步骤和中西药物零售的工作过程。初步学会对在架药品和库存药品进行管理和养护；会运用自身知识，顺利完成西药、中药饮片、中成药的销售。并初步树立良好的药品质量与服务意识。

思考与练习

一、A1 型题（请选择一个最佳答案）

1. 拆零药品集中存放于拆零专柜，并保留原包装的（　　）。

A. 合格证　　　　　　B. 标签　　　　　　C. 生产批准文号　　　D. 外包装

E. 装箱单

2. 除去外包装的陈列适合于（　　）商品。

A. 包装破损商品　　　B. 体积大的商品　　C. 怕热商品　　　　　D. 瓶装商品

E. 普通药品

3. 按货架上、中、下陈列时，上端应陈列（　　）药品。

A. 销售量稳定的　　　B. 希望顾客注意的　C. 周转率高的　　　　D. 体积大的

E. 价格贵的

4. 药品的在店养护应贯彻（　　）的原则。

A. 质量第一　　　　　B. 效益第一　　　　C. 以防为主　　　　　D. 防治结合

E. 效率第一

5. 测定相对湿度最常用的测量仪器是（　　）。

A. 干湿球温度计　　　　　　　　　　　　B. 毛发湿度计

C. 温湿度自动巡测仪　　　　　　　　　　D. 湿度测调仪

E. 以上均可

6. 药物能够从空气中吸收水蒸气的性质称为药物的（　　）。

A. 吸附性　　　　　　B. 吸湿性　　　　　C. 潮解　　　　　　　D. 风化

E. 挥发性

7. 药店内的相对湿度应该保持在（　　）之间。

A. 30%～50%　　　　B. 40%～60%　　　C. 45%～75%　　　　D. 50%～70%

E. 25%～40%

二、X 型题（从五个备选答案中选出两个或两个以上的正确答案）

1. 中药系指中药材及其（　　）的总称，通常为中医所使用的药物或制剂。

A. 提取物　　　　　　B. 饮片　　　　　　C. 中草药　　　　　　D. 成药

E. 中成药

2. 处方药系指必须凭（　　）的处方才可调配、购买和使用的药品。

A. 医师　　　　　　　B. 主任医师　　　　C. 病房护士　　　　　D. 药师

E. 执业助理医师

3. 量陈列产生"数大就是美"的视觉美感和"便宜"、"丰富"的刺激购买冲动，（　　）就属于量陈列的一种形式。

A. 关联陈列　　　　　B. 堆头陈列　　　　C. 筐式陈列　　　　　D. 排面陈列

E. 多处陈列

4. 黄金位置的陈列，要陈列（　　）。

A. 重点推销的药品　　　B. 高毛利率药品　　　C. 畅销药品　　　D. 重点培养药品

E. 本地产品

三、案例分析

1. 药品陈列

某药店一营业员,拿了两个中包装的同一种药品到货架上进行陈列,她先将两个中包装打开一端,取出里面所有的药品放在一边,已空的中包装盒她没有扔,而是把其中一个中包装空盒放在货架上,把取出的药品仔细地摆放在空包装盒的上面和四周,只是在货架前沿多摆了两排……请分析该营业员的这些做法的优点在哪里?

提示:

(1) 这样陈列的目的是为了把店内库存较少的药品,借助于空包装盒,陈列得让顾客看起来此种药品量大货丰,有足够的选择余地。

(2) 这种陈列法的优点是:空包装盒弥补了商品量的不足,商品在货架上看起来丰满充实;能使顾客产生"数大就是美"的视觉美感及"便宜"、"丰富"等刺激购买的冲动。

(3) 这种陈列法的特点是:成本低、易操作;节约了在店库存药品占用的企业资金。

(4) 实践中还可以采取一些近似的方法,例如,做堆头陈列时,可把空的纸板箱扣在地板或做堆头用的展台上,再把药品或保健品堆砌在空纸板箱的周围和上面,以展示商品量大可选的视觉美感,从而促进销售。

2. 药品养护的一般措施

雪蛤膏又叫哈士蟆油,采自吉林长白山珍贵药用动物——雌性林蛙输卵管干品,以块大、色淡黄、有蜡质光泽、质柔韧有弹性者为佳(在空气中,极易脱水萎缩变色并失去光泽)。属于贵细的动物药材,每克价值 8～9 元。该药材配送到门店时,一般是 1000g 或 500g 的大包装,门店有经验的中药调剂员,常会把大包的雪蛤膏立刻分装成 5g 或 10g 装的小包装,用透明、密封性能好的小塑料袋分装封口后,再陈列到贵细药材玻璃柜中。请分析说出:(1) 门店调剂员这样操作的目的是什么?(2) 这样操作对以后的销售有哪些益处?

提示:

门店调剂员这样操作的目的主要是防止雪蛤膏脱水减重。因为若不进行小袋分装,把 lkg 雪蛤膏装在一个大袋子里或大储存瓶里,每来一位想买雪蛤膏的顾客都要打开一次,顾客购买过程中会不断翻动、挑选,而雪蛤膏在空气中极易脱水萎缩变色并失去光泽。时间一长,雪蛤膏脱水减重非常明显,由于其价格高,给门店带来的经济损失就比较大。另外,采用小塑料袋密封分装后也有利于储存养护和销售。密封的雪蛤膏小包装可集中陈列在冷藏箱中,也可少部分陈列在贵细药材柜橱里,减少了脱水、变色、融化、霉变等现象的发生。顾客在购买时,不能打开一点一点挑选,只能整袋选择,为商品销售带来了极大的便利。

案例启发:药店内所有贵细药材和饮片(如参茸片、藏红花、虫草等),均可采用小塑料袋密封分装的方法进行储存、陈列和销售。

实训十四　认识社会药房

一、实训目标

1. 通过调查社会药房,了解社会药房的管理、药品陈列、药品存储及零售技巧等知识。

2. 熟悉《药品经营质量管理规范》(GSP)内容。

二、实训条件

当地大型社会连锁药房。

三、考核要点

1. 是否了解药房药品零售的步骤及质控要点。
2. 对药品的分类，是否符合 GSP 对药品陈列的基本要求。
3. 了解常规零售药品技巧。
4. 了解不同年龄层次，不同性别以及不同疾病患者的购药需求和心态。

四、实训内容

步骤：调查之前，请同学们温习《社会药房岗位技能》，登录 CFDA 网站学习 GSP 内容。请大家利用课余时间，走访调查 1～2 家当地有影响力的社会零售药房，并完成以下任务：

1. 观察各药房药品陈列方式，比较不同类别药品陈列柜的不同点；
2. 与药房工作人员交流，调查其工程程序，药房管理要点；
3. 请简单画出药房柜台的平面布局图，并标注清楚柜台所陈列的药品类别；
4. 请观察药房内悬挂的各种法规文件（如营业执照、驻店执业药师登记等）；
5. 观察营业员是如何为消费者服务的，记录 3 种以上病症消费者与营业员的对话；
6. 请拍摄你在药房门店前的一张照片以及店内有特色的张贴海报、展示柜台等。

五、实训提示

1. 通过社会调查，加深学生对社会药房的认识。
2. 实训后熟悉 GSP 规范、药房药品零售的步骤及质控要点。
3. 实训后熟悉药品的分类，药品陈列和销售技巧。

六、实训思考

1. 请写出 500 字左右的体会。
2. 陈列的技巧有哪些？怎么陈列能够吸引消费者的注意？

（杭曦）

第十四章

医疗器械基本知识

学习目标

1. 掌握常用医疗器械在使用中的注意事项；熟悉常用医疗器械的分类和工作原理；了解常用医疗器械的基本知识。

2. 能正确使用各种常用的医疗器械。

第一节 概　　述

一、医疗器械的定义

医疗器械是指单独或者组合使用于人体的仪器、设备、器具、材料或者其他物品，包括所需要的软件；其用于人体体表及体内的作用不是用药理学、免疫学或者代谢的手段获得，但是可能有这些手段参与并起一定的辅助作用。

二、使用医疗器械的目的

① 对疾病的预防、诊断、治疗、监护、缓解。

② 对损伤或者残疾的诊断、治疗、监护、缓解、补偿。

③ 生理结构或者生理过程的检验、替代、调节或者支持。

④ 妊娠控制。

⑤ 通过对来自人体的样本进行检查，为医疗或者诊断目的提供信息。

三、医疗器械的基本质量特性

根据产品质量法的解释，产品质量是指产品满足需要的有效性、安全性、适用性、可靠性、维修性、经济性和环境等所具有的特征和特性的总和。不同产品的质量特性，其侧重点也不相同。医疗器械是关系人民生命健康的特殊产品，其基本质量特性是安全性和有效性。

1. 医疗器械的安全性

① 医用电气设备的安全要求，即指对使用电源驱动（交流电源或直流电源）的医疗器械。

② 对无电源驱动的医疗器械，如包括植入人体的医疗器械和一次性医疗用品等。

2. 医疗器械的有效性

任何商品都有其相应的使用性能。医疗器械作为使用于人体的特殊商品，重要的是：它是否真如使用说明书所示能达到有效诊治、防病的目的。医疗器械的使用性能也就是临床上使用的有效性。

四、医疗器械的分类

国家对医疗器械按照风险程度实行分类管理。

第一类是风险程度低，实行常规管理可以保证其安全、有效的医疗器械。如手术器械的大部分、听诊器、医用 X 线胶片、医用 X 线防护装置、全自动电泳仪、医用离心机、切片机、牙科椅、煮沸消毒器、纱布绷带、创可贴、手术衣、手术帽、口罩、集尿袋等。

第二类是具有中度风险，需要严格控制管理以保证其安全、有效的医疗器械。如体温计、血压计、医用脱脂棉、医用脱脂纱布、医用卫生口罩等。

第三类是具有较高风险，需要采取特别措施严格控制管理以保证其安全、有效的医疗器械。如植入式心脏起搏器、体外震波碎石机、有创内镜、超声手术刀、激光手术设备、输血器、一次性使用输液器、一次性使用无菌注射器、CT 设备等。

五、医疗器械的监督管理

医疗器械监管法律法规体系主要包括：法规、部门规章。

（一）法规

《医疗器械监督管理条例》（2014 年 3 月 7 日国务院令第 650 号公布，自 2014 年 6 月 1 日起施行）。

（二）部门规章

1. 注册

（1）《医疗器械注册管理办法》（国家食品药品监督管理总局局令第 4 号，自 2014 年 10 月 1 日施行）。

（2）《体外诊断试剂注册管理办法》（国家食品药品监督管理总局局令第 5 号，自 2014 年 10 月 1 日施行）。

（3）《医疗器械新产品审批规定（试行）》（2000 年 4 月 10 日国家药品监督管理局令第 17 号发布，自 2000 年 4 月 20 日起施行）。

2. 生产

（1）《医疗器械生产监督管理办法》（国家食品药品监督管理总局局令第 7 号，自 2014 年 10 月 1 日施行）。

（2）《医疗器械生产企业质量体系考核办法》（2000 年 5 月 22 日国家药品监督管理局令第 22 号发布；自 2000 年 7 月 1 日起施行）。

3. 经营

（1）《医疗器械经营监督管理办法》（国家食品药品监督管理总局局令第 7 号，自 2014 年 10 月 1 日施行）。

（2）《医疗器械召回管理办法（试行）》（2011 年 5 月 20 日卫生部令第 82 号发布，自

2011 年 7 月 1 日起施行）。

4. 使用

《医疗器械使用质量监督管理办法（征求意见稿）》尚未出台。

5. 包装、标签和说明书

《医疗器械说明书和标签管理规定》（国家食品药品监督管理总局局令第 6 号，自 2014 年 10 月 1 日施行）。

6. 广告

（1）《医疗器械广告审查办法》（2009 年 4 月 7 日卫生部、国家工商行政管理总局、国家食品药品监督管理局令第 65 号发布，自 2009 年 5 月 20 日起施行）。

（2）《医疗器械广告审查发布标准》（2009 年 4 月 28 日国家工商行政管理总局、卫生部、国家食品药品监督管理局令第 40 号发布，自 2009 年 5 月 20 日起施行）。

7. 进出口

《进出口医疗器械检验监督管理办法》（2007 年 6 月 18 日国家质量监督检验检疫总局令第 95 号公布，自 2007 年 12 月 1 日起施行）。

8. 分类

《医疗器械分类规则》（2000 年 4 月 5 日国家药品监督管理局令第 15 号发布；自 2000 年 4 月 10 日起执行）。

9. 标准

《医疗器械标准管理办法（试行）》（2002 年 1 月 4 日国家药品监督管理局令第 31 号发布；自 2002 年 5 月 1 日起施行）。

10. 其他

（1）《一次性使用无菌医疗器械监督管理办法（暂行）》（2000 年 10 月 13 日国家药品监督管理局令第 24 号发布；2000 年 10 月 13 日起施行）。

（2）《医疗器械临床试验规定》（2004 年 1 月 17 日国家食品药品监督管理局令第 5 号发布；自 2004 年 4 月 1 日起施行）。

第二节　常用医疗器械的使用

一、卫生材料及敷料的使用

（一）医用纱布

医用纱布是由未经重复加工的成熟种子的棉纤维，经纺纱织造成平纹棉布，再经脱脂、漂白、精制而成供医疗用的脱脂纱布。主要适用于医院、医务室的外科手术及家庭保健等一次性吸血、敷药使用。一般出厂的医用纱布成品有两种方式：一种是无菌方式；另一种是非无菌方式。无菌方式包装的医用纱布可以直接使用。而以非无菌方式包装的纱布必须经高温高压蒸汽或环氧乙烷等消毒后方可使用。购买医用纱布应注意以下两点。

（1）看成品的包装标识和产品说明书　无论是以无菌还是非无菌方式出厂，厂方的产品说明书或成品包装上都应写明。无菌方式包装的医用纱布，包装标志中必须具有：灭菌有效期、出厂日期或生产批号、包装破损禁用说明或标识、一次性使用说明或禁止再次使用标识，选购时核对产品有效期，发现包装破损应不再选购或使用。

（2）看产品的外观　产品应柔软，无臭、无味，色泽纯白，不含有其他纤维和加工物质，在紫外光灯下不应显示强蓝色的荧光。

(二) 医用绷带

绷带是用以固定和保护手术或受伤部位的材料，为外科手术所必备。最简单的一种是单绷带，由纱布或棉布制成，适用于四肢、尾部、头部以及胸腹部。复绷带是按部位和形状而制成的各种形状的绷带，材料为双层棉布，其间可夹不同厚度的棉花，周边有布条，以便打结固定，如眼绷带、背腰绷带、前胸绷带、腹绷带和鬐甲绷带等。特殊绷带多在四肢和关节部位作固定用。

医用绷带可分为棉纱布绷带和弹性绷带两种。棉纱布绷带主要供医院外科及家庭的体外创伤敷药后的包扎、固定用。弹性绷带供下肢静脉曲张患者、骨伤科患者等固定包扎，以防肢体肿胀，改善血液循环；也能代替手术后的多头腹带，用于人体不同部位的加压包扎或一般创伤的包扎。

(三) 医用橡皮膏

医用橡皮膏以织物为基材，涂上氧化锌与橡胶为主要原料的膏浆制成，供一般外科手术绊创或其他医疗粘贴固定用。传统的创可贴是以医用橡皮膏为载体，配以呋喃西林止血纱布，将伤口敷料和医用橡皮膏合二为一的药物性敷料；新一代创可贴在载体和垫材上作了改进，载体以带有膏黏剂的塑料薄膜作基材，上附一层吸收性强的保护性复合垫制成。将创可贴的吸收垫覆盖在伤口，具有止血、护创等功能，可用于小创伤、擦伤等患处。有助于防止细菌和异物的侵入，保护伤口卫生、加速伤口的愈合。

(四) 医用棉花

医用棉花是采用锦葵科棉属植物成熟种子的棉纤维经除去夹杂物、脱脂、漂白加工而成的医用脱脂棉。主要供医院临床作敷料用。

知识链接

网状绷带

网状绷带是弹性绷带家族的一名新成员，它突破了传统绷带的概念，在设计时充分结合了弹力袜的优点，绷带不需一圈一圈的缠绕使用。使用时根据需固定部位的大小选取某一型号的网状绷带，按需固定部位长度：网状绷带长度= 4∶1 的比例剪取网状绷带，再根据需固定部位的实际形状进行整理，把固定部位套入即可。网状绷带使临床工作变得十分简单、经济、方便，富有效率，还可使伤口大幅度透气，有利于恢复；其富有弹性，可曲附于任何复杂形状，适用于身体任何部位外伤包扎的固定，特别是传统绷带不方便固定的部位。

二、体温计的使用

(一) 体温的概念及意义

体温是指机体内部的温度。人体的温度是相对恒定的，正常人在 24h 内体温略有波动，一般相差不超过 1℃。发热标准及临床表现见第十章第一节。

(二) 体温计测量的位置

1. 口腔

口腔温度的采集适于能将温度计正确且安全地放置到口腔的患者使用。也就是排除了小儿或是无力抵抗咳嗽、虚弱的人或是会呕吐的人（对快速反应的电子式温度计来说这没有问题，但对水银式温度计这种要较长时间来测量温度的仪器就是一个问题）。应该注意的是，当患者在使用口腔式温度计前如果有饮用热饮或是冷饮，那就必须考虑采用其他的温度测量方法。

2. 直肠

在直肠测量时，特别是由他人来测量时应涂抹润滑剂。虽然直肠温度最为准确，但是要考量患者对这种行为的接受程度，另外如果置入温度计的方式不正确则会让患者感到不舒服甚至疼痛。婴儿通常都使用直肠温度测量，大多由护士来进行操作。使用前先用水溶性的润滑剂润滑体温计。使用者侧躺并保持膝盖微曲，如果是婴儿，让婴儿俯卧，使双腿下垂，操作者可以用膝盖夹住婴儿双腿或者将其双腿放在床的边缘，轻缓地将体温计滑入肛门（成人3～4cm，婴儿不超过 1.27cm），在测量过程中稳定体温计不要有任意移动。注意一旦体温计用于直肠测量后，就不要再用于口腔测量。

3. 腋下

保证腋下干爽清洁。将体温计探头向上放在腋窝里，合上上臂以免进入空气并稳固体温计不让其任意移动。测量腋下体温操作方便，但存在的缺点是由于腋下测温是通过皮肤测量温度，所以比其他方式所需要的测量时间长。为准确测量体温，在测量腋窝温度时，以测量10min 为宜。

4. 耳内

耳内测量体温，就是测量耳道内鼓膜的温度。鼓膜温度能够很好地反映视丘下部灌流的内颈动脉的血温，被认为最适合作为脑温的指标；因为能够很好地反映体温调节中枢的温度，同时鼓膜温度具有不受外界气温的影响等特征，所以捕捉鼓膜温度能够正确测定体温；可利用红外线量测技术测量耳内温度。耳局部炎症会导致不正确结果（比实际值高）；耳垢会导致不正确结果（比实际值低）；也会由于不容易在外耳道找到正确的测量位置而导致结果不准确。

5. 前额

可利用红外线量测技术测量前额的温度。当体温升高或降低时，机体首先由大脑的体温调节中枢调节体温，前额由心脏→大动脉→颈动脉→颞动脉供血，能真实反映体温。

（三）体温测量的仪器

1. 玻璃体温计

玻璃体温计是最常见的体温计，由感温泡（水银球）、细径（毛细管）、真空腔组成。体温计的工作物质是水银。感温泡容积比上面细管的容积大得多。泡里水银，由于受到体温的影响，产生微小的变化，水银体积的膨胀使管内水银柱的长度发生明显的变化。体温计的下部靠近液泡处的管颈是一个很狭窄的曲颈，在测体温时，液泡内的水银，受热体积膨胀，水银可由曲颈部分上升到管内某位置，当与体温达到热平衡时，水银柱恒定。当体温计离开人体后，外界气温较低，水银遇冷体积收缩，就在狭窄的曲颈部分断开，使已升入管内的水银退不回来，仍保持水银柱停留在与人体接触时所达到的高度，从而读取被测者的体温。

由于玻璃的结构比较致密，水银的性能非常稳定，所以玻璃体温计具有示值准确、稳定性高的特点，还有价格低廉、不用外接电源的优点，深受人们特别是医务工作者的信赖。但玻璃体温计的缺陷也比较明显，如易破碎，存在汞污染的可能；测量时间比较长，对急重症患者、老人、婴幼儿等使用不方便，读数比较费事等。

2. 电子式体温计

随着科学技术的发展，目前已经出现很多类型的新式体温计。电子式体温计是由半导体热敏电阻作为感温元件、1.5V 纽扣电池和液晶显示元件组成，是利用某些物质的物理参数（如电阻、电压、电流等）与环境温度之间存在的确定关系，将体温以数字的形式显示出来，读数清晰，携带方便。其不足之处在于示值准确度受电子元件及电池供电状况等因素影响，不如玻璃体温计准确。

3. 耳式体温计

体温计一般在腋下、口腔、直肠等处使用，在实际应用中，人们普遍感觉不方便或不舒服。耳式体温计是通过测量耳朵鼓膜的辐射亮度，非接触地实现对人体温度的测量。只需将探头对准内耳道，按下测量钮，仅用几秒钟就可得到测量数据，非常适合急重症患者、老人、婴幼儿等使用。但在使用初期，使用者由于不太熟悉这种操作方式，可能会得到几个不同的测量数据，一般来讲实测最大值即是所要数据。使用者熟悉后会比较满意这种体温计。

4. 片式体温计

片式体温计也叫点阵式体温计。这种体温计只有名片大小，长 6～7cm、宽 0.5cm 左右，上面分布着一些附有数字的排列整齐的圆点。在进行体温测量后，某一数值以下的圆点会全都变暗，而其余圆点颜色不变，使用者即可根据上述变化确定体温。这种温度计价格不高，体积较小，便于携带和储存，本身污染非常小，特别适用于医疗机构，可以一次性使用，避免交叉感染。

5. 红外线体温计

红外线体温计是一种利用红外接收原理测量人体体温的测量计。使用时，只需将探测窗口对准额头位置，就能快速、准确地测得人体温度。非接触红外体温计包括便携式红外体温计、在线式红外体温计和扫描式红外体温计三大系列，并备有各种选件和计算机软件，每一系列中又有各种型号及规格。

三、血压计的使用

（一）血压的概念

血压是指血管内的血液对于单位面积血管壁的侧压力。单位常用 kPa（千帕斯卡）或 mmHg（毫米汞柱）表示（1kPa＝7.5mmHg；1mmHg＝0.133kPa）。

（二）正常血压标准

1. 正常成人血压

正常成年人安静状态下，收缩压在 90～130mmHg（12.0～17.3kPa）之间，舒张压在 60～90mmHg（8.0～12.0kPa）之间。中国人平均正常血压参考值如表 14-1 所示。

表 14-1　中国人平均正常血压参考值　　　　　　　　　　　单位：mmHg

年龄/岁	收缩压（男）	舒张压（男）	收缩压（女）	舒张压（女）
16～20	115	73	110	70
21～25	115	73	110	71
26～30	115	75	112	73
31～35	117	76	114	74
36～40	120	80	116	77
41～45	124	81	122	78
46～50	128	82	128	79
51～55	134	84	134	80
56～60	137	84	139	82
61～65	148	86	145	83

2. 高血压

收缩压在 140mmHg（18.6kPa）以上或舒张压在 90mmHg（12.0kPa）以上。

3. 低血压

收缩压 90mmHg（12.0kPa）以下，舒张压 40~50mmHg（5.33~6.65kPa）或更低。

（三）血压异常变动的意义

1. 高血压

（1）原发性高血压　原发性高血压亦称高血压病，是指发病机制尚未完全清楚，临床上以血压增高为主要表现的一种独立疾病，约占所有高血压患者的 90%，主要是周围小动脉阻力增高所致，血容量与心输出量增加则是次要因素。

（2）继发性高血压　继发性高血压比较少见，大约占高血压的 10%，它是指由于某些疾病引起的高血压，高血压仅仅是这种疾病的症状之一。如果原发病能够治好，那么高血压症状也就自然消失。在临床诊断中，必须排除各种疾病引起的继发性高血压，才能确诊为原发性高血压。继发性高血压多见于肾动脉狭窄、肾实质病变、嗜铬细胞瘤、原发性醛固酮增多症、皮质醇增多症、妊娠中毒症等疾病。

2. 低血压

多见于休克、急性心肌梗死、心力衰竭、心包填塞、肺梗死、肾上腺皮质功能减退等，也可见于极度衰弱者两上肢血压不对称、多发性大动脉炎、先天性动脉畸形、血栓闭塞性脉管炎等。

3. 上下肢血压差异常

多见于主动脉缩窄、胸腹主动脉型大动脉炎、闭塞性动脉硬化、髂动脉或股动脉栓塞等。

（四）血压水平评价方法

由于血压有明显波动性，需要于非同日进行多次反复测量才可判断血压升高是否为持续性。目前使用以下三种方法评价血压水平。

（1）诊所血压　是指在医疗机构或指定场所，由医护人员在标准条件下按统一的规范进行测量的血压。诊所血压是目前临床诊断高血压和分级的标准方法。

（2）自测血压　是指本人在自己家里用自备的血压计所测量的血压。家庭自测血压对于评估血压水平及严重程度，评价降压效应，改善治疗依从性，增强患者的主动参与等方面有独特作用，具有时间上的灵活性、降低治疗费用等优点，且无白大衣效应（有的人在医院测量的血压值明显高于在自己家里测量的血压值，此现象称为"白大衣效应"），重复性较好。目前，患者家庭自测血压在评价血压水平和指导降压治疗上已经成为诊所血压的重要补充。然而，对于精神焦虑或根据血压读数常自行改变治疗方案的患者，不建议自测血压。

自测血压的具体方法与诊所偶测血压基本上相同，可以采用水银柱血压计，但必须培训柯氏音听诊法。一般推荐使用符合国际标准的上臂式全自动或半自动电子血压计，不推荐使用手腕式和指套式电子血压计。目前尚无统一的自测血压正常值，推荐 135/85mmHg 为正常上限参考值。

（3）动态血压　是由医院的医务人员采用"动态血压检测仪"为受试者进行 24h 动、静态的血压测量。多由受试者佩戴"动态血压检测仪"在医院外进行测量，测压间隔时间15~30min。动态血压监测应使用符合国际标准的监测仪。动态血压监测提供 24h、白昼与夜间各时间段血压的平均值和离散度，能较敏感、客观地反映实际的血压水平、血压变异性和血压昼夜节律，与靶器官损害以及预后比诊所偶测血压有更密切的关系。其在临床上可用于诊断白大衣性高血压、隐蔽性高血压、顽固难治性高血压、发作性高血压或低血压和评估血压升高严重程度。但是，目前主要仍用于临床研究，例如评估心血管调节机制、预后意义、新药或治疗方案疗效考核等，不能取代诊所血压测量。

高血压诊断依据诊所血压测定值而定，自测和动态血压作为补充。

（五）血压计

测量血压的仪器称为血压计。目前常用的血压计有水银柱式血压计和电子（无液）血压计两大类。水银柱式血压计体积较大，携带不方便。临床上通常使用水银（汞）柱式血压计加听诊器来间接测量动脉血压，该法目前在国际上仍是经典常用方法，称之为柯氏音法。收缩压（高压）：心脏收缩时血液从心脏进入动脉，动脉内血压就升高。舒张压：心脏舒张时，血液继续向前流动，血压就下降。而电子血压计是在水银柱式血压计的基础上引入微电脑技术进行自动血压测量显示的一种电子式血压测量仪。其优点是结构轻巧、易于携带、便于自我测量，可作为家庭保健的一种手段。

（六）血压计的工作原理

血压计的测量原理可分为直接式（示波法）和间接式（听诊法）两种。两种血压计的工作原理是不相同的，直接式的工作原理是用压力传感器直接测量压力变化；间接式的则是控制从外部施加到被测部位上的压强，并将控制的结果与其相关的柯氏音的产生和消失的信息加以判断。前者对动脉或静脉都可连续测试，而后者只能测量动脉的收缩压和舒张压。目前临床上测量血压均采用间接测量法，所用的血压计由气囊、袖带和检压计三部分组成。袖带的橡皮囊两管分别与气囊和检压计相连，三者形成一个密闭的管道系统。检压计有水银柱式和弹簧式两种。

测量血压时先用气球向缠缚于上臂的袖带内充气加压，压力经软组织作用于肱动脉。当所加压力高于心收缩压力时，由气囊慢慢向外放气，袖带内的压力即随之下降，当袖带内的压力等于或稍低于心收缩压时，随着心脏射血，血液即可冲开被阻断的血管形成涡流，用听诊器便开始听到搏动的声音，此时检压计所指示的压力值即相当于收缩压。继续缓慢放气，使袖带内压力逐渐降低，当袖带内压力低于心收缩压、但高于心舒张压这一段时间内，心脏每收缩一次，均可听到一次声音。当袖带压力降低到等于或稍低于舒张压时，血流复又畅通，伴随心动所发出的声音便突然变弱或消失，此时检压计所指示的压力值即相当于舒张压。

用间接法测得的血压为一近似值，其精确程度与测量技术有一定关系。在测量时，缠缚袖带要平展，使上臂、心脏和水银检压计的零点（或弹簧检压计）尽量保持在同一水平上，并且放气不要过快，否则将出现较大的误差。

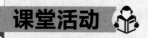

课堂活动

血压计的咨询服务

有一位中年女性顾客到药店想给父母购买血压计，其父母已经 70 多岁，视力不好。作为药店的药师，请你给该顾客介绍适合其父母使用的血压计，教会她血压计的使用方法并交代使用过程中的注意事项。

四、家用血糖仪的使用

（一）血糖的概念及正常值

血液中所含的葡萄糖称为血糖。正常人血糖浓度相对稳定，饭后血糖可以暂时升高，但不能超过 10mmol/L（即 180mg/dl），空腹血糖浓度比较恒定，正常为 $3.9 \sim 6.1$mmol/L（即 $70 \sim 110$mg/dl）。两种单位的换算公式为：mg/dl/18＝mmol/L。

（二）血糖异常变动的意义

（1）血糖升高　多见于糖尿病、慢性胰腺炎、内分泌腺疾病等。

（2）血糖降低　多见于内分泌腺病变（如胰岛素瘤、慢性肾上腺皮质功能衰竭、席汉综合征）、某些肝脏病变（如急性肝炎、肝硬化等）、某些肿瘤（如巨大纤维瘤或纤维肉瘤）、胰岛素分泌功能紊乱、胃局部切除后所发生的倾倒综合征、营养不良、吸收不良综合征或重症肾性糖尿病、使用胰岛素或口服降糖药用量不当等。

（三）家用血糖分析仪的原理

家用血糖分析仪是基于生物传感器原理，通过测定电流大小与葡萄糖浓度的线性关系来判断血液中葡萄糖浓度的高低。手持式家用血糖仪由测量显示器、测试条以及附件采血针组成。该仪器已普遍用于糖尿病患者自我血糖监控及医院临床的快速血糖测试参考和糖尿病筛选。

目前市场上的家用血糖仪主要分为电化学法和光反射法两大类。电化学法采用检测反应过程中产生的电流信号的原理来反映血糖值，酶与葡萄糖反应产生的电子通过电流记数设施，读取电子的数量，再转化成葡萄糖浓度读数。光反射法是检测反应过程中试条的颜色变化来反映血糖值，通过酶与葡萄糖反应产生的中间物（带颜色物质），运用检测器检测试纸反射面的反射光的强度，将这些反射光的强度转化成葡萄糖浓度。光反射技术的优势是比较成熟、稳定，而且在紧急情况下可以通过目视检查试纸背面的颜色变化辅助判断血糖的高低。但是这种方法在强光环境下操作会产生误差（如夏天室外）；另外高脂血症和高胆红素血症患者用这种家用血糖仪进行测试时，误差也会加大。电化学法则不会受到上面两种因素的干扰，但是使用中的微波炉、手机等则会影响仪器的准确性，因此在使用这类仪器进行血糖监测时，应避免仪器受到电磁辐射。患者可以根据实际使用情况来选择。任何一种方法，其试纸都有一定的检测范围，超过这个范围，血糖浓度与电位或者显色深浅不呈线性关系。高于某一浓度，电化学法仪器呈现饱和状态，对血糖值变化不再敏感。

（四）血糖仪的使用

血糖仪的使用方法基本相同，一般为：用温水和肥皂将手洗干净，并完全干燥；取出试纸，把采血针装入采血笔；将试纸端部的 3 根黑线一端插入试纸端口，直到试纸完全插入；启动血糖仪；采血、测量、等待出现测量结果。

1. 血样采集

彻底清洗和干燥双手，温暖并按摩手指以增加血液循环，将手臂短暂下垂，让血液流至指尖，用拇指顶紧要采血的指间关节，再用采血笔在指尖一侧刺破皮肤。刺皮后勿加力挤压，以免组织液混入血样，造成检测结果偏差。

2. 血糖检测频次

血糖监测间隔时间视糖尿病类型和病情而定，以将血糖控制在目标范围内为原则。应该按医生的建议检测血糖。

（1）全天血糖谱　包括三餐前后、睡前、夜间共 8 个时间点，对病情不稳定者、妊娠糖尿病患者、使用胰岛素者适用，每 $2 \sim 4$ 天测 1 次全天血糖谱。

（2）初发病及调整药物者　每周测 4 次，每次选 8 个时间点中的不同时间点。

（3）病情稳定者　每月测 $4 \sim 7$ 次，每次选不同的时间点。

（4）手术前后、感冒、旅游等血糖不稳定时　每天至少测 4 次，每次选不同的时间点。

3. 采血针的使用

严格来说采血针不可反复使用。采血针一经使用，其针尖不再锋利，针尖会随着使用次数的增加而越来越钝。采血时，会因为针尖变钝而增加疼痛感。更应注意的是，使用过的采血针上容易有细菌繁殖，可能会直接危害健康。因此，血糖检测完毕后，应立即将使用过的试纸及采血针妥当地弃置。

4. 血糖仪的存放

通常仪器的保存温度应在 $-40 \sim +70 ℃$ 之间，以免损坏。相对湿度应在 85％ 以下。避免将仪器存放在电磁场（如移动电话、微波炉等）附近。

5. 试纸的保存

试纸应干燥、避光和密封保存，试纸筒盖内的干燥剂能使试纸保持干燥。每次取出试纸后都应立即盖紧筒盖，以免试纸受潮，也可避免干燥剂因暴露在空气中而失效。旧试纸筒应丢弃，不要用旧试纸筒装盛其他东西（尤其是酒精），以免筒盖混淆，造成试纸受潮。要保证未用的试纸始终储存在原装筒内。不能将试纸分装在其他容器（包括旧筒）内，也不能将已用过的试纸混装在现用的试纸筒内。注意试纸失效期，并确保在有效期内用完。试纸通常需要保存在阴凉干燥处，但如需放入冰箱，取出后应先等待试纸筒恢复至室温，再开盖取试纸进行检测。

6. 血糖的正常范围

若检测结果保持在 2.8mmol/L 以上、空腹血糖低于 6.1mmol/L，且餐后 2h 血糖在 7.8mmol/L 以下，表明血糖控制良好。在日常生活中应注意避免低血糖（<2.8mmol/L）的发生。

（五）血糖仪产生误差的原因

任何计量产品都会有误差，血糖仪也不例外，血糖仪产生误差的原因主要在于操作者操作技术有误。如取血样是误差最大来源，或血滴过少或挤手指太用力使组织液稀释血液等；未按说明书规定操作，如未校正试纸代码、保存试纸不当、消毒液不正确等也是造成误差的常见原因。

血内有内源性或外源性干扰物质，如维生素 C、胆固醇、布洛芬、四环素、三酰甘油及尿酸等会影响血糖。有些患者血脂很高，血呈油状，会使比色的光反射出错，如用比色法的袖珍血糖仪将会影响结果。血糖太高或太低易出误差。各仪器有不同测定范围，一般在 $2 \sim 33$ mmol/L，超出测定范围即不准。因血糖仪是电子仪器，如操作时附近用手机或其他无线电器材会干扰其操作（针对所有血糖仪）；因试纸反应需氧，故如在缺氧环境下（高原）应用也会受影响，使血糖仪反应迟钝（针对所有血糖仪）；麦芽糖、半乳糖、木糖可与葡萄糖相互作用，干扰血糖仪测定血糖值（主要针对脱氢酶测量法）。

（六）血糖仪的相关注意事项

1. 购买血糖仪时应注意的问题

（1）应了解血糖仪的种类。血糖仪按工作原理分为两大类：光化学法和电极法。光化学法血糖仪稳定性、准确性较好；电极法血糖仪因为电极材质的不同、内置矫正系统的差异，价格和准确性、稳定性有较大差异，这类血糖仪需血量少，测试结果快（数秒）。

（2）应注意性价比，包括试纸的价格。

（3）应注意售后服务，试纸较易买到。

（4）购买血糖仪应该仔细阅读使用说明书，注意了解仪器的特点和特殊要求，测试过程中如有疑问，应及时与专业人士沟通。

2. 采血时应注意的问题

取血点如果选在手指正中是很痛的。一般建议取血点在手指偏侧面，这里的神经分布较手指正中少，痛感较轻。但也不要太接近指甲边缘，这样不易消毒，不好挤血。取血点可在10个手指轮换选取，多数人选取除大拇指外的其余八指。取血前可用温水洗手，垂手臂，使手指血管充盈，容易采血。采血笔刺破手指后，应从指根向指端（采血点）方向轻用力挤血，不要用大力挤血，否则挤出的血浆组织液占了较大比例，影响准确性。如果挤不出血或血量较少可能与下列原因有关：①末梢（手指）循环差，可采取温水洗手、垂手臂等。②采血的深度不够，采血笔有不同的刻度，要了解自己采血时适合的刻度。③挤血的技巧没掌握。除了上述的"轻用力"外，挤血的用力处应在取血点至少 0.5cm 以上，挤血时可以看到出血点处的皮肤充血。如果在距离出血点太近的地方用力挤血，血管被"压扁"，就不容易挤出血来。

3. 血糖仪测试过程中应注意的问题

（1）尽量在室温下。

（2）避免将仪器置于电磁场（如移动电话、微波炉等）附近。

（3）采血量不能过多或过少（特别是光化学法的血糖仪）。

五、一次性使用无菌医疗器械的使用

（一）一次性使用无菌医疗器械的概念

所谓一次性使用无菌医疗器械，是指在符合规定的洁净厂房内，按一次性使用无菌器械的生产工艺流程要求组织生产，经灭菌消毒后才能销售、使用的产品。本类产品一旦启封就应立即使用，用后也必须销毁以防继续留用。由于目前国际上某些血源性传染病，特别是性传播疾病（如艾滋病）传播形势严峻，故在我国推广使用一次性使用无菌医疗器械，已成为防止疾病交叉感染不可或缺的手段之一。

（二）一次性使用无菌注射器和注射针

一次性使用无菌注射器的型式按结构分为二件型和三件型两种。其中，三件型注射器是由外套、芯杆和橡胶活塞组成，而二件型注射器则去掉了橡胶活塞，只有外套和芯杆（芯杆的头部起活塞作用）两件组成。在三件型注射器的橡胶活塞上涂有很薄的一层医用硅油，而在二件型注射器外套内含有润滑剂，以减少芯杆滑动的阻力。在各种型号注射器的外套上，均刻有标示注射容量的刻度线。刻度的公称容量根据不同规格分别刻以 1ml、5ml、10ml、20ml、50ml 等。在一次性使用无菌注射器的小包装中，通常配有相配套的无菌注射针，适用于抽吸药液，并立即进行皮下、皮内、肌内或静脉注射等。

（三）一次性使用输液器

一次性使用输液器分进气式输液器和非进气式输液器两种。其中，进气式输液器是由瓶塞穿刺器、空气过滤器、进气器件、滴斗、药液过滤器、软管、流量调节器、外圆锥接头组成。而非进气式输液器除不带空气过滤器外，其余配件与进气式输液器基本相同。在一次性使用输液器的小包装中，通常配有与其相配套的静脉输液针器件。适用于重力输液式的一次性静脉输液用。

学习小结

学习本章，应掌握常用医疗器械的定义、使用医疗器械的目的及医疗器械基本质量特性，熟悉医疗器械的分类，了解常用医疗器械的基本知识。医疗器械作为保障广大人民群众身体健康和生命安全的医疗产品，越来越受到社会各方面的关注。学习本章后，应能正确使用各种常见的医疗器械。

思考与练习

一、A1 型题（请选择一个最佳答案）

1. 医疗器械是指（　　）。

A. 能治病的设备　　　　　　　　　B. 可以诊断疾病的仪器

C. 对疾病治愈率达到 80% 的器具　　　D. 用于治疗、预防和诊断人类疾病的物质

E. 单独或组合使用于人体的仪器、设备、器具、材料或其他物品，包括所需要的软件

2. 医疗器械的基本质量特性是（　　）。

A. 安全性和适用性　　　B. 适用性和有效性　C. 安全性和经济性

D. 安全性和有效性　　　E. 安全性和可靠性

3. 医疗器械产品的质量保证包括（　　）。

A. 医疗器械的注册产品标准　　　　　B. 医疗器械生产企业的质量体系

C. 医疗器械经营企业的质量体系　　　D. 医疗器械研制单位的质量体系

E. 医疗器械的注册产品标准和医疗器械生产企业的质量体系

4. 一类医疗器械产品由（　　）审查批准后发给产品注册证书。

A. 省级药品监督管理部门　　B. 省级卫生部门　　　C. 市级卫生部门

D. 设区的市级政府药品监督管理部门　　E. 国家药品监督管理部门

5. 一次性无菌注射器使用后必须（　　）。

A. 立即消毒，以备再用　B. 可用环氧乙烷消毒　C. 可用高温蒸汽消毒

D. 经过煮沸消毒　　　　E. 立即销毁

6. 对水银体温计的质量要求不包括（　　）。

A. 泡内不得有明显的气泡　　　　　　B. 测温误差在 36.0～39.0℃时为 ±0.1℃

C. 体温计感温液柱不应中断　　　　　D. 体温计感温液柱不应让其自流

E. 体温计感温液柱不应难甩

7. 目前国际上经典且常用的测量动脉血压的方法是使用（　　）来进行测量，又称为柯氏音法。

A. 水银血压计　　　　　B. 电子血压计　　　C. 半自动电子血压计

D. 水银血压计和听诊器　E. 电子血压计和听诊器

8. 非无菌方式包装的脱脂棉和药用纱布必须经（　　）。

A. 酒精消毒　　　　　　B. 煮沸消毒　　　　C. 高温蒸汽或者环氧乙烷消毒

D. 洗涤后直接使用　　　E. 过氧化氢消毒

二、X 型题（从五个备选答案中选出两个或两个以上的正确答案）

1. 医疗器械的使用旨在达到的目的有（　　）。

A. 对疾病的预防、诊断、治疗、监护、缓解

B. 对解剖或者生理过程的研究、替代、调解

C. 对损伤或残疾的诊断、治疗、监护、缓解、补偿

D. 妊娠控制　　　　　　　　　　　E. 根治疾病

2. 下列属于第三类医疗器械的是（　　）。

A. 植入式心脏起搏器　B. 人工晶体　　C. 人工心肺机

D. 光学内镜　　　　　　　　　　E. 手术衣

3. 选购和使用手持式家用血糖分析仪时应注意（　　）。

A. 要选好的品牌和服务质量好的企业　　B. 在使用前应仔细阅读使用说明书

C. 要向专业人员学会正确的使用方法　　D. 注意测试条的型号与仪器是否相配

E. 应定期对仪器进行校正

4. 一次性使用输液器的包装上应标有（　　）。

A. 只能重力输液　　　　　　　　　B. 无热源

C. 无菌　　　　　　　　　　　　　D. 一次性使用

E. 失效日期

5. 以下需用高温蒸汽或环氧乙烷消毒的卫生材料是（　　）。

A. 创可贴　　　　　　B. 医用绷带　　　　　　C. 医用橡皮膏

D. 非无菌方式包装的医用纱布　　　E. 非无菌方式包装的医用棉花

实训十五　电子血压计的使用

一、实训目标

1. 掌握臂式电子血压计正确的使用方法，学会准确测定血压。
2. 熟悉理想血压的范围和高血压分级标准，知道影响血压测定的因素。

二、实训条件

臂式电子血压计若干，模拟药房实训室。

三、考核要点

1. 是否能用臂式电子血压计正确测定出收缩压和舒张压。
2. 能清楚阐述受测者在使用电子血压计时的操作要点和注意事项。
3. 能否知道理想血压的范围和高血压分级标准。

四、实训内容

1. 将全班同学分组，按照 2 人 1 组，相互测定各自血压三次，并记录血压值。
2. 血压测定操作步骤

第一步：受测者取坐位或仰卧位，将衣袖上卷至腋窝或脱掉一侧衣袖（初次测量需要分别测量左右上肢的血压值，然后选取血压值较高的那个手臂作为今后固定测量的手臂），然后将手臂放在与心脏同一水平的高度（即坐时手臂应与第四肋骨在同一高度上，仰卧时手臂应与腋中线保持水平）并外展 45°。

第二步：操作者将电子血压计袖带内的气体排空，然后将袖带平整地缚于受测者的上臂（不能有毛衣等厚的衣服，袖带要与肌肤接触或只能有一个薄的衣服），袖带不可过松或过紧，以免影响测量值的准确性。在缠缚袖带时，操作者应注意将袖带的中部（多数电子血压计在袖带上都有标记）置于受测者肘窝的肱动脉处（即手臂内侧、肘窝上 2cm 处，用拇指按压肱动脉可感觉到脉搏跳动），以免降低压力感受器的敏感度。

第三步：操作者开启电子血压计进行测量。在袖带打气时，操作者应注意观察袖带黏合口是否裂开。若黏合口裂开了，操作者应为受测者重新缠紧袖带进行测量。待电子血压计显示数值后，操作者应记录下血压计所显示的血压值。

第四步：在袖带内的空气排尽后，操作者应将袖带从受测者的上臂取下，让受测者休息片刻（至少 1min），然后再次按照上述方法测量血压值 1～2 次。最后取几次测得血压的平均值，该数值即为受测者的真实血压值。

血压记录表

项目	第 1 次	第 2 次	第 3 次	平均值
收缩压/mmHg				
舒张压/mmHg				

五、实训提示

在使用电子血压计时应注意：①测量的环境应保持安静，室温最好保持在 20℃ 左右。②测量前，受测者不能饮用酒、咖啡和浓茶，要停止吸烟并排空尿液。同时，受测者还应保持精神放松，最好休息 20～30min。③在测量过程中，手臂放松，手掌张开，不要握拳。在休息 3～5min 后再测量一遍，取平均值即为此次测量的结果。测量的时间最好是在起床后的 1h 或睡觉前的 1h 为最佳。④选择质量有保证的电子血压计。由于我国暂时还未颁布电子血压计的检测标准，所以目前心血管专家比较推荐使用的电子血压计主要是经过英国高血压协会（BHS）和美国医疗仪器促进协会（AAMI）认证的电子血压计。

如果受测者需要确定自己是否患有高血压，则还应在同一天的不同时间（至少 3 个不同的时间）、采用相同的体位、用同一血压计测量同一手臂的血压值，这样才能确定自己是否患有高血压。

六、实训思考

1. 参与血压调节的因素主要有哪些？与抗高血压药的作用及分类的关系如何？
2. 检索相关资料，结合抗高血压药物，简述如何合理应用抗高血压药物。

（夏瀛）

第十五章

药学服务礼仪与用药咨询

Chapter 15

学习目标

1. 掌握服务礼仪和药物咨询的内容；熟悉沟通技巧和不同人群用药咨询;了解药学服务礼仪的意义和药物咨询环境。

2. 能够运用服务礼仪的沟通技巧，为患者提供满意的药学服务；能够运用药物咨询的方法与沟通的技巧，实施药物咨询工作。

3. 要求学生具有扎实的业务素质、丰富的药学专业知识和人文科学知识、良好的药患沟通宣传能力，树立学生"以人为本，全心全意为人民服务"的宗旨。

第一节　药学服务礼仪

　　服务礼仪是指服务人员在工作岗位上，通过言谈、举止、行为等对客户表示尊重和友好的行为规范和惯例。简单地说，就是服务人员在工作场合适用的礼仪规范和工作艺术，是体现服务具体过程的手段，使无形的服务有形化、规范化、系统化。药学礼仪是一种建立在公共礼仪基础上的特殊礼仪，是药学工作者工作中交往艺术的学问，是药学工作者的行为规范，用以指导和协调药学工作的行为过程，是一种职业礼仪，是药学工作者的职业形象，是素质、修养、行为、气质的综合反映。

一、服务礼仪基础

1. 礼仪的历史渊源

　　我国是礼仪之邦，"礼"的含义是尊重，古人曰"不学礼，无以立"，礼是一项做人的基本道德标准。任何服务行业（包括医疗单位）都必须用到服务礼仪，而服务礼仪的基础是礼仪。礼仪作为人类社会发展中形成的一种源远流长、丰厚的文化，不仅是社会生活的要求，而且是一个人乃至一个民族文明程度的体现。从个人修养的角度来看，礼仪可以说是一个人的内在修养和素质的外在表现；从交际的角度来看，礼仪是人际交往中最适用的一种艺术、一种交际方式或交际方法；从传播的角度来看，礼仪是人际交往中进行相互沟通的技巧。礼仪，对服务单位来说，是服务单位形象的重要组成部分，是单位文化的重要内涵。

2. 服务礼仪的重要性

随着我国经济体制改革的深入进行，市场经济的快速发展，医药市场将更加开放，随之行业竞争也日趋激烈，患者对医药行业服务提出了更高的要求。药学工作者的各种服务，除药学专业技术以外，言行举止也应充分体现对患者的关心照顾和体贴，都应该符合专业规范的要求。药学礼仪是一种职业礼仪，是药学工作者在执业活动中所遵循的行为标准。药学礼仪要求药学工作者必须有崇高的爱岗敬业精神和高尚的职业道德，其作为技术服务的附加服务，越来越被人们所关注，是药学工作者素质、修养、行为、气质的综合反映，成为影响药学从业人员在社会公众中总体形象的关键。因此，礼仪是服务礼仪的基础，药学工作者一定要提高认识，学好礼仪、用好礼仪，才能做好服务礼仪，更好地为病人服务。

二、服务礼仪的一般要求

1. 精神饱满

只有热心本职工作，正确认识和理解本行业工作的意义，不断提高和增强专业水平，才能在工作中时刻保持精神饱满这种良好的精神状态。这是药学服务人员应具备的最基本的素质。

2. 热情耐心

药学服务人员必须以热情耐心的态度接待服务对象，尤其当服务对象比较挑剔或有较多困难的时候，遇到麻烦的时候，一定要注意保持耐心、冷静。

3. 体态标准

体态又称举止，是指人的行为动作和表情，日常生活中的站、坐、走的姿态，一举手一投足，一颦一笑都可以称为举止。体态与人的风度密切相关，是构成人们特有风度的主要方面。体态是一种不说话的"语言"，是内涵极为丰富的语言。举止的高雅得体与否，直接反映出人的内在素养，举止的规范到位与否，直接影响他人对自己的印象和评价。"行为举止是心灵的外衣"，它不仅反映一个人的外表，也可以反映一个人的品格和精神气质。有些人尽管相貌一般，甚至有生理缺陷，但举止端庄文雅、落落大方，也能给人以深刻良好的印象，获得他人的好感。

📘 **知识链接**

药学工作人员服务礼仪

1. 工作人员须仪表端庄、整洁，符合职业要求。

2. 站姿、坐姿要符合工作场地和服务对象的要求。

3. 与患者或服务对象见面应问候。

4. 迅速、正确、礼貌地接、打电话。

5. 语言文明、态度和蔼、亲切自然地接待患者。不得以貌取人，不使用让人感觉不尊重的语言。

6. 热情耐心地回答患者的问题，尽可能地为患者提供方便，帮助解决问题，不推卸责任，不推诿患者。

无论是行走、站立还是坐着，药学服务人员都应按照体态的标准严格要求自己。

4. 仪容和服饰规范

仪容是一个人最重要的外在表现，是内在美、自然美和修饰美的统一。大方、端庄、稳重的仪容，既能体现自尊自爱，又能表示对他人的尊重与礼貌。包括面部化妆和穿戴、服饰等内容。基本要求有以下几个方面。①头发应勤于梳洗，发型朴素大方：男士头发不应盖过耳部，不触及后衣领，不烫发；女士头发不应遮住脸部，前面刘海不要过低。②面部要注意清洁与适当修饰：男士剃净胡须，剪短鼻毛，不留小胡子；女士化淡妆，不可浓妆艳抹，不使用气味浓烈的化妆品和香水。③着装应符合各自机构的着装标准，具有医药卫生服务行业特点。药师应着干净整洁的工作衣（白色或浅色装）上岗，佩戴清晰的标牌。定期换洗工作服。规范穿着职业装的要求是清洁、整齐、大方、挺括。穿着过于宽松给人以懒散的感觉，过于紧缩则缺乏庄重和谐之美，如果衣带不整会使人感觉懒散和放肆。

5. 药学服务人员的仪态规范

待客接物落落大方，顾客进门 2m 以内必须主动招呼，使用礼貌用语，面带微笑，语调平和，举止庄重大方，不卑不亢。药学工作者举止大方，动作干净利索，会给人以温文尔雅、彬彬有礼的感觉。

课堂活动

服务礼仪案例分析

一名女性患者某天到某医院急诊药房取药，见药师带着宽大的耳环，金项链也很扎眼，白大衣又皱又脏，高跟鞋很高，走起路来声音特别响，看看脸上，眼影闪闪发光，粉底也打得很厚，一切都让人觉得很不舒服。她不放心，就又问了一遍药的服用方法，但药师不耐烦地跟她讲去问医生。于是她投诉了该药师。请从药学服务礼仪角度分析其原因。

三、沟通技巧

信息沟通能力是开展药学服务工作的关键。药师与患者之间的良好沟通，是建立和保持药患关系、审核药物相关问题和治疗方案、监测药物疗效以及开展患者健康教育的基础。随着临床药学的发展，沟通技能已经成为当今药师开展药学服务的基本技能，更是完善以病人为中心的人性化服务的内在要求，是医学实践最基本的思维模式和行为准则。

良好的沟通使患者获得有关用药的指导，以利于疾病的治疗，提高用药的有效性、依从性和安全性，减少药疗事故的发生。同时，药师从中可获取患者的信息、问题。可通过药师科学、专业、严谨、耐心的回答，解决患者在药物治疗过程中出现的问题。伴随着沟通的深入、交往频率的增加，药师和患者的情感和联系加强，药师的服务更贴近患者，患者对治疗的满意度增加。可确立药师的价值感，树立药师形象，提高公众对药师的认知度。在药师提供药学服务时，药师需要掌握以下沟通技巧，才能达到与患者有效沟通的效果。

1. 同理心的运用

同理心，就是站在对方立场设身处地思考的一种能力，即在人际交往过程中，能够体会他人的情绪和想法、理解他人的立场和感受，并站在他人的角度思考和处理问题。善于站在他人立场考虑问题，并将理解他人的感受运用到沟通当中，会获得较高水平的沟通效果。

2. 学会观察病患

学会观察患者，包括年龄、服饰、语言、肢体语言、态度、气质行为、交通工具、通讯工具等情况，从同理需求（基本）、信息需求（核心）、潜在需求（附加）方面了解患者的需求。

3. 学会认真聆听

药师应冷静耐心地聆听患者的陈述，要表现出应有的同情心。和患者沟通时，药师可站在或坐在患者身旁，保持适当距离，避免分散注意力的小动作。应注意，在交谈过程中不要轻易打断患者谈话内容或强行改变话题，可适时回应谈话内容，把话题引向预定方向，顺利转换发言者和倾听者的角色，以达到有效沟通的目的。

（1）沟通中的行为组成　倾听（40％）、表达（35％）、阅读（16％）、书写（9％）。

（2）听的五个层次　忽视的听、假装在听、有选择地听、全神贯注地听、同理心地听。

（3）移情换位　站在患者的立场去理解，理解信息内容、理解对方的感情成分、理解隐含成分。

4. 讲求服务语言

要求药师在与患者沟通时注意多使用服务用语和通俗易懂的语言，尽量避免使用专业术语，谈话时尽量使用短句子，以便于患者理解和领会。使用开放式的提问方式，比如"关于这种药大夫都跟你说了什么？"而不是封闭式的提问（用"是"、"不是"或简单一句话就可以答复的问题）："大夫告诉你怎么用药了吗？"开放式的提问可以使药师从患者那里获得更多、更详细的信息内容。

另外，尊重患者是进行良好沟通的前提，因此医护人员在与患者的交往中应做到一视同仁，以诚待人；宽容是医患间进行良好沟通的"润滑剂"，要做到宽容对待患者，必须在理解、宽厚、容忍上下工夫；鼓励是良好情感沟通的重要手段和方法，医护人员利用鼓励手段能调动患者诊疗的积极性，增强患者战胜疾病的信心。

5. 注意运用肢体语言

人际交往必须借助一定的符号系统，通常分为语言和非语言两个系统。语言符号系统是更便捷、应用最广泛、收效最快的符号；但非语言符号系统也占有很大的比重，如微笑、点头、目光接触、手势、体位等。在沟通时，话语占7％，语气语调占38％，而肢体语言占到55％。与患者交谈时，眼睛要始终注视着对方，注意观察对方的表情变化，从中判断其对谈话的理解和接受程度。

6. 注意掌握时间

与患者的谈话时间不宜过长，提供的信息也不宜过多，过多的信息不利于患者掌握，反而会成为沟通的障碍。解决的办法是事先准备好一些宣传资料，咨询时发给患者，这样既可以节省谈话时间，也方便患者认真阅读、充分了解。

7. 关注特殊人群

对特殊人群，如婴幼儿、老年人、少数民族和国外来宾等，需要特别详细提示服用药品的方法。老年人的视力、听力和用药依从性差，应反复交代药品的用法、禁忌证和注意事项，直至其完全明白；同时老年人的记忆力减退、反应迟钝，容易忘服或误服药品，甚至因商品名不同而导致重复用药的现象也时有发生，因此宜选择每日仅服药1～2次的品种，书面写清楚用法并交代清楚，有条件的话可配备单剂量药盒，并叮嘱其亲属或子女督促老年人按时、按量服用。对少数民族患者和国外来宾应尽量注明少数民族语言或英语、法语、日语等，同时注意各民族的生活习惯，选择适合他们服用的药品。

课堂活动

案例讨论

《扁鹊见蔡桓公》这个故事大家都耳熟能详、众所周知。扁鹊看出蔡桓公有病，并劝其治病，蔡桓公却不信任扁鹊，导致错过了治疗期而病死，一直以来我们对扁鹊看病一说的结论都集中在蔡桓公讳疾忌医，不肯听劝的角度。但是，换个角度看问题，扁鹊对蔡桓公的死也负有责任，他作为一位医者，在与患者蔡桓公进行沟通时，并没有做到有效沟通，与蔡桓公四次觐见的沟通都以失败告终。

点评：扁鹊所提供的信息不够清晰、准确与完整，扁鹊不善于营造良好的沟通氛围，不善于恰当选择沟通用语，在三次劝治的语言形式上基本相同，都是只说结论和后果。蔡桓公有心理上的障碍，双方缺乏信任，导致了沟通的失败。纵然医术高明，如果缺乏良好沟通，还是没有办法医治好患者，从扁鹊四次劝蔡桓公失败的教训中，可以看出在整个诊疗过程中医患沟通的重要性及医务人员掌握沟通技巧的必要性，扁鹊在医患沟通中的失败值得我们思考和借鉴。

第二节　用药咨询

用药咨询是药师为参与临床用药过程的相关人员提供自身所掌握的药学知识和药物信息，以保证用药安全、提高临床疗效的活动。用药咨询贯穿临床药物的合理选用、正确使用和科学储存的全过程，是临床合理用药的关键，对保证合理用药具有重要意义。根据药物咨询对象的不同，可以将其分为医师、护士、患者和公众的用药咨询。

一、咨询环境

1. 紧邻门诊药房或药店大堂

咨询处宜紧邻门诊药房或设在药店大堂的明显处，目的是方便患者向药师咨询与用药相关的问题，在取药后发现问题，及时方便地进行咨询，从而解决用药中的疑惑和用药中的问题。

2. 标志明确

药师咨询位置应明确、显而易见，使购药者购药后能清晰看到咨询药师。

3. 环境舒适

咨询环境应舒适，并相对安静，较少受到外界的干扰，创造一个让患者感觉信任和舒适的咨询环境。有等待座位和咨询座位，咨询位置与等待位置有一定距离，保障咨询者的隐私。

4. 适当隐秘

对大多数患者可采用柜台式面对面咨询的方式，但对一些特殊患者如妇产科、皮肤科、泌尿科等的患者，应提供一个相对隐蔽的咨询场所，方可使患者放心、大胆地提出咨询。

5. 必备设备

咨询台要准备好医学、药学的参考资料、书籍以及面对患者发放的医药科普宣传资料，如《新编药物学》、《临床用药须知》、《中国药典》等，药品说明书、药物信息查询系统、数据库、计算机和打印机等，以便随时参考。

二、医生、护士用药咨询

1. 医师用药咨询

医师用药咨询主要是向专业临床药师进行有关用药的咨询，主要的咨询内容是用药方案选择和如何合理用药的问题，其次是不良反应、用法用量、同类药物比较、特殊人群用药等。注意进行药物不良反应的关联性分析，对不合理用药严格把关，提高药物治疗的安全性和有效性。

（1）合理用药信息　根据同类产品中不同药品的各自特点和患者的具体情况选择合适的品种及用量，做到用药个体化。如有一患急性上呼吸道感染的病人，高烧不退，血白细胞高，有青霉素过敏史，痰培养结果对头孢哌酮、头孢曲松钠抗生素高敏。开始选用头孢哌酮，皮试结果呈阳性。后改用左氧氟沙星等治疗皆效果不佳，药师详细了解病人情况后，建议试用与头孢哌酮侧链化学结构差异大的罗氏芬（头孢曲松钠），配成浓度为 $500\mu g/ml$ 的稀释液进行皮试，结果呈阴性。在医护人员密切监护下缓慢静滴，未发现有过敏反应，用药3天后，患者烧退。尽管药师提出用头孢曲松钠对该患者进行治疗存在一定风险，但基于患者对其他抗菌药物均不敏感，通过药师查阅相关文献发现，头孢曲松钠与头孢哌酮侧链结构差异较大，由于每种头孢菌素类抗菌药物的抗原决定簇并不完全相同，所以单凭某一头孢菌素类抗菌药物皮试阳性结果就简单地停止使用所有头孢菌素类抗菌药物，将使患者失去合理用药和及时治疗的机会。

（2）提示药物的使用方法　如腹胀、腹泻患者，在服用调节肠道微生态平衡的活菌制剂如培菲康胶囊或金双歧片（双歧三联活菌制剂）时，不宜与抗菌药物合用，否则制剂中所含生理活性菌的活性会被降低甚至灭活，从而影响药物疗效；而活性菌不耐高温，服用后也不能频频饮用热水。

（3）治疗药物监测（TDM）　TDM 工作已经从最初的对地高辛、氨基糖苷类药、抗癫痫药的监测扩展到对移植患者使用免疫抑制剂（环孢素和他克莫司等）的监测等。通过监测，保证了治疗药物的安全有效，延长了患者的存活时间，得到医师们和患者的好评。药师以 TDM 工作为依托，积极参与临床用药方案的设计，也是药师开展用药咨询的工作内容。

（4）出院带药　是患者出院回家后的药物治疗方案，药师应根据医师的出院小结，仔细核对患者的姓名、住院号、药品的规格数量，为患者出院时所带药物提供正确的用法用量、最佳服用时间以及可能出现的不良反应和注意事项等信息。用药的细节问题必须由药师耐心交待清楚，并且把每种药物贴上标签。如胰岛素，尚未使用时应储藏于 $2\sim8$℃冰箱中，不可冷冻；一旦启用，其储藏温度不能高于 25℃。正在使用的注射装置切勿储藏在冰箱内，给药前 30min，将注射装置置室温环境中半个小时以上，以便注射液达到室温。如诺和锐特充，一般需临餐前注射，可在室温下（不超过 30℃）存放 4 周，每次注射后必须卸下针头。甘精胰岛素注射液预填充应每天一次在固定的时间皮下注射给药，每次注射的部位必须轮换等。这些都需要药师指导，否则容易造成患者使用错误，影响药物治疗效果及增加不良反应。

2. 护士用药咨询

护士的用药咨询也主要是向专业临床药师咨询，主要咨询内容为有关药物的剂量、用法、注射剂配制溶剂、浓度、输液滴注速度、配制顺序以及输液药物的稳定性和配伍的理化性质变化、配伍禁忌等信息。

（1）药物的适当溶剂　不宜选用氯化钠注射液作溶剂的药品如下。①普拉睾酮：避免使用氯化钠注射液溶解，以免出现浑浊。②洛铂：氯化钠可促进其降解。③两性霉素 B：应用氯化钠注射液溶解可析出沉淀。④哌库溴铵：与氯化钾、氯化钙等合用，疗效降低。⑤红霉素：以氯化钠注射液溶解，可形成溶解度较小的红霉素盐酸盐，产生胶状不溶物，使溶液出现白色浑浊或块状沉淀，应先溶于注射用水 $6\sim12ml$，再稀释于葡萄糖液中；另外在酸性溶剂中破坏降效，宜在葡萄糖液中添加维生素 C 注射液（抗坏血酸钠 1g）或 5％碳酸氢钠 0.5ml，使 pH 在 5.0 以上，有助于稳定。

不宜选用葡萄糖注射液作溶剂的药品如下。①青霉素：结构中含 β-内酰胺环，极易裂解，与酸性较强的葡萄糖注射液配伍，可促进青霉素裂解为青霉酸和青霉噻唑酸，宜将一次剂量溶于 50～100ml 氯化钠注射液中，于 0.5h 滴毕，既可在短时间内形成较高血浆浓度，又可减少因药物分解而致敏。②头孢菌素：多数属于弱酸强碱盐，葡萄糖注射液在制备中加入盐酸，两者可发生反应产生游离头孢菌素，若超过溶解度，会产生沉淀或浑浊，可更换氯化钠注射液或加入 5% 碳酸氢钠注射液（3ml/1000ml）。③苯妥英钠：属于弱酸强碱盐，与酸性的葡萄糖液配伍可析出苯妥英沉淀。④阿昔洛韦：属于弱酸强碱盐，与酸性的葡萄糖液直接配伍可析出沉淀，宜先用注射用水溶解。⑤瑞替普酶：与葡萄糖注射液配伍可使效价降低，溶解时宜用少量注射用水溶解，不宜以葡萄糖液稀释。⑥铂类抗肿瘤药：依托泊苷、替尼泊苷、奈达铂在葡萄糖注射液中不稳定，可析出细微沉淀，宜用氯化钠或注射用水等稀释，稀释后浓度越低，稳定性越大。

（2）药物的稀释体积　注射药品的溶解或溶解后的稀释体积非常重要，不仅直接关系到药品的稳定性，且与疗效和不良反应密切相关。头孢曲松钠肌内注射时，1g 溶于注射用水或 1% 利多卡因注射液 3.6ml 作深部肌内注射；静脉注射时溶于注射用水或 0.9% 氯化钠注射液，1g 稀释成 10ml，缓缓推注；静脉滴注时 1g 溶于 5% 葡萄糖注射液、0.9% 氯化钠或右旋糖酐注射液 40～100ml 中；静脉注射时间为 2～4min，静脉滴注时间控制在 0.4～0.5h。尤应注意头孢曲松钠不能与含钙注射液直接混合，因为会导致微粒形成。对 28 天及以下新生婴儿不得在使用头孢曲松钠的同时静脉给予钙剂，不得在使用或将要使用含钙的静脉注射药品时给予头孢曲松；大于 28 天的婴儿患者可以连续使用头孢曲松和含钙溶液，但应在两组输液之间使用可改性的溶液冲管，对于任何患者都不能在 Y 形管处同时给予头孢曲松和含钙注射液。但目前尚无静脉注射头孢曲松与口服钙剂、肌内注射头孢曲松与静脉或口服使用钙剂之间相互作用的研究。

（3）药物的滴注速度　滴速不仅关系到患者心脏负荷，且与药物的疗效、药物的稳定性、致敏和毒性有关。如万古霉素不宜肌内或直接静脉注射，滴速过快，可致由组胺引起的非免疫性的剂量相关反应（红人综合征），滴速宜慢，每 1g 至少加入 200ml 液体，静滴 2h。红霉素即使以常规浓度和 20～30 滴/min 速度缓慢静滴，胃肠道反应也较常见，若滴速过快，可加重其胃肠道的反应。氨茶碱注射过快，可引起心律失常、心室纤颤、呼吸抑制而死亡。氟喹诺酮类药滴速过快会有不同程度的恶心、呕吐、面部潮红等反应，静滴时间不能少于 1.5h。两性霉素 B 应缓慢静滴 6h 以上，过快可能引起心室颤动或心脏骤停。雷尼替丁静注过快可引起心动过缓。罂粟碱静注过快可引起呼吸抑制、房室传导阻滞、心室颤动，甚至死亡。维生素 K 静注过快，可见面部潮红、胸闷、腹痛、心律失常、血压下降，甚至虚脱，应尽量选择肌内注射。

此外少数需要避光的药物，如硝普钠、对氨基水杨酸钠、放线菌素 D、长春新碱、尼莫地平、左氧氟沙星等容易见光变色、分解，因此要求配置和滴注时均要避光。

（4）给药的间隔时间　临床上，b.i.d. 或 t.i.d. 的给药间隔时间往往是由护士按自己的时间安排随机给药，完全没有按照 8h 或 12h 的均衡时间给药，造成病人体内血药浓度无法达到稳态，时高时低，不但增加了毒副作用发生的机会，而且也达不到应有的疗效。如格拉司琼注射液用于预防化疗药物的呕吐副作用，应于化疗前 30min 给药，才能达到最佳预防效果。

（5）药物的配伍禁忌　应用酚妥拉明 20mg＋多巴胺 20mg＋呋塞米 20mg 加入 5% 葡萄糖注射液 250ml 静脉滴注过程中，可出现黑色沉淀。盐酸多巴胺为酸性物质，其分子带有两个游离的酚羟基，易被氧化为醌类，最后形成黑色聚合物，在碱性条件下更为明显。呋塞米注射液呈碱性，与盐酸多巴胺配伍后溶液呈碱性，使多巴胺氧化而形成黑色物质。为保证用药安全，建议临床应用多巴胺时，不要与呋塞米配伍使用。

三、患者、公众用药咨询

1. 患者用药咨询

患者用药咨询服务是用药咨询的主要内容，广大患者大多不具有药品的相关专业知识，对药品的使用方法不太清楚。错误地使用药物容易导致治疗失败甚至是不良反应的发生，所以对患者的用药咨询服务既符合患者需求同时也是临床合理用药的客观要求。

（1）药品名称及外观问题

① 药品别名　当今各类药品不断更新换代，品名、规格、剂型等不断增加，具体到同一种药物又有化学名、通用名、商品名、别名、英译名等。据统计，异药同名现象在常用药中就有18对中文名相同，27对之多英文药品名相同及原文缩写简称相同，另外，同药多异名现象如利巴韦林就有三氮唑核苷、病毒唑等不同商品名。

② 药品外观　如安定针有无色的也有微黄色的，同样规格的甲硝唑片有大片和小片两种等。遇到此种情况，药师要耐心解释，消除其心中疑虑，让其放心用药。但对于存放不当，药物潮解、风化、霉变、氧化后，外观发生变化，如甲氧氯普胺遇风、光、热均易变质而呈黄色或黄棕色，其毒性增高，不可继续服用。

（2）用法用量问题　在咨询时，有很多患者来询问药物的用量和用法，其用药不再是盲从性，希望了解自己所用药物的具体情况，希望得到药师更多的用药指导。咨询药师应耐心解答患者提出的各种疑问，使患者充分理解并积极有效地执行。如有患者咨询优妥胶囊的用法，说明书写的是每天1片，医生则要求每天2次，每次1片，医生的用法是否剂量过大？通过与医生沟通，向患者解释医生用药意图。根据患者急性神经痛的病理特点，最初3天是急性发作期，疼痛加剧，为使药物血药浓度达到峰值维持药效，所以处方开始3天是每天2次、每次1片，3天后改为每天1片。患者了解具体情况后，自愿配合治疗。

医嘱或药品说明书中没有具体说明用药时间，只是笼统规定口服，病人不清楚饭前还是饭后服用、几种药品能否同时服用以及饮食注意事项。药师应根据具体药品的特性来指导大众用药：对于抗酸药质子泵抑制剂，如奥美拉唑胶囊，指导病人早晨空腹服用一粒；治疗胃炎的药物，如氢氧化铝、胶体果胶铋需要在饭前30min服用，睡前加服，可增强疗效；一清胶囊药性苦寒，建议病人餐后服用，以减少对胃肠道的刺激；有些药品应充分考虑时辰药理学因素，如抗过敏药赛庚啶治疗慢性荨麻疹早上7时服药，泼尼松治疗带状疱疹需清晨5时服用，补钙制剂钙尔奇D和调脂药辛伐他汀以在晚间服用为宜。

（3）联合用药问题　涉及多种药物能否一起服用。多种药物配伍使用，可能表现为药理作的协同或拮抗、不良反应的加重或减轻等。药物合用屡见不鲜，如维拉帕米 $240mg \times 20/240mg$，q. d.，卡托普利 $12.5mg \times 20/12.5mg$，b. i. d.，地高辛 $0.25mg \times 20/0.25mg$，q. d.。患者自诉已服地高辛半年，并已出现黄视，卡托普利和维拉帕米与地高辛配伍使用时，前两者均能显著降低地高辛的肾清除率及非肾清除率，使地高辛的生物半衰期明显延长，血药浓度显著升高，故已出现了中毒症状，建议患者监测地高辛血药浓度，而后调整其用量。

（4）用药安全性咨询　越来越多的病人开始关心用药安全，会根据药品说明书来跟药师探讨药物相互作用、禁忌、注意事项和药品不良反应（ADR）。有的病人取药后仔细看说明书，发现ADR提示较多就找药师询问，或者发现ADR中的某一条正是自己已经患有的某种疾病，就非常紧张。有病人反映用贝那普利后常常干咳，药师告知这是普利类抗高血压药的ADR，如果不能耐受，可以到心内科找医生更换药品。要正视药品常见不良反应，但是不夸大药品的其他不良反应以免引起患者不必要的担忧；对于用药后出现不良反应者，如静脉滴注阿奇霉素引起腹泻稀便等，药师应解释这是药物固有的少数人的不良反应，此时除建议暂停使用外，同时建议就诊于相关科室，换用其他药品。又如在患者服用左氧氟沙星片（来立信）的过程中，要嘱其应避免过度暴露于阳光下，以免发生光敏反应，并宜多饮水，以免产生结晶尿等。

（5）自我药疗问题　随着OTC市场的形成，越来越多的患者选择自我药疗，药师应该运用自己的专业知识，科学传播药品知识，指导患者合理用药。①正确的服用方法：对于遇热不稳定的药物如维生素A、维生素C、B族维生素，及各种预防性疫苗类药物不可用过热水送服；各种止咳糖浆宜含在口中并徐徐咽下。②对购买解热镇痛药的患者，要提醒其用药疗程，用于解热时限服3天，止痛时限服5天，当服用1个疗程不见好转时，要请医师诊治，以免贻误病情。③告诫患者不可随便减少或停服药物，更不能超时过量服药，以免发生药源性不良反应。如滴鼻净可改善鼻塞症状，但如果用药过量，次数过于频繁，则血管收缩过度，持续时间过久，就会出现反跳充血现象，引起药源性鼻炎；再如胃复安可用于治疗慢性胃炎的恶心、呕吐、胃部胀满的症状，但若反复用药或剂量过大，可致锥体外系症状，主要表现为帕金森综合征。④根据时辰药理学，选择最佳服药时间，如对于激素类药物，由于人体肾上腺皮质激素的分泌高峰在上午7～8点左右，故在每天上午7～8点一次性给药疗效最佳。

2. 公众用药咨询

随着社会的高速发展、文明程度的不断提高和医学知识的普及，公众的自我保健意识也不断加强，人们更加注重日常保健和疾病预防，药师需要承担起新的责任。

① 在接受公众用药咨询，尤其是在减肥、补钙、补充营养素等方面给予科学的用药指导。

② 提高公众鉴别真伪药品和虚假宣传的能力。

③ 提高公众的安全用药意识，纠正错误的用药习惯，比如说经常要求输液，盲目地补充维生素，造成经济上的浪费甚至是身体上的损害等。

总之，药师应主动承接公众自我保健的咨询，积极提供健康教育，增强公众健康意识，减少影响健康的危险因素。

知识链接

首次剂量需要调整的药品

首剂加倍的药物如磺胺嘧啶、氯喹等。"首剂加倍"指第一次服药时，用药量要加倍。为使药物迅速达到稳态血药浓度，通常医生第一次给予一些抗菌药物常用量的加倍量（又称负荷剂量），一般来说，"首剂加倍"的药多是抗菌药物，如磺胺类抗菌药物，抗真菌药如氟康唑。

相对的，有些药物根据其作用特点必须采取首剂减量的给药方案，为的是避免"首剂效应"或称"首剂综合征"。引起首剂效应的常见药物主要见于治疗高血压药（哌唑嗪、普萘洛尔、美托洛尔等）、血管紧张素转化酶抑制剂（卡托普利、依那普利、贝那普利、培哚普利、雷米普利）、血管紧张素Ⅱ受体阻滞剂氯沙坦，还有治疗类风湿关节炎药柳氮磺吡啶（SASP）等。

四、咨询问题归类和总结

药师在门诊药房用药咨询中，还会遇到各种各样的问题，比如患者对疾病的咨询、是否为医保目录药品、中药及保健品等，因此，要胜任药物咨询工作，对药师自身的内在素质要求较高。药师在宣传医药知识的同时，还要讲解生活方式、环境、锻炼等因素与健康的关系，既有助于提升大众战胜疾病的信心，也可提高患者药物治疗的效果。

🔖 知识链接

冰箱存放药品需注意什么

药品是特殊商品，对温度和湿度有严格的要求，如果没有在规定温湿度下储存，药品的药性很可能发生改变。特别是需要冷藏储存的生物制品，如胰岛素、促红素、菌苗、疫苗、免疫血清、血液制品等，若不在规定温度下储存，药品可能完全失效，不仅起不到预防、治疗作用，还会延误患者病情。

一般家用冰箱分为冷藏室和冷冻室。您在购买到需要冷处保存的药品时，一定要注意观看药品说明书中的标示，如某胰岛素要求冷处保存（2~8℃），就应该放进冷藏室。少数药品，说明书中注明需要冷冻保存的，就应放入冷冻室。

药品放入冰箱时也应注意，药品与冰箱壁之间至少要留有1~2厘米的空隙。放在冷藏室中的药品，应该严防药品冻结。平时注意监测冰箱内的温度，可以在冰箱内放置温度计，以便及时发现冰箱的温度异常。冰箱内一般湿度较大，可以先将药物，特别是开封后的药物放入密封的塑料盒或瓶中，再放入冰箱，以防止药品受潮。

在使用药品前，要观察药品的外观，如果发现和刚买来时性状不同，即使在有效期之内也应停止使用。如果需要冷藏保存的药物，因储存不当发生冻结，化冻后即使外观没有发生变化，该药物也不能再使用，因为冷冻之后会破坏药物的活性成分，造成药物变质，而这种变质有些时候是肉眼无法观察到的。

针对药物咨询服务中经常遇到的问题，将药物咨询内容归类如下：药物名称及成分；药物药理作用与用途；药物相互作用及不良反应；药物规格剂量；药物失效期与有效期；药物用法用量；药物选择与评价；药品价格；药物外文名称及商品名；溶剂选择；是否有药；是否是中（西）药；可否医保报销；其他。药物咨询服务应紧密围绕合理用药开展工作，回答问题重点突出，疑难问题迎刃而解。记录每次的药物咨询内容，提取有用信息，并定期对某些患者进行随访；定期汇总咨询内容，将典型案例向其他药师反馈，以便分享和学习，帮助全体药师共同提高。

学习小结

药学服务礼仪要求药学工作者精神饱满、热情耐心，无论是行走、站立还是坐着，都应按照体态的标准严格要求自己，还要求仪容和服饰规范、仪态规范。沟通技巧包括：同理心的运用、学会观察病患、学会认真聆听、讲求服务语言、关注特殊人群、注意掌握时间、注意运用肢体语言。用药咨询根据药物咨询对象的不同，可以将其分为医师、护士、患者和公众的用药咨询。医师、护士主要的咨询内容是用药方案选择和如何合理用药的问题，其次是不良反应、用法用量、同类药物比较、特殊人群用药等。患者用药咨询主要内容为：药品名称及外观问题、用法用量问题、联合用药问题、自我药疗问题、用药安全性咨询。

思考与练习

一、A1 型题（请从中选择一个最佳答案）

1. 服务礼仪包括哪项内容（　　）。

A. 仪表　　　　　　　B. 服饰　　　　　　　C. 服务语言

D. 肢体语言　　　　　E 以上都包括

2. 药学服务沟通技巧的关键是（　　）。

A. 同理心的应用　　　B. 学会观察　　　　　C. 学会认真聆听

D. 规范服务用语　　　E. 以上均是

3. 药师在接受护士咨询时，应重点关注的内容是（　　）。

A. 药品经济学知识

B. 药物制剂的等效性

C. 药品的生产厂商和批号

D. 注射剂的配制和滴注速度等

E. 药品在人体内的药动学参数

4. 下列与药物使用有关的内容中，属于患者用药咨询的主要内容是（　　）。

A. 自我药疗　　　　　B. 药品不良反应　　　C. 药品适应证

D. 联合用药问题　　　E. 以上都是

5. 以下所列沟通的技巧中，不适宜的是（　　）。

A. 认真聆听

B. 多使用提问方式

C. 注意非语言的运用

D. 提供的信息宜多

E. 关注婴幼儿、老年人、少数民族、国外来宾等特殊人群

二、B1 型题（请从中选择一个与问题关系最密切的答案）

第 1～4 题

A. 补充营养素　　　　B. 输液滴注速度　　　C. 治疗药物监测

D. 患者依从性不好或认为疗效不理想时　　　E. 药品适应证是否与患者病情相对应

1. 公众用药常咨询内容是（　　）。

2. 医师用药常咨询内容是（　　）。

3. 护士用药常咨询内容是（　　）。

4. 患者用药常咨询的内容是（　　）。

第 5～8 题

A. 这药能治我这种病吗

B. 这次拿的"×××"（商品名）是我以前一直服用的"格列齐特"吗

C. 这种药需要服用多久

D. 中午忘吃药了怎么办

E. 处方上让我一次服两片，是否太多

以上咨询问题的分类属于：

5. 药品名称（　　）。

6. 适应证（　　）。

7. 用药方法（　　）。

8. 用药剂量（　　）。

三、X 型题（从五个备选答案中选出两个或两个以上的正确答案）

1. 患者用药咨询的内容包括（　　）。

A. 药品名称　　　　B. 适应证　　　　C. 药品价格

D. 药品的鉴定辨识　　　　　　E. 有否替代药品或其他疗法

2. 沟通的意义在于（　　）。

A. 使患者获得有关用药的指导，同时获取患者的信息、问题

B. 解决患者在药物治疗过程中出现的问题

C. 使药师的服务更贴近患者，患者对治疗的满意度增加

D. 确立药师的价值感，提高公众对药师的认知度

E. 沟通有助于减少药疗事件的发生

3. 与患者的沟通技巧包括（　　）。

A. 开放式提问　　　　B. 认真聆听　　　　C. 尽量使用专业术语

D. 注意掌握时间　　　　　　E. 注意观察对方的表情变化

四、问答题

1. 简述服务礼仪的一般要求有哪些。

2. 简述门诊药房合理用药咨询应注意哪些问题。

3. 简述对药物咨询的环境的要求有哪些。

实训十六　患者用药咨询情景模拟

一、实训目标

1. 掌握药物咨询的内容。

2. 熟悉沟通技巧和不同人群的用药咨询。

3. 了解药学服务礼仪的内容和药物咨询环境。

二、实训条件

1. 利用模拟药房，并根据咨询内容准备药物数种。

2. 同学每两人一组，分别模拟患者、药师。

三、考核要点

1. 能够运用服务礼仪的沟通技巧，为患者提供满意的药学服务。

2. 能够运用药物咨询的方法与沟通技巧，实施药物咨询工作。

四、实训内容

（一）药学服务礼仪

在模拟用药咨询的过程中，药师要注意着装规范整洁、面部化妆适宜，精神饱满、热情耐心、仪态大方。其他同学认真观察，了解药学服务礼仪的具体内容。

（二）用药咨询

药师根据患者主诉，推荐合适药物给患者，在咨询中注意沟通技巧的应用、态度和蔼亲切、语言通俗易懂、选药合理。

五、实训提示

1. 通过用药咨询模拟训练，加深学生对药学服务礼仪、沟通、药物咨询内容、意义的

理解。

2. 实训后，学生能熟练表述药物咨询的主要内容和注意事项。

3. 实训后，能阐述药物咨询的主要程序。

六、实训思考

1. 请复习用药咨询的相关理论内容，学生能就如何做好用药咨询阐述自己的观点。

2. 请阐述药学服务礼仪的一般要求。

（孟彦波　刘灿仿）

参 考 答 案

第一章　绪论

一、**A1** 型题

1～5 ACACD　6～10 ACABD　11～14 DDEB

二、**B1** 型题

1～5 CBAED　6～10 ACEDB

三、**X** 型题

1 BDE　2 BC　3 ABE

第二章　**药品基础知识**

一、**A1** 型题

1～5 BDCEA　6～10 EACAD　11～15 DDEBD　16 A

二、**B1** 型题

1～5 ABCDE　6～10 ABDCE　11～13 EBD　14～16 ACD　17～20 CEDE

三、**X** 型题

1 ABDE　2 ABCDE　3 AB　4 ABCDE　5 ABCDE　6 BCDE

7 ABCDE

第三章　**药学服务基础计算**

一、**A1** 型题

1～7 DBBBCDC

二、计算题

1. 每天实际服药 60/6＝10 片；患者每天应服用 24h/6h＝4 片，没有按照处方服药。每天实际服用对乙酰氨基酚 10×650mg＝6500mg。

2. 患儿每次用药 15ml。

第四章　**给药方法与途径**

一、**A1** 型题

1～5 CEBEA　6～10 DDBEA；11～15 EEACB　16～19 ABAE

二、**B1** 型题

1～3 BCE　4～5 AD

三、**X** 型题

1 ABCD　2 BD　3 ABCD　4 ABC　5 ABC

第五章　**治疗药物监测**

一、**A1** 型题

1～5 CBEBE　6～7 BC

二、B1 型题

1～5 DACAB　6～10 DBAEC

三、X 型题

1 ABDE　2 ACE　3 CDE　4 ABCDE　5 ABCDE　6BDE

四、计算题

每次 600mg，一日口服 3 次。

第六章　药学信息服务

一、A1 型题

1～5 EEACE　6～8 ADB

二、B1 型题

1～4 BACE　5～7 ECB

三、X 型题

1 ABC　2 ABCDE

第七章　用药安全

一、A1 型题

1～5 DECBB　6～10 CDDEB　11～12 BE

二、B1 型题

1～4 ECDA　5～7 ACD

三、X 型题

1 BCDE　2 CE　3 ABDE　4 ABCDE　5 ABCDE

第八章　特殊人群的用药

一、A1 型题

1～5　CCBEC　6～10 BCCBD　11～12 CD

二、B1 型题

1～3 ECD　4～7 CDBE

三、X 型题

1 DE　2 ABDE　3 ABCDE

第九章　常用医学检查指标

一、A1 型题

1～5 BDABB　6～10 DDCDD　11～15 BAEDD

二、B1 型题

1～5 CADEB　6～8 BED　9～11 EAB　12～14 DAA

三、X 型题

1 ABDE　2 ABDE　3 BCDE　4 BCDE　5 ADE　6 AD

第十章　常见病症的自我药疗

一、A1 型题

1～5 EACCE　6～10 BADEE　11～15 AACBA

二、B1 型题

1～4 DACB   5～8 BEAC

三、X 型题

1 ABCDE   2 BCDE   3 ABCD   4 ABCE   5 ABCDE

6 ABCDE   7 ABCDE   8 BCDE   9 ACDE

第十一章   常见疾病的用药指导

一、A1 型题

1～5 CCBAA   6～10 AEDEB   11～14 BAAB

二、B1 型题

1～2 CE   3～5 BDA

三、X 型题

1 AE   2 ACDE   3 ABCD   4 ABCD   5 BCDE   6 BCDE   7 AE   8 ACDE

第十二章   医院药房岗位技能

一、A1 型题

1～5 AECDB

二、B1 型题

1～3 BDE   4～6 ABE   7～9 CBA

三、X 型题

1 BCD   2 ABCDE   3 ABCDE   4 ABCDE   5 CDE

第十三章   社会药房岗位技能

一、A1 型题

1～5 BDBCA   6～7 BC

二、X 型题

1 BE   2 ABE   3 BD   4 ABD

第十四章   医疗器械基本知识

一、A1 型题

1～5 EDEDE   6 BDC

二、X 型题

1 ABCD   2 ABC   3 ABCDE   4 ABCDE   5 DE

第十五章   药学服务礼仪与用药咨询

一、A1 型题

1～5 EEDED

二、B1 型题

1～4 ACBE   5～8 BADE

三、X 型题

1 ABCDE   2 ABCDE   3 ABDE

参 考 文 献

[1] 国家食品药品监督管理总局. 药学综合知识与技能. 北京：中国医药科技出版社，2015.

[2] 秦红兵主编. 药学服务实务. 北京：人民卫生出版社，2013.

[3] 侯志飞主编. 药学综合知识与技能. 北京：化学工业出版社，2012..

[4] 梅丹，刘晓红. 药学综合知识与技能. 第 7 版. 北京：中国医药科技出版社，2015.

[5] 蒋学华. 临床药学导论. 北京：人民卫生出版社，2007.

[6] 王迎新，弥曼主编. 药理学. 北京：人民卫生出版社，2010.

[7] 药品经营质量管理规范. 国家食品药品监督管理总局，2015.

[8] 中华人民共和国药品管理法. 国家食品药品监督管理总局，2015.

[9] 麻醉药品和精神药品管理条例. 中华人民共和国国务院令第 442 号.

[10] 处方管理办法. 中华人民共和国卫生部令第 53 号，2007.

[11] 静脉用药集中调配质量管理规范. 卫办医政发〔2010〕62 号，2010.

[12] 李俊主编. 临床药物治疗学. 北京：人民卫生出版社，2007.

[13] 万艳春主编. 药学服务技术. 北京：化学工业出版社，2010.

[14] 陈新谦等. 新编药物学. 第 17 版. 北京：人民卫生出版社，2011.

[15] 国家药典委员会. 中华人民共和国药典. 北京：中国医药科技出版社，2015.

[16] Laurence Brunton. Goodman and Gilman's the Pharmacological Basis of therapeutics. McGraw-Hill Professional，2010.